国家卫生计生委保健局统编

高原卫生保健指南

GAOYUAN WEISHENG BAOJIAN ZHINAN

主　编　杜治琴

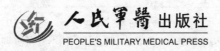

人民军醫出版社

PEOPLE'S MILITARY MEDICAL PRESS

北京

图书在版编目(CIP)数据

高原卫生保健指南/杜治琴主编.—北京:人民军医出版社,
2014.1
　ISBN 978-7-5091-7044-1

Ⅰ.①高…　Ⅱ.①杜…　Ⅲ.①高原－保健－指南　Ⅳ.①R188-62

中国版本图书馆 CIP 数据核字(2013)第 311343 号

策划编辑:管　悦　张怡泓　文字编辑:毛　芳　刘新瑞　责任审读:黄栩兵
出版发行:人民军医出版社　　　　　经销:新华书店
通信地址:北京市 100036 信箱 188 分箱　邮编:100036
质量反馈电话:(010)51927290;(010)51927283
邮购电话:(010)51927252
策划编辑电话:(010)51927300－8060
网址:www.pmmp.com.cn

印刷:三河市潮河印业有限公司　装订:京兰装订有限公司
开本:850mm×1168mm　1/32
印张:11.125　字数:280 千字
版、印次:2014 年 1 月第 1 版第 1 次印刷
印数:0001－4500
定价:39.00 元

内容提要

　　编者分 8 章介绍了高原环境的特点及对健康的影响,进入高原前的卫生准备,高原日常生活卫生保健,高原疾病防治,高原常见自然灾害防护,高原有毒有害动植物的防治,高原心理卫生和往返高原的卫生保健。本书内容通俗实用,适宜在高原环境从事工作的人员参考阅读。

编写人员

前　言

青藏高原平均海拔 4500 米左右,是世界上最高的高原,其自然、地理环境比较特殊,是一个美丽而又令人向往的地方。近年来,随着青藏高原地区经济和文化的发展,内地与高原人员的交流日益增多。

为了帮助人们在青藏高原地区生活、工作期间及返回内地后适时了解并掌握一些高原医疗保健的知识和技能,国家卫生和计划生育委员会保健局在此前组织专家编写高原保健知识手册的基础上,再次组织编写了本书——《高原卫生保健指南》,希望能撑起一把健康保护伞,为人们的身体健康保驾护航。

本书的编者都是多年从事高原医学研究的专家学者,在高原医学方面有很深的造诣,并在高原长期工作或生活过,有自己的切身体会。很多的经验和小窍门是他们从实际生活中总结出来的,有很强的参考价值。第三军医大学高原医学系承担了大量的编写工作,青海高原医学研究院吴天一院士在百忙中对书稿进行了认真审阅,使本书具有较强的权威性。

本书具有以下特点:一是突出实用性,以适宜高原环境中的人员在日常保健中应用;二是突出可操作性,编写中注意避免过多理论阐述,注重实践经验介绍,便于掌握运用;三是突出科普性,注意不过多使用专业术语,力求深入浅出、通俗易懂。相信此书一定会对高原地区工作和生活的人员有所帮助。

衷心希望本书能成为广大读者在高原地区生活、工作、旅游的良师益友！

全国政协教科文卫体委员会副主任、原卫生部副部长

2013 年 9 月

目 录

第1章　高原环境特点及其对健康的影响

地理学上,把海拔 500 米以上、地势平缓、起伏较小而面积又比较辽阔的高地称为高原。经医学研究确认,海拔 3000 米以上的地区多有高原缺氧特发性疾病发生,而且随海拔的增高,发病率逐渐增加。所以,医学上目前将 3000 米以上的高原称为"医学高原"。

我国是世界上高原面积最大的国家,海拔 3000 米以上的高原面积占我国领土的 1/6,仅青藏高原超过海拔 3000 米以上的地区就达到 30 余万平方公里。

第一节　青藏高原地理环境特点

青藏高原是世界上最高的高原,海拔在 3000～5000 米,个别地区超过 6000 米,平均为 4500 米左右,有"世界屋脊"和"第三极"之称。西藏高原全区地势西北高、东南低,是青藏高原的主体部分。

一、地形与地貌

(一)西藏高原

西藏高原地势由西北向东南倾斜,全区被喜马拉雅山脉、昆仑山脉和唐古拉山脉所环抱,组成青藏高原的大部。该地区地形地貌复杂多样,大体可分为三个不同的自然区。

1. **藏北高原** 平均海拔在 4500 米以上,位于昆仑山、唐古拉山和冈底斯山、念青唐古拉山之间,占全自治区面积的 60%,主要为盆地和丘陵,丘陵起伏不大,相对高度在 400 米以下。

2. **藏南谷地** 平均海拔 3500 米,位于冈底斯山和喜马拉雅山之间,约占西藏总面积的 10%,即雅鲁藏布江及其支流流经的地方。地形起伏较大,相对高度 1500 米左右。

3. **藏东高山峡谷区** 平均海拔 3500 米以下,位于三江流域及喜马拉雅山山地,约占西藏总面积的 30%,为一系列由东西走向逐渐转为南北走向的高山深谷,系著名的横断山脉的一部分。地形起伏大,山顶与谷地相对高度达 2500 米,山势陡峭。

西藏高原地貌上基本上可分为极高山、高山、中山、低山、丘陵和平原等六种类型。此外,还有冰缘地貌、岩溶地貌、风沙地貌、火山地貌等,奇特多样,千姿百态。主要特征为:高原辽阔,群山巍峨,平原狭长,峡谷深邃,冰川广布。蜿蜒于西藏高原南侧的喜马拉雅山,由许多近似东西向的平行山脉组成,其主要部分在中国与印度、尼泊尔的交界线上,全长 2400 公里,宽 200～300 公里,平均海拔在 6000 米以上。海拔 8844.43 米的世界第一高峰——珠穆朗玛峰,耸立在喜马拉雅山中段的中尼边界上;境内海拔在 7000 米以上的高峰有 50 多座,其中 8000 米以上的有 11 座,被称为除南极、北极以外的"地球第三极"。

(二)青海高原

位于青藏高原的东北部,深居内陆,地势高耸,地形复杂,高山、高原、盆地和谷地交错,其中昆仑山最高峰海拔 7720 米,最低的青海民和县下川口地区海拔仅为 1800 米左右。大部分地区在 2500～4500 米,其中海拔 4000 米以上的地区占青海总面积的

50％以上。按地形情况,青海高原可分为三个不同的区域。

1. 祁连山地　由一系列西北至东南走向的山脉和谷地组成,东西长 800 公里,南北宽 200～300 公里,除西端和北缘伸入甘肃境内外,大部位于青海省东北部,山脉的高度均在海拔 4000 米以上,在高达 6000 米。山间有谷地多处,谷地高度海拔 2000～4200米,平均海拔 3000 米左右。

2. 柴达木盆地　位于青海省西北部,南面与西面分别为昆仑山和阿尔金山所环抱,东北面是复杂的祁连山系,以一系列的山与山间平原过渡。盆地四周任何一方均缺乏与宽畅的走廊联系,是一个封闭的内陆高原盆地,盆底海拔 2600～3100 米,面积约 20万平方公里。

3. 青南高原　柴达木盆地、青海南山以南广大地区,其面积占青海省面积的 1/2 以上,包括玉树、果洛、海西和海南的部分地区。高原中部的昆仑山、布尔汗布达山、可可西里山、唐古拉山、巴颜喀拉山和积石山。构成了高原的巨大骨架,山脉高度多在海拔 5000 米以上,各山脉间为海拔 4000 米以上的高原。因地势高,许多地区有永冻层。

二、河流与湖泊

青藏高原的河流可以分为两部分:内流区和外流区。高原东部、南部和东南部河流属外流区。中国的两大河流——长江和黄河以及南亚著名的印度河和恒河支流布拉马普得拉河,东南亚的萨尔温江和湄公河的上游均源于高原,分别称为通天河、嘎玛勒曲、狮泉河、雅鲁藏布江、怒江和澜沧江。西北部的河流有许多为雨季流量大增而旱季巨减或断流的季节性时令河,也有一些发源于高山冰雪、注入内陆湖泊或消失在干涸湖盆中的内流河。

西藏的河流众多,主要有雅鲁藏布江、金沙江、澜沧江、怒江、狮泉河、朋曲、察隅曲等,流域面积约 58.88 万平方公里,约占西藏总面积的 49%。西藏河流的水源主要由雨水、冰雪融水和地下水组成,流量丰富,含沙量小,水质好。雅鲁藏布江是世界上海拔最高的大河之一,全长 2506 千米,发源于喜马拉雅山北麓仲巴县境内的杰马央宗冰川,绕南迦巴瓦峰后,形成了世界上最大的峡谷——雅鲁藏布大峡谷,是地球上最深的峡谷。雅鲁藏布江水能蕴藏量仅次于长江,流量居全国第三位,被藏族人民视为母亲河。

高原的河流一般在每年的 4～5 月份开始涨水,7～8 月份达到最大,然后又逐渐下降,汛期水量占全年的 60% 以上。每年的 11 月至翌年 4 月为枯水期,月平均水量不到全年的 5%。其中 2 月份最小,一般为全年的 1%～2%。

西藏高原还以湖泊众多闻名于世,西藏高原不仅是中国最大的湖泊密集区,也是世界上湖面最高、范围最大、数量最多的高原湖区。全区共有大小湖泊 2000 多个,总面积约 2.4 万平方公里,占全国湖泊总面积的 30% 以上。湖面海拔超过 5000 米的有 17 个,它们的面积均都在 50 平方公里以上。其中,分布于藏北的纳木错、色林错、扎日南木措湖的面积均达到 1000 平方公里以上。但这里的湖泊咸水湖多,淡水湖很少。

三、气　候

青藏高原气候总的特点是:日照时间长,辐射强烈;气温较低,温差大;干湿分明,多夜雨;冬春干燥,多大风;气压低,氧气含量少。全地区平均气温由东南向西北逐渐递减,年均温度为 -2.8～11.9℃,温差较大。最温暖的西藏东南地区年均温度约 10℃,雅鲁藏布江河谷地带年均温度为 5～9℃。东部横断山脉地

带,月均温度在 10℃以上的时间有 4 个月左右。藏北和青南高原
大部分地方年均温度在 0℃以下。喜马拉雅山脉及其北麓山地年
均温度在 3℃以下。

1. 大气压低,氧分压低,水的沸点低　研究证明,从海平面到
10 万米的高空,氧气在空气中的含量均为 21%。然而,随着海拔
的增加,气压呈有规律的降低,以大气总量为 100%计算,则 50%
的大气集中在海拔 5500 米高度以下。大气压力随高度增加而降
低,组成大气的各种气体的分压,亦随高度增加而降低,见表 1-1。
其中对人体影响最大的是氧气分压降低,大气氧分压降低将导致
人体肺泡内氧分压降低,进而引起动脉血氧饱和度降低,当血氧
饱和度降低到一定程度,即可引起各器官组织供氧不足,出现缺
氧症状,如头痛、头晕、记忆力下降、心悸、气短、发绀、恶心、呕吐、
食欲缺乏、腹胀、疲乏、失眠、血压改变等。

表 1-1　海拔高度与大气压含氧量关系表

海拔(m)	大气压(kPa)	含氧量(g/m³)
0	101.2	299.3
1000	90.7	265.5
2000	80.0	234.8
3000	70.7	209.63
4000	61.3	182.08
5000	53.9	159.71
6000	47.2	141.96
7000	41.3	123.16
8000	36.0	105.97
9000	30.7	92.54

当海拔增高,气压降低,水的沸点也随之降低。一般海拔每

增高 100 米,水的沸点就会下降 0.33℃。在相当于海平面处时,水的沸点是 100℃,而海拔 5000 米处水的沸点则下降到 85℃左右。

2. 日照时间长,太阳辐射强,电离辐射大 高原日照时间长,紫外线辐射强。随海拔升高当地接受日照时间逐渐增长,空气层浓度自然变薄,水蒸气量减少,大气中含有的杂质也变少,大气透明度增加,被吸收的太阳射线就少,太阳射线中的紫外线也随之增强。太阳辐射的透过率大量增加。研究证明,一般海拔每升高 1000 米,辐射强度就增加 10%。在 5790 米晴朗的青藏高原上,穿着衣服的人体体表所吸收的太阳热量为在海平面测得值的 1.5 倍多。

积雪反射的日光,也是增加高原人体太阳辐射能的重要因素。这种称为反射率的日光反射,在无积雪地带测得低于 25%,而在有积雪地带则可达 75%～90%。因此,自然地理环境对高原太阳辐射能的大小有很大影响,致使高原昼夜间,向阳地与向阴地间温差极大。这种温差变化过大,在自身保护不好的情况下,就极易诱发感冒和呼吸道感染疾病,甚至冻伤、冻僵发生。

在高山和高原地带由于空气稀薄,水汽及尘埃减少,紫外线被空气吸收减少,辐射强度增加,特别是短波紫外线增加较为明显。在雪线以上和冰雪覆盖的高山和高原,由于反射增加,人体所接受的紫外线辐射量和强度明显增加。海拔愈高,强度愈大,海拔每升高 100 米,紫外线强度增加 1.3%。另外高山和高原上积雪期长或终年积雪,雪面对紫外线有很强的反射率,一般为80%～90%。晴天、洁白的雪面反射率可高达 94%。在缺乏防护的情况下,紫外线过强或照射时间过长会对人体产生危害作用,如皮肤可发生光照性皮炎(皮肤灼伤),眼睛可产生雪盲和白内障。

在高原电离辐射也增大,来自外层空间而穿透力极强的宇宙射线量大大增加。在海拔 3000 米处,一年辐射量约为平原的 3 倍,是高原又一对人体健康不利的因素。

3. 寒冷、风大、干燥

(1)寒冷。高原气温随高度增加而降低,一般海拔每升高 100 米,气温下降约 0.6℃。但因纬度、季节、主要风向及其他条件的不同,温度变动的幅度有很大差异。

青藏高原的寒冷具有以下几个特点。①因较少受海洋季风的影响,多为大陆性气候,故气温较低,最热月(7 月)平均气温 10～17℃,最冷月平均气温-10℃以上,极端低温可达-41.8℃。②昼夜温差大。由于高原地面植被稀少,降雨量小,风大,气候干燥,致使大气保温量降低,白天太阳辐射强,但夜晚散热快,致使气温的日差较大(可达 20～30℃)。午间干燥,夜晚寒冷,1 日内常呈现"早上冰,中午晒,午后风,夜间寒""年无炎夏,日有四季""早穿棉袄午穿纱,夜晚外出大衣加"的特殊情景。③冬季寒冷期长,海拔在 2000 米以下的地区冷期为 4 个月,海拔 2000～4000 米的河谷地区冷期为 4～6 个月;海拔 4000 米以上地区冷期为 6～7 个月;海拔 5000 米以上地区常年寒冷。

气流速度也随海拔增加而加大,高原的风大,50 公里/小时的阵风是常见的,风向昼夜不同,其风速、风力和风向随地形变化而变化。风是高原寒冷的一个重要附加因素。

(2)风大。随着海拔高度的升高,气流的速度也增大。有文献报道:昌都(3175 米)年平均风速为 1.4 米/秒;拉萨(3658 米)为 2.4 米/秒;而西藏温泉(4888 米)为 3.5 米/秒,最大风速可达 40 米/秒,风力大于 8 级的天数达 164 天之多。由于高原地形复杂,风速、风力、风向常因当地地形条件的变化而变化。在山区则有山风和谷风,其风向昼夜不同,白天风沿山坡向山顶吹;夜晚寒风由积雪的山顶吹向山谷。风是高原寒冷的一个重要附加因素。随着风速的增大,皮肤表面的有效温度随之下降。实质上是刮风时吹散了紧贴皮肤的暖空气隔离层,这就叫"风促寒因素",故风大与寒流有密切关系。

青藏高原是我国大风最多地区之一,每年2～4月份,午后及傍晚,大风日期西南部多于100天,东南部多于50天,河湟各地较少,也在10～25天。地处峡谷的西宁市,由于位于风口,年风期可达45天。

(3)干燥。空气的水蒸气含量随着高度增加而降低,海拔愈高,空气中的水汽含量愈少。如将海平面之水汽绝对含量作为100%,则在各种不同高度上的水汽绝对含量的百分比见(表1-2)。

表 1-2　不同海拔高度的水汽量

高度(km)	0	1	2	3	4	5	6
水汽量100%	100	68	41	26	17	11	5

空气中水蒸气含量随高度增加而降低,因而海拔愈高空气愈干燥。如在海拔3000米时空气中水蒸气含量仅为海平面的1/3,一般在海拔2000米时,绝对湿度仅为海平面的50%,海拔6000～7000米时的绝对湿度不超过海平面湿度的3%～5%。低湿度的环境容易降低人体的适应能力和抵抗能力,引起呼吸道黏膜损伤。

我国大部分高原地区因不易受海洋表面蒸发湿气流的影响,降水量少,年降水量在300～600毫米,降水多集中在6～9月,自东南向西北雨量逐渐减少。加之风大,日照时间长,水汽蒸发快,因此,高原地区气候干燥,年平均相对湿度不到 70%。

四、植　被

高原是一个独特的自然地理单元,植被显示出明显的立体地带特点,即由东南向西北呈现由森林→草甸→草原→荒漠的变化趋势。在高山区由于垂直性地带气候因素的影响则表现得最为明显。

1. **高山戈壁**　高山戈壁分布于藏北高原的西部和新疆的东南部。由于气候干寒,在海拔 5000 米以上,主要植物为低温、旱生的菊科和藜科的小灌木,植被稀疏、矮小,覆盖率<5%,高度一般为 2~6 厘米。最主要的种类为优若藜、西藏艾等;常见的还有魏氏蒿、西藏麻黄、刺矶松、海滨水柏枝等。

2. **高原草原**　除藏东南部、喜马拉雅山南坡和西北部的沙漠地带外,高原草原分布最广,是我国主要牧场。组成高原草原的植物以低温、旱生的禾本科为代表,通常以紫花针茅为主。此外还有狐茅、异针茅、白草、固沙草,灌木锦鸡儿、金腊梅以及蒿属植物。

3. **山地森林**　山地森林分布于藏东和喜马拉雅山南坡以及天山山脉东侧一带。在藏东南国境线附近海拔 1000~4200 米的山区,林地面积相当大。森林类型的垂直变化极为明显,由低处向高处主要有。

(1)山地常绿阔叶林:主要分布于藏东南的察隅及喜马拉雅山南坡的墨脱、樟木、吉隆及卡河谷等地,海拔 1500~2500 米。在局部地区亚热带针叶林(如吉隆有长叶松)也可成片分布。藏东南有种植水稻的多年历史,还有榕树及亚热带水果柑橘、香蕉等栽培,故有"西藏江南"之美称。

(2)山地针阔叶混交林:主要分布在海拔 2200～3400 米区域内,针叶树种主要为铁杉、乔松、云杉、落叶松、华山松、油松等;阔叶树种主要有高山栎、槭树、山杨等。

(3)山地暗针叶林:主要分布于海拔 3400～4200 米区域内,以针叶树冷杉、云杉为代表。此外还有圆柏及次生的糙皮桦等。林下灌木有杜鹃、花楸等。地面比较湿润,地被物、苔藓发达。

(4)亚高山灌丛草甸:亚高山灌丛草甸已不属于森林,主要分布在海拔 4200～4800 米区域内。灌丛主要为多种杜鹃,并有岩须、高山柏、方枝柏等。但在坡度较平缓的地形部位,则为蒿草、苔草等密集草被组成的亚高山草甸。

(5)高山草甸:高山草甸是高原分布最广的植物类型。它主要分布在海拔 4400～5700 米高山地带,在垂直分布上它往往位于高原草原之上。

除上述植被外,在局部地区还有沼泽、河谷草甸、沼泽草甸以及许多过渡的类型(如高山草甸草原等)。

五、人口与民族

青藏高原地区是一个以藏族为主体的少数民族集居区。据 2006 年第六次全国人口普查数据显示:西藏居民总人口为 281 万,同第五次全国人口普查相比,10 年共增加 38.58 万人,增长 14.75%。年平均增长率为 1.39%。藏族和其他少数民族人口占 91.83%(其中:藏族人口占 90.48%,其他少数民族人口占 1.35%)。目前常住人口约 300 万。

西藏人口地区分布也很不均衡,多数人口集中在南部和东部。平均预期寿命已由 1951 年和平解放前的 35.5 岁提高到目前的 67 岁。除藏族外,还有门巴族、珞巴族、回族、纳西族等少数民族以及尚未确定族称的僜人、夏尔巴人,加上汉族和其他民族干部、职工,全区现有 45 个民族成分。其中门巴族、珞巴族等区内独有少数民族,主要分布在西藏的南部和东南部。目前全区有 8 个民族乡,分别是:错那县勒布办事处所辖的勒、麻玛、贡日、基巴门巴民族乡,林芝县更张门巴民族乡,米林县南伊珞巴民族乡,墨脱县达木珞巴民族乡,芒康县下盐井纳西民族乡。藏族人以畜牧业为主,兼营农业。有自己的语言和文字。在宗教上大多数人信仰藏传佛教。

青海省是个多民族聚居的省份,主要有藏、回、土、蒙古、撒拉等民族,全国所有 56 个民族中,这里有 54 个,总人口 212 万余。藏族是青海最多的一个民族,总人口约 103 万,占全省总人口的 20％左右。主要分布在玉树、果洛、海南、黄南、海北 5 个藏族自治州和海西蒙古族藏族自治州。以从事畜牧业为主,兼营农业。在宗教上大多信仰藏传佛教,有自己的语言和文字。

回族人口目前有近 76 万,占全省总人口的 15％左右。主要分布在省境东部和东北部,即化隆、门源、民和、大通、湟中、祁连、贵德等县和西宁市城东区。在宗教上大多数人信仰伊斯兰教。民族整体为穆斯林民族。语言通用语为普通话,使用汉文字,第二语言为阿拉伯语。饮食以小麦、玉米、青稞、马铃薯为主食。忌食猪肉、狗肉、马肉、驴肉和骡肉。不吃未经信仰伊斯兰教者宰杀的和自死的畜禽肉,不吃动物的血等。忌讳别人在自己家里吸烟、喝酒,禁用食物开玩笑等。

土族人口数约 24 万,主要聚居于省内东部湟水以北、黄河两岸及其毗连地区。主要从事农业,兼营畜牧业。使用土族语,通用语为普通话。日常主食以青稞为主,小麦次之。居民原信奉多神教,也有一些人信奉道教,现在大多数崇信喇嘛教。

蒙古族人口现有近 7 万人,占全省人口的 1.31%。其中将近 50%蒙古族集中居住在黄南藏族自治州河南蒙古族自治县内。大多数人信奉萨满教以及喇嘛教。

六、交 通

新中国成立前高原地区的交通极为落后,没有一条公路,运输全靠人背畜驮。现在交通运输业虽然发生了翻天覆地的变化,但与内地相比还是比较落后,铁路、航空、公路只是初具规模。

青藏铁路,东起青海省西宁市,西至西藏自治区拉萨市,全长 1956 公里,分两期工程实施建设。第一期西宁至格尔木段 814 公里,于 1979 年铺通,1984 年投入运营。第二期北起格尔木市,经纳赤台、五道梁、沱沱河、雁石坪,翻越唐古拉山,再经西藏自治区安多、那曲、当雄、羊八井,至拉萨,全长 1142 公里,于 2001 年 6 月 29 日正式开工,2006 年 7 月 1 日正式通车运营。这条铁路作为西部大开发重点工程项目的正式建成,结束了西藏不通铁路的历史,使西藏由铁路、航空、公路、管道组成的综合运输体系日趋完备,路运能力大幅度提高,大大降低了进出西藏物资的运输成本。目前,这条铁路是世界海拔最高的铁路,它的建成极大改善了西藏同内地的交流与联系。自青藏铁路通车以来,每年约有 200 万以上人员乘列车进出青藏。

公路建设目前正进入到飞速发展时期,西藏目前通车总里程已达 6 万多公里,100%的县、77%以上的乡镇已经通公路或有简易公路。西藏首条高速公路,拉萨至贡嘎机场专用公路目前已正式通车。青海省公路里程目前约有 2.3 万公里。由省境内 5 条国道构成"两横""三纵"主骨架,23 条省道纵横交错,330 多条县乡道路脉络相连,已经初步形成了幅射全省城乡牧区的公路网,全省高速公路通车里程目前已达 1445 公里。

民航事业目前在高原地区正大力推进。西藏航空运输业近年发展极快,现已建好并通航的机场有拉藏贡嘎机场、昌都邦达机场、林芝米林机场、日喀则和平机场、阿里昆莎机场 5 个民用机场。已开通了至北京、成都、重庆、广州、昆明、西安和尼泊尔加德满都等 23 条国际国内航线。青海现有西宁曹家堡机场、格尔木机场、玉树巴塘机场,还有规划中的花土沟机场、果洛大武机场、德令哈机场。目前已经开通了至北京、西安、广州、重庆、深圳、拉萨、南京、沈阳、呼和浩特、青岛、格尔木、成都、武汉、上海、杭州、乌鲁木齐等地的航班。西宁曹家堡机场、格尔木机场、玉树巴塘机场可起降大型或中型客机。

水运事业因在高原地区河流较少,加之水落差大,水流急,故只有部分小段落通航。通航工具多是皮筏或小木船,钢铁船只少见。

(刘运胜　吴　玉)

第二节　高原环境对人体的影响

高原自然环境的特点是空气气压低、含氧量低、风速大、气候干燥、寒冷、太阳辐射和紫外线照射强。这些因素都会给人带来不同程度的影响。

一、对循环系统的影响

心脏和血管组成人体的血液循环系统。血液在血管中循环流动,不断给组织、细胞提供代谢所需的氧气和营养物质,并及时带走各种代谢产物,因而使人体新陈代谢不断进行,生命得以维持。血液循环的动力来自心脏协调地收缩和舒张。进入高原后,大气压和大气氧含量降低,为满足组织、细胞新陈代谢的需要,血液循环系统发生一系列代偿适应性反应,以满足组织、细胞对氧气和营养物质的需求;另一方面,心血管系统特别是心脏本身的新陈代谢和功能又因缺氧而受到影响。因此,进入高原后,循环系统的改变既有代偿适应性的,又有损伤性的,严重时可发生高原心脏病甚至心力衰竭,从而对人的生命安全造成威胁。

(一)高原缺氧对心脏功能的影响

1. 高原缺氧对心脏舒张和收缩性的影响

(1)收缩力:较低海拔高原缺氧时,对心肌的收缩力并无什么影响,随着海拔高度升高,缺氧加重,交感神经兴奋,心肌收缩力增强。但当达到高海拔高原时心肌收缩力会先升高,后降低。

(2)舒张功能:心室的舒张功能也是心脏泵血功能的决定因素。收缩性保证把流入心脏的血液射出,而舒张性保证血液的流入。"射出"和"流入"是完成心脏泵血功能同等重要的因素。平原人进入高原后通常会出现心室舒张功能降低。有些人10天内即可出现心室舒张功能障碍。长期移居高原者心室舒张功能降低。

(3)心室射血和充盈:心脏一次收缩和舒张,构成一个周期,称为心动周期。心脏每一个心腔(图1-1)的心动周期均包括收缩期和舒张期。进入高原的早期,左心室收缩期延长,射血期缩短。随海拔高度增加,左心室收缩期延长、射血期缩短的变化更加明显。右心室收缩期的变化与左心室相似。急性缺氧时,心室舒张期明显缩短,以满足心室的快速充盈,较长时间后,左心室舒张期延长明显,且随年龄增长及移居高原的海拔高度增加而更加延长。

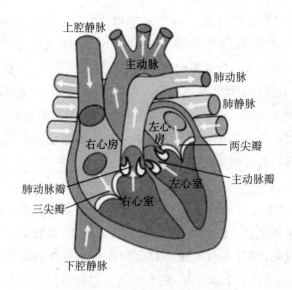

上腔静脉

主动脉

肺动脉

肺静脉

左心房

右心房

两尖瓣

主动脉瓣

肺动脉瓣

左心室

三尖瓣

右心室

下腔静脉

图 1-1　心脏的结构及血液流向

(4)心率:初到高原或急性缺氧时,心率明显增快,并随海拔高度的增加而增加。在高原停留数月后,安静状态下的心率减慢,可与平原人大致相同,但有明显的个体差异。对高原环境适应不了者则心率可长期加快。

(5)每搏排血量:一次心跳一侧心室射出的血液量,称每搏排血量,简称搏出量。进入高原后,搏出量的变化存在个体差异,且与在高原停留时间和海拔高度有关。61%～83%的人搏出量减少,4%～6%的人搏出量保持不变,13%～33%的人搏出量增加。多数急速进入高原的人,在头几天心脏的搏出量降低,1 周左右降至最低值,以后搏出量可有所回升,但仍低于平原值。高原长时间居住的人群和高原世居者的搏出量与平原人相同。

(6)心排血量:每分钟心脏射出的血液量,称每分输出量,简

— 15 —

称心排血量,心排血量=心率×搏出量。进入高原后,57%~88%的人心排血量减少,2%~8%的人心排血量保持不变,19%~35%的人心排血量增加。特别是在搏出量增加、心率加快的人,其心排血量增加更明显。久居高原的移居人和世居人的心排血量较为接近。心排血量与人体的新陈代谢水平相适应,这是在复杂的神经和体液调节下完成的。心排血量增加对于人体适应高原环境具有积极的意义。

2. 高原缺氧对心脏结构的影响 我国健康成人的心脏重量为250~270克,心脏大小可因年龄、性别及身高和体重不同而有一定的个体差异。初入高原,心脏扩大者较少,多数人心脏大小无明显变化,部分人仅表现为轻度肺动脉部分突出而无心室扩大,也无心功能不全的表现,随着在高原停留时间的延长或返回平原后这些改变也可逐渐恢复正常。慢性缺氧对移居者和世居者的心脏大小均有影响。海拔越高,肺动脉突出和右心室肥大的发生率越高。在4000米以下地区移居者较世居者发生率高,但在4500米以上地区,世居者与移居者之间的这种差别缩小。高原居民的心脏面积大于平原居民,且心脏重量也较平原人重。

3. 高原缺氧对冠脉循环的影响 心脏供血的血管称为冠状动脉(简称冠脉)。在安静状态下,人体冠脉的血流量为每百克心肌每分钟60~80毫升。中等体重的人,总的冠脉血流量为225毫升/分钟,占心排血量的4%~5%,而心脏耗氧量占全身耗氧量的12%左右。因此心脏是一个低血流高耗氧器官。正常情况下,右心室混合静脉血的血氧饱和度为70%,而冠状静脉中的血氧饱和度仅为25%,因此,心肌提高从单位血液中摄取氧的潜力较小。各种原因引起心脏功能增强或心肌供氧减少时,人体主要通过冠状血管的舒张和毛细血管增生来增加对心肌氧的供应。平原人在进入高原的早期,冠脉血流量增加。在高原居住较长时间后,随着其他补救机制的建立,冠脉血流量逐渐减少,并恢复至进入高原前水平。

4. 高原缺氧对心肌代谢的影响 心肌是绝对需氧的器官,心脏活动所需的能量几乎全部需要氧气参与生成。心肌在供氧充足的情况下,可以把许多物质作为耗用的能源物质。因此即使在能源供给十分缺乏的情况下,只要保证氧的供给,就能保证心脏所需要的能量。正常情况下,心肌以脂肪酸作为主要能源物质,占心肌耗氧量的 60%～70%,而葡萄糖代谢占心肌耗氧量的 30%左右。当人进入高原,为满足人体各组织、器官对氧和营养物质的需求,心脏做功增加。此时,心肌组织的物质代谢会出现心肌组织糖原含量减少、葡萄糖摄取和利用增加、乳酸摄取和释放、游离脂肪酸摄取减少等变化,以适应高原缺氧环境。当慢性缺氧时,会出现心肌组织糖原含量减少、葡萄糖摄取、利用增强,脂肪酸氧化降低。说明长期生活于高原缺氧环境,心肌组织对葡萄糖的摄取和利用能力增强,脂肪酸氧化供能减少,这样可提高氧的利用效率,减少心肌组织的耗氧量,是人体对高原缺氧主动适应的机制之一。

(二)高原缺氧对动脉血压的影响

血压由收缩压和舒张压组成,也就是人们常说的高压和低压,其正常值高压 90～140mmHg,低压 60～90mmHg。平原人进入高原后,特别是到达 3000 米以上海拔地区时,血压往往发生变化。高原环境影响人体血压的因素较多,但主要因素还是进入高原的海拔高度和在高原的居留时间。一般在初到高原时,多出现血压上升,以低压上升为主,而高压和低压多不同步升高。在高原居留一定时间后,随着人体对缺氧环境适应机制的建立,血压会出现不同形式的变化。多数人血压恢复正常;部分人的血压持续性降低,形成高原低血压;也有的表现为收缩压无明显改变,而舒张压相对较高,使收缩压和舒张压之差小于 20mmHg,形成高原低脉压;另外,有部分人血压持续性升高,形成高原高血压。其共同特点是,当这些血压异常的人回到平原居住 10 天到 1 个月左右,其血压均可恢复到正常水平。

高原环境不仅对正常血压有影响,对原发性高血压也有影响。有的原发性高血压患者移居高原后血压可降低。但返回平原后血压又回升到原来值。

(三)高原缺氧对肺动脉压的影响

右心室射出血液进入肺循环,因此肺循环容量等于右心室的心排血量。容量大是肺循环的一个特点。虽然右心室的每分输出量和左心室每分排血量相等,但肺动脉的血压远低于主动脉压(平常称的血压)。在正常人,肺动脉高压平均为 22mmHg,低压平均为 8mmHg。由于肺动脉管壁薄、顺应性高,因此当肺血流量增加时,肺动脉压并不成比例升高。肺循环的第三个特点是肺循环位于右心和左心之间,在疾病情况下,左心功能发生改变,肺循环将受影响,而肺循环的病理改变,也可殃及右心的功能。肺循环的特点可概括为高流量、低阻力、低压力、短流程。

急性缺氧可致肺动脉压升高,缺氧解除后肺动脉压迅速恢复正常。说明长期生活于高原缺氧环境的人,可发生缺氧性肺动脉高压。高原居民的肺动脉高压程度,因人而异。长时间持续缺氧或间断缺氧,均可使肺动脉压长期维持于较高水平。较为持久的肺动脉高压还会出现肺血管壁的结构改建。肺血管壁发生结构改建时,血管壁增厚,管腔狭窄,导致肺动脉压进一步升高,最终形成肺动脉高压,引起高原心脏病。

(四)高原缺氧对血液的影响

1. 高原环境对人体血容量的影响　血液是由血浆和血细胞组成,在心血管系统内循环流动。人体内血浆和血细胞量的总和,即血液的总量称为血量。正常成年人的血液总量相当于体重的 7%～8%,即每千克体重有 70～80 毫升血液。血液是机体内环境中最活跃的部分,是体内进行物质交换的场所,在维持机体内环境稳态中具有非常重要的作用。因为氧是通过血液运输的,所以高原缺氧时,血液系统的改变与机体的适应或损伤密切相关。

人初入高原,由于寒冷引起的尿量增多、气候干燥使皮肤、呼吸道黏膜的水分蒸发增加以及饮水量减少均会引起血浆量减少。从高原再返回至平原时血浆量又增加,甚至在有规律地高原往返 20 年之后,每次在高原与平原之间的往返仍旧有显著的血浆量波动。平原人进入高原后不久,红细胞数量开始明显增加。高原世居者的红细胞数量也明显高于平原人,且随着海拔高度上升而增加。因此尽管高原人的血浆量减少,但由于红细胞数量明显增加,全血量仍超过平原人。在进入高原初期,血浆量增加与急性高原病的发生密切相关。

2. 高原环境对红细胞和血红蛋白含量的影响　血红蛋白是红细胞的主要成分,也是运送氧气的关键成分。在高原上,红细胞和血红蛋白均会升高,当血红蛋白含量超过 210 克/升时,就可诊断为高原红细胞增多症。

(1)影响高原红细胞和血红蛋白增加的因素。

①海拔高度:高原世居者和高原移居者,机体的红细胞和血红蛋白随着高原海拔高度的增加、缺氧程度的加重而增加越明显。

②高原停留时间：人从平原进入高原数小时后即可见血红蛋白增加，这是由于血液浓缩和脾释放红细胞增加的结果，以后才是因为红细胞生成增多。平原人进入高原后红细胞和血红蛋白虽然逐渐升高，但发展至稳定水平的时间还没有定论。一般红细胞和血红蛋白的变化在进入高原的最初 3 个月尚且不能稳定。

③个体和种族差异性：平原人移居高原后，红细胞和血红蛋白增多有明显个体差异。多数人红细胞和血红蛋白会出现升高；少数人进入高原后红细胞无明显增加；某些人进行性增加，最终发展成高原红细胞增多症。

④性别影响：高原男性的红细胞、血红蛋白均高于女性，女性几乎不患高原红细胞增多症。此种差别可能与雌激素抑制促红细胞生成素的分泌及月经有关。

⑤年龄：在平原，机体的红细胞和血红蛋白的含量随年龄的变化而变化，成年以前，血红蛋白含量随年龄增长而增加，而成年后则降低。高原世居者的血红蛋白随年龄增长而增加，最终可导致高原红细胞增多症。

⑥寒冷和运动：寒冷可引起红细胞和血红蛋白增加，但寒冷加缺氧时，血红蛋白比单纯缺氧时少，此时寒冷可减弱血红蛋白增加反应。平原运动可增加红细胞和血红蛋白，高原同等程度运动也同样增加红细胞和血红蛋白，这与运动后血液浓缩有关。

⑦吸烟。高原吸烟促进红细胞增生，其原因是：每支香烟燃烧产生微粒子，沉积于小气道和肺泡，促进黏液分泌和黏液排出能力降低；此外烟雾中含一氧化碳，可与血红蛋白结合，这两种机制均可导致缺氧加重，进一步刺激红细胞和血红蛋白增加。

⑧返回平原：无论是高原世居者还是高原移居者，当返回平原时血红蛋白下降，平原人可恢复至正常水平，而高原世居者甚

至出现真的贫血。

(2)高原环境对红细胞形态的影响。

平原人初进高原时,红细胞形态变得不规则,皱缩红细胞增加,随着停留时间延长,异常形状的红细胞减少。

二、对呼吸系统的影响

在静息状态下,成人每分钟耗氧量约为 250 毫升,剧烈运动时可增加 8～9 倍。大气中的氧通过人体的运氧系统最终进入细胞线粒体,在其内进行有氧氧化并产生能量供人体利用。人体氧的运输过程包括:①肺通气,氧经过气道进入肺泡;②肺弥散,肺泡中的氧经肺泡和毛细血管壁进入血流;③血液运输,氧与血红蛋白结合经血液运输到各组织毛细血管;④组织弥散,氧从毛细血管进入细胞线粒体参与氧化磷酸化,见图 1-2。以上过程任何一环节发生障碍,都将难于满足人体对氧的需求。

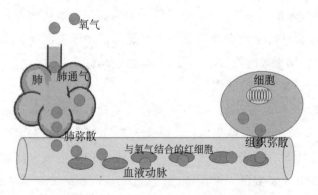

图 1-2　氧气在体内的运输通路

在平原,大气压为 760mmHg 时,其中氧分压为 159mmHg,而线粒体氧化酶所需要的氧分压仅为 2～3mmHg。两者之间存在着巨大的氧分压差。就是这种巨大的氧分压差有效地推动了氧的传递。在高原,大气中氧分压明显降低,因而与线粒体之间的氧分压差也随之减小。这会影响到氧的传递,造成人体氧供不足、组织缺氧,人体出现一系列功能、代谢和形态结构改变。但人体具有调节机制,适应外界环境变化的能力。对于初入高原者,提高人体运氧系统的工作效率,在促进人体适应缺氧环境方面有重要作用。多数人进入高原后,经过几天或几周就可建立一系列代偿机制,如增加肺通气、提高肺动脉压等。肺通过气量的增加是提高运氧系统效率的第一步。通常,进入高原后几小时就可发生过度通气,并在1周内迅速增高。之后随着在高原居住时间的延长及适应机制的建立,通气量不再进一步增加,而趋于平稳。正常人高原缺氧引起的过度通气以潮气量的增加为主。但增加通气量,人体需要做更多的功,消耗更多的氧和能量。这不是一种经济的代偿方式。与平原人相比,世居高原者的通气量并不显著增加,表现为缺氧钝化。这是因为世居高原者的代偿方式主要表现在血液运氧能力和组织利用氧能力的增强。消耗较少的氧和能量,做更多的功,这才是经济的代偿方式。

(一)高原与肺通气

1. 缺氧通气反应　缺氧通气反应是指因缺氧使肺通过气量增加的一种现象。缺氧通气反应是人类与生俱有的特性,个体间有一定差异。适当的通气水平对保证充足的肺泡氧分压和动脉血氧分压是必要的。在高原,肺通过气量增加的生理意义在于:①呼吸加深加快,可把原来未参与换气的肺泡调动起来,增大呼吸面积,提高氧的弥散,使动脉血含氧气增多;呼吸加深加快,使更多的空气进入肺泡,置换肺泡内原有的气体,从而提高肺泡气氧气,降低二氧化碳含量;②呼吸加深加快时胸廓活动度增大,胸腔负压增加,回心血量增多,促使肺血流量及心排血量增加,有利于气体在肺内的交换和氧在血液内的运输。肺通过气量增加是由于动脉血氧气含量降低,刺激人体的氧感受器,反射性兴奋呼吸中枢所致。随着海拔升高,空气密度降低,气道阻力减小,也是肺通气功能增强的主要原因之一。但是,过于深快的呼吸也排出较多的二氧化碳,使血中二氧化碳减少,严重时可引起身体酸碱平衡紊乱。此时,一方面可使氧与血红蛋白不易分开,不利于身体使用氧气,另一方面使血管收缩,特别是脑血管收缩,引起脑缺血,这对人体适应高原缺氧环境是不利的。

2. 初入高原者的缺氧通气反应　平原人进入高原数小时或数天后,肺通过气量进行性增加。在 1 周时间里肺通过气量超过高原世居者的 20%。这一现象被称为"通气习服"。对于初入高原者,在人体其他习服机制尚未建立起来之前更为重要。高原的通气反应低下是急、慢性高原病的重要原因。使用药物刺激呼吸,如乙酰唑胺,可缓解急、慢性高山病和在高原睡眠时发生的血氧含量的降低。可见充足的通气是初入高原者习服高原缺氧环境的重要保障。急到高原环境时,缺氧刺激使通气迅速增加,伴随着通气量的增加,二氧化碳被过多的排出体外,继而轻度抑制这种初时的通气增强反应。数天后,肾脏发生部分代偿,通气又进一步增强。

平原人久居高原后,随人体其他习服机制的建立,人体与缺氧环境达到新的平衡,这时肺通气的适应性改变也趋于稳定。从肺通气变化的全过程来看,有两个时相变化。开始,通气量增加很快,在很短时间里就可达到最大值。随之,通气量慢慢减少,这个慢慢减少的过程可延续几年,甚至几十年的时间才减少到一个相对低的水平。

3. 高原运动与通气　高原世居者在高原缺氧环境中仍能完成各种体力劳动,这是否意味着他们在运动状态下有高于平原人的通气量来获取较多的氧气。事实并非如此。对急性到高原的平原人来说,强有力的高通气反应对耐受大运动量是必需的。实际上,他们所能完成的最大负荷随海拔升高而降低,且低于高原世居者。高原世居者在完成与平原移居者同一运动负荷时,其通气值明显低于平原移居者。这一现象被认为与高原世居者缺氧通气反应钝化及其他运氧机制发挥作用有关。其积极意义在于减少了呼吸肌的能耗和延缓了呼吸肌疲劳。

4. 缺氧通气反应的钝化　具有良好摄氧能力和耐力的人,其通气驱动作用往往钝化。在一定的运动量下,氧感受性钝化可减轻运动引起的呼吸困难,减少呼吸功,从而使运动显得轻松和有效。这种先天特性可能是若干生理和心理因素导致的。如果所有因素能很好地配合,就可能使某些人取得优异的运动成绩。

高原人通气敏感性低下在某种意义上来讲是有益的,他们在缺氧环境下从事体力劳动时,不致于将过多的氧消耗在由于过度通气而增加呼吸肌的作功上。至于他们对缺氧环境的适应,可能采用了其他途径如氧运输和利用环节的增强等,获取足够的氧来满足人体的需要。

(二)高原与肺的气体交换

肺泡-毛细血管间的气体交换必须容许氧从空气中弥散到红细胞内的血红蛋白。肺中的氧交换应遵循气体弥散原理,即气体分子从分压高的部位向分压低的部位弥散,分压差是气体弥散的动力。但是在肺气体的弥散量受很多因素的影响。

1. 弥散膜的面积和通透性　解剖上见图1-3,氧气或二氧化碳的弥散必须经过肺泡膜、毛细血管膜和红细胞膜以及组织间液、血浆。这三层呼吸膜和两层液体介质对气体弥散构成一定阻力,但由于氧气或二氧化碳都是脂溶性,由脂类物质构成的呼吸膜对其无多大阻力,能迅速弥散过去。肺的表面积约为人体表面积的 50 倍,气体的弥散率与弥散面积成正比与弥散距离成反比。因此当组织间液增多或肺部因各种疾病,使气体的弥散距离增大或交换面积减少时,都会影响弥散功能。

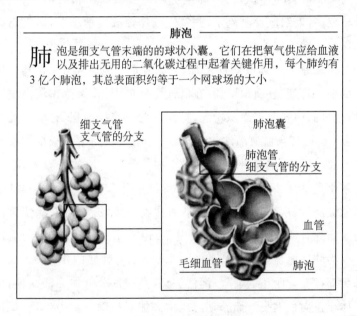

图 1-3　肺泡解剖图

2. 气体的性质　气体由气相向液相弥散的速度与该气体在溶液中的溶解度成正比,即溶解度大的弥散速度快。不同气体的弥散速度与其分子量的平方根成反比,即分子量愈小(氧气 32,二氧化碳 44),弥散愈快。

3. 呼吸膜两侧气体的压差　两侧气体压差愈大,弥散速度愈快,反之则慢。

在高原上,肺的弥散功能是增强的。在静息和逐级运动状态下,藏族具有较好的肺-血气体交换能力,即较好的弥散能力。因此,在肺泡通气水平一定时,藏族人较小的肺泡-动脉血氧分压差使得他们能够维持较高的动脉血氧含量。高原世居者肺弥散力增高可能与其肺容积较大,肺泡毛细血管膜面积较大,毛细血管开放较多,毛细血管血流量较多,使气体弥散过程缩短,通气与血流比率值增高有关。

在高原上肺弥散功能增加,对人体的适应是有利的,其产生机制是:①弥散总面积增加:在低气压环境中,肺保持在较高膨胀状态,从而使肺泡表面积增大,扩大了气体交换面积,有助于氧的弥散;② 通气与血流灌注比例改善,见图1-4:高原习服早期既有肺泡通气增加,也有肺血流量的增加。急进高原的平原人,心排血量比平原高2~3倍;移居高原者绝大部分存在有不同程度的肺动脉高压,这是缺氧引起肺小动脉收缩所致,其结果却使肺的血流灌注有所改善。在一般情况下,由于重力作用,肺尖的血流量仅为肺底血流量的1/8,肺尖的通气量为肺底的1/3.5。因此肺尖部存在着明显的通气/灌注失调,造成部分气体无法交换,使气体交换面积缩小。而肺动脉压增高能对抗部分重力作用,保证了肺尖的血流灌注,从而增大肺泡气体交换面积,提高弥散功能。对久居高原的移居者和世居者,血红蛋白浓度适度增加和毛细血管容积的增加也起了有益的作用。进入高原短期内,若出现弥散能力下降,应考虑高原肺水肿的发生。

但在高原上肺弥散功能增加是有限的。呼吸交换后残留肺中的气体上升过大会影响新气体的吸入,使通气功能降低。肺动脉压过高,右心室的负荷过重将导致高原心脏病。同时严重缺氧

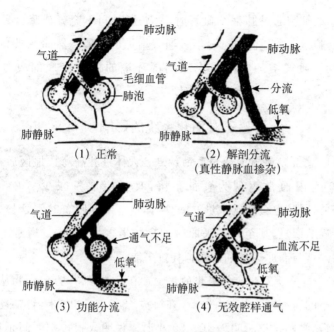

图 1-4　肺通气血流改变原理图

又可引起高原肺水肿,使肺弥散功能下降。可见高原上弥散功能的增加是有条件的,其增加量也是有限度的。并且高原上也存在对氧弥散不利的因素:①肺泡-毛细血管氧弥散梯度下降。肺泡内氧向肺毛细血管内弥散的主要驱动力是肺泡氧分压与肺毛细血管起始段氧分压之间的梯度。在高原,这一梯度随海拔升高而逐渐下降。这对肺内氧向肺毛细血管内弥散是很不利的。由于通气过度而使肺泡二氧化碳分压下降,从而使肺泡氧分压得以适当提高起了部分代偿作用。②红细胞过分增多损害肺内气体交换。

　　在极高海拔地区,肺内气体交换是降低的,这是因为:①驱动氧从空气进入血的压力太低;②血红蛋白对氧的亲和力显著降低;③红细胞通过肺毛细血管时,氧平衡时间不充分或降低。在高原,肺泡氧分压降低部分能被通气增加所减弱。然而在极高海拔地区,通气增加不足以克服周围环境的低压造成的氧分压部分。

三、对消化系统的影响

1. 高原缺氧时食物摄取的特点 人体进驻高海拔地区后,在前 20 天内通常表现为食欲下降,食物摄取量减少 8.2%～10.0%,同时也会有饮水量的减少,体重下降。随着时间延长,食欲会逐渐回复,甚至超过平原时的食物摄入量,但体重通常不再增加。这与高原运动和御寒消耗过多能量有关。

2. 高原缺氧对食物消化的影响 在高原停留初期,食物从胃中排空的速度减少 1/2～3/5。在海拔 4800～5000 米,胃蠕动波浅而慢,结肠排空时间为 40～50 小时。说明人胃排空时间延迟,肠活动受到抑制,张力减弱,蠕动速度和幅度减小。

进入高原后,由于缺氧、脑水肿等引起中枢功能紊乱,自主神经系统调节障碍,副交感神经兴奋性下降,故出现腺体分泌抑制现象。高度缺氧时,无论是唾液分泌的量或质均有明显变化。进入海拔 3000～4000 米的高原,唾液分泌量开始减少,在 5000～6000 米高度唾液分泌抑制程度更加明显,甚至无分泌。经过一段时间习服后可缓解缺氧对唾液腺的抑制作用。在海拔 3000～4000 米高原,胃液分泌开始改变。

胃炎是高原地区的常见病,发病率高,病情重,尤其以慢性萎缩性胃炎多见,引起胃液分泌减少,总酸度下降,胃蛋白酶活性下降。高原缺氧环境中还常可出现顽固性上腹部疼痛、消化不良等,特别是用餐后胃蠕动障碍,胃液、胃酸和胃蛋白酶生成减少。

在海拔 2000 米以下地区,肠腺分泌功能改变不明显,海拔 4000 米以上肠腺分泌受到抑制,消化和吸收功能均降低。

肝是对缺氧敏感的器官之一。高原缺氧可引起肝脏充血、淤血,肝细胞功能减退。长时间缺氧可使肝功能异常,甚至出现肝细胞变性坏死。

四、对泌尿系统的影响

泌尿系统由肾、输尿管、膀胱和尿道组成(图 1-5)。人体在新陈代谢过程中所产生的废物(尿素、尿酸、无机盐等)及过剩的水分,需要不断地经血液循环送到排泄器官排出体外,主要有两条排泄渠道:一是经皮肤汗腺形成汗液排出;二是通过肾形成尿再经排尿管道排出,经过肾排出的废物数量大、种类多。

肾是维持人体内环境相对稳定的最重要的器官之一。其作用包括:①排除人体的大部分代谢终产物以及进入体内的异物;②调节细胞外液量;③保留体液中的重要电解质如钠、钾、碳酸氢盐以及氯离子等,排出氢离子,维持酸碱平衡。肾脏形成尿液的三个过程,即肾小球滤过作用、肾小管的重吸收和分泌功能,通常是由肾血流量、肾小管上皮细胞代谢和人体某些激素进行调节的。

高原缺氧环境对人体组织和器官影响是多方面的。高原缺氧环境对肾的损害是随着海拔高度的增高而增强,随着居住时间的延长而减弱,逐渐恢复正常生理平衡状态。

(一)高原缺氧时尿量的改变

尿量改变是高原缺氧环境对人体泌尿系统功能影响的主要表现之一。高原缺氧环境引起的尿量变化与缺氧程度有关,轻度缺氧可引起多尿,严重缺氧则引起少尿。

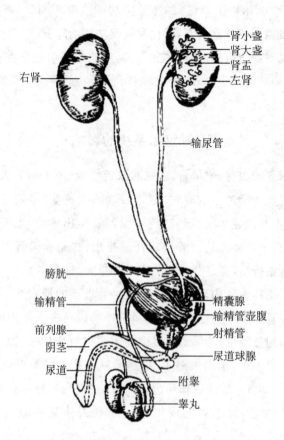

图 1-5　泌尿系统组成

　　人体进入高原时的尿量变化与人体对缺氧的耐受性有关。如果人体对缺氧的耐受性好,可出现持续数天多尿;反之,则引起少尿。进入高原,凡是尿量增多者,极少患病。反之,出现少尿者,较易发生急性高原病。高原旅游者凡是进入高原后患急性高原病者,其体重较平原时明显增加,未患病者体重较平原时轻。因此,高原适应良好者有脱水现象,而高原适应不良者,则发生体液潴留。

人体急性缺氧时发生利尿现象,可能使人体处于脱水状态,因而并不总是有利的。登山运动员在登山过程中,由于呼吸通气加速,加上干燥的气候,使人体内水分大量丢失而发生体重下降及脱水现象,这些运动员在补充水量后运动成绩大大提高。

(二)肾小球滤过率与滤过分数的改变

单位时间内(每分钟)两肾生成的超滤液量称为肾小球滤过率。肾小球滤过率和肾血浆流量的比值称为滤过分数。肾小球滤过功能在肾的排泄功能中占有重要地位。

人体处于高原缺氧环境时,肾小球滤过率和滤过分数发生相应改变。与平原居民相比,高原居民的肾小球滤过率下降了12%～18%,而肾有效血浆流量降低了40%～50%,根据肾小球滤过率和肾有效血浆流量比值求得的滤过分数增加了40%～80%。

因此,当人体处于高原缺氧环境时,由于交感神经兴奋,加之血液黏稠度升高,最终引起肾小动脉收缩,肾血管阻力增加,致使肾血流量减少,肾小球滤过率降低和滤过分数增加,导致人体的尿液生成显著减少。

(三)尿液成分的改变

1. *尿液电解质含量的改变*　肾小管上皮细胞对氢离子、钾离子、氨和钠离子、碳酸氢根离子的分泌与重吸收是紧密关联的,其中一种离子发生改变将引起其他离子产生相应的变化。

高原缺氧环境引起尿液中电解质含量的改变,一定程度上取决于是否同时伴有低碳酸血症。出现低碳酸血症时,尿液电解质的排泄主要是由前面讲到的缺氧通气反应引起的内环境紊乱有关。缺氧时由于缺氧过度通气,导致血液二氧化碳分压降低,肾小管上皮细胞分泌氢离子和重吸收碳酸氢根都减少。同时,尿液的钠离子、钾离子和碳酸氢根离子排泄增加,泌氢离子和泌氨离子减少,尿液显碱性;而在不伴有低碳酸血症的情况下,尽管出现多尿,尿液钠离子、钾离子的排泄量并不增加。

2. 尿液乳酸含量的改变　乳酸是糖酵解的终产物,可作为糖异生的原料用于糖原合成或转变成丙酮酸为进入三羧酸循环参与有氧氧化。肌肉活动增强或组织缺氧可引起血乳酸升高。供氧不足时,糖酵解作用增强,乳酸生成也会增加。进入高原缺氧环境,静脉血乳酸含量增加,且在高原运动时动脉血液乳酸浓度也高于平原运动时的水平。血乳酸浓度与高原暴露时间长短有关。"高原乳酸反常"现象是一种短暂的代谢现象,若经过长时间的严重缺氧,这种现象可以得到逆转。

3. 尿液 pH 的改变　pH 是氢离子浓度指数的俗称,是表示溶液酸性或碱性程度的数值。尿液 pH 受多种因素影响,在正常条件下,食物中富含蛋白质时尿液偏酸,多食蔬菜、水果者尿液偏碱。尿液酸碱度的正常参考值为 pH 4.6~8.0,平均为 6.0。人体由平原快速进入高原时,尿液 pH 的变化与急性高原反应的严重程度有关,反应越重者,尿液 pH 越低。高原缺氧环境尿液 pH 变化同时还受进入高原的速度、海拔高度、持续时间、饮食和活动情况、对缺氧的耐受能力,以及人体物质代谢状况等多种因素的影响。

4. 尿液蛋白含量的改变　初入高原,尿液蛋白量增加且尿液平均蛋白浓度与海拔高度有明显的正相关。适应高压与否对蛋白尿的形成没有明显影响。健康高原居民的尿蛋白排泄量仍明显高于平原人。急性高原病患者也可以产生蛋白尿,其严重程度与海拔高度的改变同样呈正相关。乙酰唑胺可以增加动脉血氧的含量,因此可以改善肾功能,减少高原蛋白尿的发生。不过,高原性蛋白尿并不意味着肾功能异常。

（黄庆愿　官立彬）

第2章 进入高原前卫生准备

根据高原环境的特点,久居平原的人,不管是个人还是集体,在进入高原前都应认真做好卫生保健准备工作,只有这样才能保证顺利到达高原,完成自己的任务。

第一节 做好身体准备

高原特殊的地理环境,对身体条件有特殊的要求,有不适宜进入高原的人,万万不可粗心大意。

一、掌握高原卫生知识

特别是初入高原人员,由于平时对高原环境特点了解不多,对高原环境容易产生神秘感,有的甚至出现精神紧张和恐慌情绪,这些都可能成为高原病发生的诱因。因此,在人们进驻高原前,应认真学习有关高原地理和卫生保健的有关内容,相关书籍很多,各网站也有,但要有甄别的采纳。如果是团体入藏,应认真组织进行卫生宣传教育,使每个人都了解高原的地理、气候特点,高原环境对人体健康的影响,熟悉高原多发病、常见病的防治方法,以及高原地区各项活动时的卫生特点和要求。掌握适应高原生活的基本做法,增强战胜高原的信心,切实做好各种疾病的预防工作。

二、进行健康体格检查

由于健康的机体对缺氧有较好的耐受能力和适应能力,而健康状况差或患有器官功能性疾病时,就容易发生急、慢性高原病。所以,不管是个人还是团体入藏,都应对人员进行仔细体检。如任务紧急,不能进行仔细体检时,可参阅本人健康档案进行重点体检。对离开高原较久,又准备重返高原或由高原进驻更高地区者,也要进行体检。

(一)体检的组织与实施

1. 明确体检目的、对象及任务 团体入藏体检前,卫生人员应明确本次体检的目的、对象、人数及完成时限,科学组织,制定切实可行的实施方案。个人体检时,应根据入藏后的工作、到达地区来确定体检内容。

2. 确定检查项目 检查项目主要根据体检目的、评定标准和医院客观条件来确定。不同的任务、目的,检查项目应有所不同。体检项目如果受到医疗单位具体条件的限制,卫生人员要充分发挥主观能动性,主动创造条件,尽可能多设些检查项目,以满足检查需要。必要时可送上级医院体检或请求上级支援。

3. 建立体检组织,准备检查器材 如是大团体进藏体检,应根据检查项目和一日内受检人数成立体检组,组长要组织全组人员学习体检标准和检查技术,并做好人员分工,明确注意事项。准备好体检器材。

4. 选择检查方式,安排体检场地 团体体检受检人员驻地集中,且人数不多时,可集中到医院检查;受检人员单位分散或是单项检查时,医务人员可到基层单位巡回检查。

5. 认真组织检查,做好健康鉴定 团体体检时,加强组织领导和协调工作是搞好体检的核心。受检对象应分批到达，以免人员过多造成拥挤，不能保持检查场地的良好秩序，影响体检的正常进行；医生检查时要认真细致，询问健康史要有重点；检查结果要准确登记，以便于进行健康评价与鉴定。在体检结束后，高级医生应负责做出每个体检人的健康鉴定，判定其能否进入高原。

6. 总结检查情况，上报体检结果　团体体检结束后，应将本次组织体检的工作情况及检查结果写出总结报告，上报有关上级部门。报告内容包括体检一般组织情况、受检人数和受检率、群体健康状况、组织体检的体会及处理意见等。

7. 个人体检要认真仔细　要把准备进入高原的高度和时间告诉医生。特别是本身有慢性疾病者，应如实报告医生，最好去体检时把个人以往病历全部带给医生，医生这样就能很快的掌握你的过去疾病史，即省时又省钱。医生的体检结论要严格执行，万不可大意对待。

(二)进入高原的体格条件要求

凡准备进驻高原的人员，必须具有良好的健康状况，患有以下疾病者，不应(或暂缓)进入(3000米以上)高原。

1. 患有心血管系统疾病者　如器质性心脏病、冠状动脉供血不足、显著心律失常、心肌梗死(坏死)、高危高血压患者等，以及各种中等度血液病患者等。

2. 患有中等度以上呼吸系统疾病者　如肺叶切除、支气管扩张、支气管哮喘、肺心病等，特别已经有呼吸功能障碍者，以及活动性肺结核患者等。

3. 血糖明显增高的1、2型糖尿病患者

4. 有活动性的溃疡病及曾发生消化道出血者

5. 曾患过重症高原反应者　如严重高原昏迷、高原肺水肿、高原脑水肿者,以及出现过明显的高原高血压者等。

6. **患有精神系统疾病者**　如有癔症、癫痫、严重神经衰弱者等。

7. **大病刚愈者**　如发热、脑炎、肝炎治愈恢复期患者。

8. **患有严重慢性病正处于治疗期患者**

9. **正发热者**　如患上感、感冒者,体温在 38℃ 以上;或体温在 38℃ 以下,但全身症状或呼吸道症状明显者。在病愈以前,应暂缓进入高原。

其他疾病患者如想进驻高原,应认真咨询有高原疾病防治经验的医生,万不可自行贸然行动。

三、进行适应性锻炼

欲进驻高原的人员,积极进行出行前适应性身体锻炼,可不同程度的提高人体对高原环境的适应能力。它既可增强体质,提高高原环境适应能力和对缺氧的耐受能力,又能培养自己吃苦耐劳、克服困难的勇气。适应性锻炼的原则是:结合实际,全面锻炼,循序渐进,持之以恒。适应性锻炼的方法主要有以下几种。

1. **跑步与负重行走**　适合于平原地区的人进行选用。负重行走方法可用常速-快步-常速-快步反复的方式进行;跑步也一样,可常速-快步-常速反复进行。

2. **登山训练**　适合于有山地的人进行选用。不同的爬山高度和陡度,可根据锻炼程度和山地条件而定。如再负重进行,效果会更好。

3. **结合生产和施工**　这类人员的劳动生产等活动,本身就是体质和耐力的锻炼。如能结合上述方法进行锻炼收效就更好。

4. **阶梯性适应锻炼**　这是科研认定的一种很好的进驻高原

的锻炼方式。具体是欲进驻海拔 3000 米以上高原时,提前 5～10 天开始此项锻炼,即先选海拔 2000 米左右的适当地点作短期停留 3～5 天,适应后又进入下一个更高的地区。

5. 低压模拟舱锻炼 有条件的可以采用此锻炼方式,安全又效果明显。

团体训练时,应指定卫生人员定期检查参加锻炼人员的脉搏、呼吸、血压、体重等,比较锻炼前后的变化,要注意防止锻炼人员的体重下降太快,抵抗力减低。个人锻炼也应如此,每日锻炼的运动量,应以第 2 天早起精神爽快,疲劳能自主恢复为宜。

第二节 做好生活物质准备

高原环境的特殊性,要求欲进入的人,除携带齐个人必需生活用品外,还需要有些特殊的物质准备,以备随时使用。

一、生活用品准备

高原气温一般低于内地,到高原要多带一些衣服。特别准备到雪山地区活动的人,应带上防寒服装;高原的紫外线特别强,四季都应准备墨镜和遮阳帽。还有气候干燥,要带上水壶和保护皮肤的护肤用品,最好是油剂的。

夏、秋季节进入高原的,应注意携带雨具(最好是风雨衣)等防雨、防冰雹用品。如去藏东南地区的需携带防蚊虫叮咬的用品。

冬、春季节进入高原的,应注意携带防寒用品,如棉帽、口罩、围巾、棉手套、棉鞋等。

二、食物准备

团体冬、春季节进入高原偏僻地区时,应做好食品供应筹划工作,因冬、春季节当地食品供应一般比较欠缺,故做好冬季蔬菜贮运工作十分重要。特别是要多储运富含维生素的萝卜类,因蔬菜淡季高原容易发生维生素缺乏病。水果罐头、蔬菜罐头或含维生素较多的肉食品罐头,应尽量保证供给。

个人冬、春季节进入高原偏僻地区的,在有能力时可以多带一些水果。

第三节　做好药品准备

当地人烟稀少,交通相对不便,医疗条件相对落后,故去高原的个人或团体自带部分自备药是十分必要的。常用的品种应有防治高原反应类,呼吸系统、消化系统、心血管系统、神经系统常用药品,以及抗生素等。

一、个人携带

一是外科用药,如止血粉、创可贴、绷带、胶布、止痛膏等;二是防病治病用药,常用的有防治高原反应、感冒、急性胃肠炎等用药。

二、集体携带

应根据到达地区和季节、在高原停留时间和人员等情况,携带充足药品。药品以防治高原反应、抗感冒、止痛、强心利尿、维生素类、抗生素类药物为主。无制氧设备时,应备足氧气。夏季进入高原时,抗中暑药、抗疟药、治胃肠炎药、蛇药、杀虫剂、消毒剂、驱蚊油等应带上。冬季进入时,要备好防冻伤药、防皮肤皲裂的润肤油等。

三、推荐药品

这部分常用药物(表 2-1)谨供参考,不可拘泥使用。其中部分自备药的应用要严格按药品说明书或医嘱使用。

表 2-1　高原部分常用药物表

药物名称	剂量	使用方法	效果
红景天片	0.3 克/片	1～2 片/次、一日 3 次,口服,进入高原前 5～7 日开始服用	提高高原缺氧耐力
复方党参片	0.5 克/片	5～6 片/次、一日 2 次,进入高原前 3～5 日开始口服	提高高原缺氧耐力
黄芪茯苓片	0.5 克/片	7～8 片/次、一日 2 次,口服,进入高原前 3～5 日开始口服	同上
氨加苯尼片		一日 3 次,1～2 片/次	同上,有高原反应时服
金施尔康		每日 1 粒,可连续服用	同上
氨扑苯片		1～2 片/次,必要时服	对高原反应性头痛有明显效果
复方阿司匹林(A.P.C)	0.4 克/片	1～2 片/次、一日 3 次口服	解热、镇痛
索米痛片(去痛片)	0.5 克/片	1～2 片/次,必要时服	

药物名称	剂量	使用方法	效果
吗啉胍（病毒灵）	0.1 克/片	1～2 片/次、一日 3 次口服	抗病毒、治感冒
维 C 银翘片		2～3 片/次、一日 3 次口服	同上
舒必利片	25 毫克/片	1～2 片/次，服后即止吐，6 小时后可重复使用	对高原反应之恶心、呕吐有明显疗效
参麦片	0.4 克/片	9～12 片/次、早晚各服一次，进入高原前 2 日开始服	可减少头痛、头晕、心悸、气短等症状出现
氨茶碱针	0.25 克/支	稀释在 5%～25% 葡萄糖液 20 毫升中，10～15 分钟缓慢静脉注入	强心利尿，降低肺动脉压，为治疗高原肺水肿主要药物
氨茶碱片	0.1 克/片	1～2 片/次、一日 3 次，口服	平喘、止咳
咳必清片（喷托维林）	25 毫克/片	1～2 片/次、一日 3 次、口服	止咳
酵母片	0.3 克/片	3～5 片/次、一日 3 次、口服	健胃助消化
胃舒平片（复方氢氧化铝）	0.3 克/片	2～3 片/次、一日 3～4 次，口服	抗酸、止胃痛
阿托品片	0.3 毫克/片	1～2 片/次、必要时	解痉、止胃肠道痛

（续 表）

药物名称	剂量	使用方法	效果
眠尔通片（甲丙氨酯）	0.1克/片	1～2片/次、必要时服	镇静催眠
地西泮片	2.5毫克/片	1～2片/次、必要时服	镇静催眠
复方丹参针	2毫升/支	1～2次/日，2支/次，肌内注射	用于高原反应心前区闷痛，心肌供血不足
降压灵	4毫克/片	1～2片/次，一日2～3次，口服	降低高原性高血压
黄连素片	0.1克/片	2～4片/次，一日3～4次，口服	预防和治疗肠炎、菌痢
痢特灵片（呋喃唑酮）	0.1克/片	1～2片/次，一日3～4次，口服	治疗肠炎、菌痢
扑尔敏片（氯苯那敏）	2毫克/片	1～2片/次，一日3次，口服	抗过敏、止痒
乘晕宁片（茶苯海明）		1～2片/次，乘车前30分钟服	治晕车
云南白药		0.1～0.2克/次，口服或外用	内、外止血、跌打损伤
泼尼松软膏		外用	抗皮炎过敏
创可贴		贴伤口处	保护伤口，促进伤口愈合
洗必泰液		浸泡冻伤处	治疗高原冻伤效果好
冻伤膏		涂敷患处	治疗冻伤
抗生素类		参照说明书	治疗各种高原性疾病的继发感染

(续　表)

药物名称	剂量	使用方法	效果
高能耐力饮料		必要时服	增加能量,延缓疲劳
多维电解质泡腾饮片		1～2片/次、必要时服	补充多种维生素和电解质

四、药物的携带与保管

(一)集体携带

应根据季节、高原停留时间和人员、车辆情况携带足够的药品,药品品种要力争齐全。

有条件的单位要携带制氧机、高压氧气袋。高原交通不便,携带物品要适宜人背马驮,便于机动,要力争轻便、坚固、体积小、一物多用。最好每件重量一般不宜超过 12 千克,体积不超过 0.2 立方米。毒麻类药物携带要有专人专箱保管。

(二)个人携带

应注意适量,携带过多会影响行动,携带过少又不能满足需要。个人携带药品重点应是防治高原反应用药,防治呼吸道、消化道炎症用药,以及外伤的外科急救用药等。如携带小型供氧用品,医用的氧气袋更实用,因它可折叠,不充氧时不占空间,要用时找到医疗单位马上就可充上气使用。市场上的轻便金属类小型氧气罐,不但体积大,不便于携带,而且内灌氧气很少,价格高。

(三)药物保管

高原地区的药品保管,应根据药品的理化性质、高原环境等,因地制宜进行保管,以保证药品质量完好、储存安全。要严格按药品类别、规格、剂型、批号合理管理,妥善保养,以保证药品不变质、不损坏。要注意光线、温度、湿度的需要,使药品不受环境影响而破坏。

挥发性药物要用玻璃瓶包装严密、坚固,通常先用软木塞或聚乙烯塑料内塞塞紧,再在螺丝盖内加纸片、软木片或有弹性的塑料片拧紧。也可用磨口瓶储存,瓶口上涂封口胶。所有药物均应储存在凉爽通风处,不得在日光下暴晒,并远离火源和发热装置。易燃品(如氧气、乙醇等)宜单独存放。藏室内禁止吸烟点火,避免靠近易燃物品。在热条件下易变质失效的药物,应放在干燥、阴凉处。无防潮包装者不能放入冰箱或冰筒内,以免受潮、进水失效。生物制剂应贮放在冷藏设备内。在高寒地区,怕冻药物应储存在2~10℃的室内,若发现容器有裂纹或有浑浊、沉淀、变质时不宜再使用。已经冷冻需要溶化使用的药品,只能在室温或温水中溶化,禁止用火烤或沸水烫。用药时应严格检查是否有霉烂变质等。起用后的剩余药品如还可再使用应封存严紧,妥善保管。

(李维民　李婵娟　李晓楠)

第3章　高原日常生活卫生保健

在高原这个特殊的地理环境中,日常生活的自我卫生保健十分重要。

第一节　衣着卫生保健

人体通过穿着服装来适应外界环境变化多端的气候条件,以保证人体本身的热平衡状态,其机制就是使服装内的微小气候达到人体舒适的状态,并将这种状态稳定地保持下去。影响人体着装的环境气候主要因素包括:气温、空气湿度、气流和辐射(又称微小气候)。此外,心理对着装的影响也很大。一般来说,当气温在25℃以上时,人体能够耐受,不需要服装调节;当外界气温低于25℃时,人体就需要通过服装来调节;当外界气温低于10℃时,就需要多层次服装才能进行体温调节。

一、舒适性要求

青藏高原的年平均气温在10℃以下,极端最高温不超过33℃,年温差仅在25.6℃以下,冬季漫长甚至长冬无夏。由于高原地区空气稀薄、洁净,所以大气对地面的保温作用差,使得该地区昼夜温差较大,温差可达10～15℃,阴阳坡温差可达10℃以上。因此,从气候特征看,高原地区属于寒冷地区,因而对服装的卫生舒适性要求主要有以下几方面。

1. **保温性** 在高原环境下,其服装的首要功能是保暖,在着装考虑上要尽量覆盖人体体全部表,以减少通过体表的辐射散热。另可在服装开口部位增加绳带、松紧带等封闭紧固件,以降低对流散热,达到防风保暖的目的。穿着款式上,一般宜采用多层次结构—内衣、保暖层和外衣。内衣须具有柔软、保温和良好的通透性,以纤维素类的针织品为佳;保温层可选择适当的絮填材料如羽绒、蓬松的羊毛衣等;外衣可选用纺织经纬密度较大的织物或真皮革等以满足防风透湿的要求,羊毛或粗纺织物制成的外衣也是不错的选择,其保温效果也很好,外衣的颜色也是要考虑的因素,颜色的吸热比顺序为:黑色>紫色>红色>橙色、绿色>灰色>青色>黄色>白色,黑色的吸热量是白色的 2 倍,此外吸热比还与颜色浓度成正比。

2. **防风性** 高原风大,风的存在影响人体的对流散热和空气的蒸发力,最终影响人体的排汗效率。一般地,风速在 5 米/秒时,可促进人体皮肤表面的散热及新陈代谢,有益于人体健康,但在冬季风又是导致服装保暖性下降促进冻伤形成的重要诱因。在高原环境下,外层服装的面料最好具备质地紧密、透气性小,以保证防风性能优良,如传统的毛皮、皮革制品。处于环保的考虑,现代的人造毛皮和皮革替代品也是不错的选择,而且与传统毛皮和皮革制品比较,具有重量轻的优点。在防风性方面还要注意闭合服装的开口部位,减少对流散热。

3. **透湿性** 湿度是指空气中的水蒸气含量,湿度决定空气的蒸发力及人体排汗的散热效率。在气温适宜时,人体散热受空气湿度的影响较小;高温高湿环境下,人体排汗困难,会产生极不舒服的感觉;低温高湿环境又导致人体热量的传导散失,引起冷感;

低湿环境对着装影响相对较小。高原环境的空气湿度较低,特别是冬季,高海拔地区的湿度可以接近零。因此,在高原环境下,衣着的透湿性要更多地注意防止服装的内保温层、絮填料层因汗水(如体力劳动或体育运动时)或外界雨雪水积聚而降低服装的保温性。

4. 舒适性　服装的舒适主要体现在服装的设计和穿着方式上。在高原环境下,不论是冬季还是夏季,其服装选择上都首先要考虑增加人体表面的覆盖,结合风大和气温变化大的特点,还应考虑服装开口部位具有闭合结构(如拉链、扣子、绳带等),以便气温变低或起风时增加服装的保暖性能。其次,服装要合体。过大的服装增加了体表与服装间的空气层,使得服装内的暖空气易于流出,降低服装的保暖性能;而过小的服装又使得服装紧绷在体表,使得服装质地疏松,间隙增大增宽,服装内的暖空气同样易于流出。夏季时,紧身衣还会使紫外线的透过率增加。第三,要重视肢体末端和头部的防护。冬季时,肢体末端(手、脚)和耳、鼻、面颊都是冻伤好发部位,应加强保暖;夏季(或阳光直射下),肢体和头部又是太阳辐射直照部位,特别是头部,人体的体温调节中枢所在,更应重点防护。

二、卫生性要求

1. 卫生性选择　服装的卫生性能主要体现在服装材料方面。首先要重视内衣的卫生性能,高原气温低,空气干燥,排汗相对少,特别是冬季更是如此,因此,内衣的更换不如平原或夏季频繁,其卫生性能就显得尤其重要,所以选购内衣时一定要注意布料无毒无害,不选用含化学物,闻着有怪味的内衣。纯棉材料制作的内衣是最佳的选择。羊毛纤维类则由于易受污染和吸引虫类,不应选作内衣用料。

2. 防辐射功能　西藏是中国太阳辐射能最多的地区,年均日照时间在 3000 小时以上。到达地面的太阳辐射主要包括红外线、可见光和紫外线,这些与人体健康密切相关,但过度照射又危害健康,引起烧伤、日射病、白内障、皮炎、眼炎和皮肤老化等。在高原,除了尽量减少在太阳辐射强的时间外出外,服装及配件就成为人们预防太阳辐射的最有利的一道屏障。

着装款式上要增加服装遮盖人体体表的有效面积,还可佩戴一些服装配件,如遮阳伞、遮阳帽、防护镜等,其目的是减少人体接受太阳辐射的照射。服装材料方面可选用热传导率和紫外线透过率较低的服装材料,如棉、人造短纤维等;织物的质地越稀薄,孔眼越宽大,紫外线透过率也就越高;目前有些材料经过防紫外线处理,如经无机金属氧化物(氧化锌、二氧化钛)处理的材料可反射紫外线,经水杨酸酯类处理的材料可吸收紫外线,这些作为服装配件材料选择参考是有用的。色彩对辐射线有阻挡作用,热射线的透过率顺序为:白色＞红色＞黄色＞青色＞黑色＞紫色,紫外线透过率的顺序为:白色＞青色＞紫色＞灰色＞黄色＞橙色、绿色＞红色＞黑色。另外,在服装款式选择上,应尽量覆盖人体全部体表皮肤,选择服装配件能对头部进行防护。

第二节　饮食卫生

饮食,即指我们的食物和饮料,又称膳食,为人体所需营养素的来源,是维护人体健康和劳动能力的基础。平原人移居高原环境后,其物质代谢将要发生一些变化,以适应高原低氧环境,为此,进入高原初期及在高原环境下生活、工作的平原人其饮食卫生就要做一些调整,以期尽快适应高原环境,维护身体健康,提高高原工作能力。

一、初入高原的饮食卫生

初入高原时,"胃肠型"急性高原反应是较为常见的症状,主要表现有:食欲减退、恶心、呕吐、腹胀、腹泻等。不同的人其出现的症状不同、严重程度不同、症状持续的时间也不同,一般而言,进入高原后 1～2 周症状可自行消失,但若我们在饮食卫生方面针对高原反应的胃肠道症状采取一些积极措施,将会有效加快症状的消除,缩短高原习服的时间。该期间的饮食卫生重在调节和改善消化系统的功能,增强胃肠道的高原适应性。

(一)营养膳食

1. 多食糖类食物　"胃肠型"急性高原反应源自于高原低氧对人体物质代谢和消化系统功能的影响。人体的能量来源为食物中的糖类、脂肪和蛋白质,这些物质在体内有赖于氧的参与才能将其中的能量释放出来供机体利用,因而,氧的缺乏必将影响到机体能量的供应。在三种物质中,糖的耗氧量是最低的,而且能量获取最快,因此,在低氧条件下糖类往往作为首要的能量来源被优先利用。而在人体内以糖原的形式贮备葡萄糖的能力是十分有限的,必须通过消化吸收食物中提供的糖类来不断地加以补充,所以,在初入高原环境时,多食米饭、面食等糖类食物对于机体适应低氧环境具有重要生理意义。

2. 少食脂肪和蛋白质类食物　低氧时,人体组织对脂肪和蛋白质的利用能力下降。初入高原时,消化系统的分泌功能(如唾液腺分泌、胃酸分泌、胆汁分泌等)不足,致使胃肠道对营养物质的消化和吸收能力降低,在未习服期摄入脂肪和蛋白质过多,将加重胃肠负担。同时,低氧还可引起消化系统功能紊乱,胃肠张力减弱、胃肠蠕动的速度和幅度减小,胆囊收缩减弱,导致高原环境下胃肠道排空时间较平原长,脂肪和蛋白质类食物又可加重这类症状,进一步引起食欲减退,不利于高原习服的形成。

3. 增加维生素的摄入 低氧可使机体对多种维生素的利用增加,体内维生素的代谢增强,因而机体对维生素的需求增加。此外,维生素本身可促进有氧代谢,提高机体抗缺氧耐力,增加维生素的摄入可加速高原环境的习服。

4. 少食产气性食物 正常生理状态下,人体胃肠道中存在气体,由于受高原低气压的影响,这些气体将膨胀,对消化道产生刺激作用,引起胃肠胀气。初入高原时,胃肠道的活动规律被打乱,食用产气性食物将会加重胃肠胀气,给工作和生活带来困难。

(二)饮食卫生

1. 增加食物风味,增强食欲 初入高原,由于胃肠胀气、消化和吸收能力弱,人的食欲降低。因此,改善食品风味、增强食欲是促进习服的有效措施。不同地区生活的人对食物风味要求不同,因此,在食物风味上可依据自己的喜好,提高食物的可口性。开胃的食物如辣椒等是一个不错的选择,而蔬菜、水果不仅能增强食欲,还能有效促进习服。

2. 饭、菜、汤要三热 常言说:"冷言冷语听不得,冷饭冷菜吃不得""冷饭冷菜,肠胃受害"。胃喜暖而恶寒,冷饭冷菜易使胃肠痉挛而产生腹痛、呕吐、泄泻,还可诱发过敏性结肠炎;胆道遇冷刺激可引起痉挛,导致胆囊炎、胆石症等疾病的发生。因此,对于初入高原者冷饭冷菜将会加重"胃肠型"急性高原病的发生,而高原地区寒冷,饭菜汤都要趁热及时食用。

3. 不宜过饱 暴饮暴食是饮食卫生的大忌,不利于身体健康。初入高原环境时,消化系统功能受到低氧影响而紊乱,此时,饮食过饱必定加重消化系统负担,增强高原反应的胃肠道症状,不利于习服的建立。因此,该期间饮食保持在七分饱,将会增加身体的舒适性。对于胃肠道反应较强的人,还可采取少食多餐的办法,或者随饿随吃,以减轻反应。

二、高原环境的饮食卫生

人体在初步习服高原低氧后,身体各器官系统逐渐脱离应激状态,建立新的平衡以适应高原环境。由于高原低氧对人体物质代谢和能量代谢的影响,以及高原气温低、风大等气象因素的作用,使得人体在高原环境下物质吸收能力下降,而能量消耗却增加。因此,高原环境的营养需求不同于初入高原,而应提高膳食质量,保证身体健康和工作需要的营养供给。

(一)营养膳食

1. 多食糖类食物　糖类(碳水化合物)始终是最廉价的能量来源,在低氧环境下葡萄糖的利用速度大于平原,有研究证实糖类膳食能使人的动脉血含氧量增加。保证糖类的摄取量对维持体力有着重要意义。

2. 增加蛋白质和脂肪摄入量　低氧时,蛋白质和氨基酸的分解代谢增强,合成代谢减弱,因而氮的摄入减少,排除增多,血液中的必需氨基酸和非必需氨基酸的比值下降。因此,增加蛋白质的摄入,可增加氮的摄入,维持体内氮的平衡。在蛋白质的摄入时,要考虑蛋白质的质量,优质蛋白质(指蛋白质所含必需氨基酸种类齐全,数量充足,比例适当,与人体的需要接近)可提高必需氨基酸和非必需氨基酸的比值。鱼、瘦肉、牛奶、蛋和豆类及豆制品均是优质蛋白质来源,动物性蛋白质中尤以鱼类为最好,其次为牛羊肉,植物性蛋白质中以大豆蛋白质最好。

脂肪在体内是产热最高的物质,因而脂肪在体内能量供应方面占有重要地位,此外,脂肪还可增加食物的风味。所以,合理的脂肪摄入对维持体力是有必要的。脂肪的来源主要为动物的脂肪组织、肉类和植物的种子。有些脂肪酸是人体不能合成的,但又是人体生命活动所必需的,营养学上称之为"必需脂肪酸",如亚油酸、亚麻酸,它们只能从食物中提供。这类脂肪酸为多不饱和脂肪酸,主要存在于食用植物油、坚果、种子、蔬菜、水果和禽肉等。

3. 保证维生素的摄入   高原习服后维生素的需求虽不像初入高原时的多,但由于高原环境所限和低氧的作用,维生素的需要量始终较平原为高。高原有些地区由于交通不便,新鲜蔬菜和水果的供应不足,容易导致移居人群的维生素缺乏,低氧环境下维生素的代谢较高,因而需要量要较平原高。维生素的补充最好为新鲜的蔬菜、水果,在条件艰苦的环境下,也可服用复合维生素制剂。

4. 补充微量元素   高原对微量元素的影响认为有三种原因,一是高原条件所致的摄入减少,二是高原低氧引起的消耗增加,三是由于低氧引起的微量元素代谢变化而致的组织再分配。如在高原环境下,移居人群头发中锌、铁、铜、锰和血清中铁、锌、镁含量减少。因此,有意识增加一些含铁、锌、镁等微量元素的食物摄入对身体是大有裨益的,这类食物如豆类及制品、海产品、瘦肉、鱼、坚果、木耳、水果等。

(二)饮食卫生

高原地区以畜、牧、农业为主,其经济较平原地区发展要慢,而高原居民的饮食习惯、生活卫生习惯也与平原移居人群相差甚远。在这样的环境下保证身体健康也是日常工作的重要内容之一。

1. 养成良好的饮食卫生习惯　不同的人对饮食卫生习惯的好坏理解不同，这是因为不同年龄段或不同体质的人，其身体对疾病的抵抗力不同所致。从预防的角度讲，好的饮食卫生习惯是最有利于身体保持健康状态的习惯。在高原环境下生活和工作，消化系统本身一直受到低氧的影响而处于一种紧张状态，因此良好的饮食卫生习惯就显得尤其重要。具体地讲要做到：每天规律的一日三餐；避免暴饮暴食，特别是晚餐过饱会影响睡眠；节制烟酒，烟酒会加快心率和呼吸频率，升高血压，增加心肺功能的负担，加重机体缺氧症状。

2. 防止细菌性食物中毒　高原地区工业化程度低，食物和饮水污染以生物性污染为重。加之当地居民的生活习惯简单，卫生条件较差，讲求卫生和防病意识较弱；高原地区气压低、水的沸点低（海拔每升高 100 米，水的沸点降低 $0.33℃$），食物不易蒸熟煮透，这些为食物的细菌性污染埋下了严重的隐患。为此，要养成以下习惯。

(1) 注意食物来源，不要食用被污染或变质的食物。如食物储存不当，导致变质，或是熟食储存过程中与生食接触而被污染等。

(2) 严格注意食物加工过程。一要生、熟食物分开，特别是在切菜时，生、熟食物菜墩和刀要分开，若没有条件则要将菜墩和刀用开水消毒后再切熟食。二要煮熟蒸透，用高压锅是最好的选择，若没有则可在锅盖上加适当的重物以增加锅内压力，并延长煮沸时间。煮、炖可以充分加热食物，是值得在高原上提倡的烹调方法。

(3)忌食生冷食物:蔬菜或水果在生产、运输过程中均可被致病微生物污染,因此直接食用的危险性非常大。在高原环境下,若加工条件不具备最好不要加工凉拌菜肴。食用水果要用清水洗尽,或去皮后食用。高原地区医源性昆虫多,如蟑螂、苍蝇等,卫生习惯和设施差,极易污染食物,剩饭剩菜必须再加热后才能食用,以保证食物安全。

(4)注意个人卫生:手接触面最广,因此,污染食物和传染机会也最多。勤洗手是一种非常良好的卫生习惯,特别是饭前便后尤其重要,对预防肠道传染病有着重要意义。

3. **防止化学性食物中毒**　高原地区的化学性食物中毒主要涉及农药中毒和亚硝酸盐中毒。农药来源于农业生产,随着我国西部大开发,农药也渗入到高原地区的农业生产,因而高原地区的农产品中也可被农药污染。此外,随着交通运输的发展,内地的农产品也大量进入高原地区,成为农药中毒的重要来源。

亚硝酸盐来源重要为蔬菜,如青菜、小白菜、韭菜等含亚硝酸盐和硝酸盐较多,这些蔬菜在一定条件下其硝酸盐可还原为亚硝酸盐而引起食物中毒。这种情况常常发生在运输和储存不当,引起蔬菜变质所致。

4. **防止自然疫源性疾病**　在高原地区存在多种自然疫源性疾病,如鼠疫、野兔热、包虫病、布鲁菌病、Q 热等,这些疾病传播与高原野生动物(旱獭、鼠兔等)、家畜、家养动物以及这些动物体的寄生物密切相关。因此,在高原地区不能抓捕、剥食旱獭、鼠兔;在接触动物后及时洗手,特别是饭前和进食过程中应避免用手接触动物;禁止饮用生水,以免病从口入。

5. **预防地方病**　由于高原地区的地质原因,明确在高原还存在数种地方病,如因碘摄入不足而引起的碘缺乏病,因氟摄入过多而引起的地方性氟中毒,以及病因不明但过度怀疑与饮食相关的克山病和大骨节病等。高山地区地壳中本身碘含量低,因此要注意碘的补充,而高原地区交通不便,碘盐的运输和保存可能致使碘含量不足,要注意增加海产品的食物。藏区的地方性氟中毒是属于饮水型,即饮用当地砖茶制作的酥油茶所致,砖茶中氟含量超标,因此,尽量不饮或少饮砖茶。硒缺乏被认为是克山病和大骨节病的病因之一,坚果、谷物、豆类、蘑菇、大蒜等食物含有较多的硒元素。

第三节　住宿卫生

高原地区地域辽阔,自然环境复杂,自然资源分布差异大,以藏族为主体的高原各民族在不同的自然环境中所从事的生产生活方式也不同,有的地区以农业为主,有的以牧业为主,有的以林业为主。这些差异造就了高原旧民居建筑在布局、结构、材料、装饰等方面的典型特色,形成了牧区的活动建筑和农、林区的固定建筑两大类民居建筑形式。

一、旧民居及其卫生特点

1. 帐篷　牧区居民居室以帐篷为主,也可见到一些土木建筑,但不是牧区的主流民居,主要分布在西藏高原西北部地区。帐篷前方设门,门上吊有门帘帐顶顺脊处有长方形天窗,用以采光、排烟,开窗处有一块护幕,白天和天晴时翻开,下雪下雨时遮盖。帐篷四周下沿用片石或草甸砖砌成矮墙,用以挡风雪。此外,牧民们常在帐篷的门前码放齐人高的干牛粪垛或柴火垛,用以挡风挡雨。帐篷内部一般有简单的功能分区,进门左侧为酥油、奶酪等奶制品加工制作位,也是女性住地(也称"阴帐");右侧为做饭、切肉、灌血肠等位置,也是男性和来客住地(也称"阳帐");帐篷中央是灶位,灶的周围一般铺以羊皮、毡垫、卡垫或兽皮用以坐卧。

帐篷从质地材料上有两大类:毛质帐篷,布质帐篷。

(1)毛质帐篷:用牦牛毛捻成线再编织而成,一般不加装饰。毛质帐篷厚重,防风防寒好,尤其能防雨防晒,且耐磨耐熏、经久耐用。毛质帐篷均为黑色,这样可以吸收太阳热量,增加帐篷内温度,所以为冬季用帐篷。高原地区冬长夏短,因而牧民一年中大部分时间居住在毛质帐篷中。帐篷面积大小以"幅"计算,常见的牛毛帐篷有 24 幅、32 幅、48 幅。

(2)布质帐篷:用棉布剪裁缝制而成,因而在外观、大小、装饰等方面皆很随意。大者可容纳几十人、上百人,在一些寺院甚至有上千人的帐篷,小的仅供一人使用;外观上往往大加装饰,也称"彩帐"和"夏帐",彩帐给相对单调的牧区生活增添了美丽的色彩,也折射出牧民乐观、开朗的天性。布质帐篷底色为白色,这样可以反射太阳光,帐篷里面就很凉爽,多在夏天使用。

2. 固定建筑 固定的藏式民居大致分为石木、泥木、木、混合等四大结构类型,与当地建材资源和砌筑技术相关。在平面布局上没有固定模式,多取决于家庭的经济状况、人口数量和房屋高度。村寨的建筑,常依山而建,方向上尽可能朝南,以避风沙和充分利用自然光,取得最佳的采光保暖效果。

房屋在使用上功能分区明确,一般都将人和牲畜的使用区分开。凡二层结构的房屋其底层通常用来堆放农具、木材和杂物,有时在冬季也用来圈养弱畜和幼畜;二楼则设有主人居室、客厅、厨房、经堂、小孩房和客房等。房屋分配布局方面也有充分的卫生观念:南面卧室、东南厨房、北面正厅、东北储藏室等,客厅一般宽大、窗面大,光洁明亮。

高原气候寒冷,风大,房屋在防寒保暖方面采取了相应的措施。平顶是西藏建筑共同的特点,不管是寺院建筑、世俗建筑还是城镇建筑,在农村尤为突出;增加墙体厚度,缩小窗户面积,防止屋内热量散失,形成了藏区民居墙厚窗小的特点。此外,高原太阳辐射强,在房屋的外装饰上白色是主色调,可以反射太阳辐射,同时,窗楣下方加设了以白色为主的帆布飞帘来遮挡辐射,这既起到隔离室内外视线的作用,又能防止紫外线对窗框及窗扇色彩的销蚀变色。

二、现代住宿卫生要求

近年来,随着人们生活水平的提高,现代新型建筑材料在藏区也被广泛采用,西藏居民的居住条件大为改善。过去低矮昏暗的房屋,由钢筋水泥筑成的高大楼房;过去矮小的门窗现在已多变成宽大明亮的落地玻璃窗;牛圈草棚建于外院,功能分区更为明确,结构更为合理,建筑更为牢固,大大改善了居住环境的卫生条件。现代化设施的应用,如太阳能热水器、各种电器、液化气等,又大大改善了室内卫生条件。这些再与传统的藏式装饰结合,形成了新的藏式民居风格。从维护人体健康的角度出发,现代住宿卫生应具备以下条件才是最科学的。

1. 有充足的阳光照射　太阳光中的紫外线可以杀灭空气中的微生物,提高机体的免疫力。充足的阳光照射对保持室内空气清洁意义重大,居室理想日照时间应在每天2小时以上。

2. 有合理的采光和照明　采光指室内能够得到的自然光线,一般要求窗户的有效面积和房间地面面积之比应大于1:15。照明为人工光源,室内照明设计要保证人的活动安全和生活的舒适。

3. 有足够的室内净高 足够的室内净高给人以良好的空间感,而净高过低会使人有压抑感;同时,室内净高还对室内二氧化碳浓度和氧气含量有影响,净高越低二氧化碳浓度越高。我国民用建筑设计要求不得低于 2.8 米。

4. 有适宜的微小气候 微小气候包括室内温度、湿度、风速、热辐射等要素。我国室内空气质量标准(2002)规定如(表 3-1)。

表 3-1　室内空气质量标准(GB/T18883-2002)

指标	单位	标准值	备注
温度	℃	22～28	夏季空调
		16～24	冬季采暖
相对湿度	%	40～80	夏季空调
		30～60	冬季采暖
空气流速	立方米/小时	≤0.3	夏季空调
		≤0.2	冬季采暖
新风量	立方米/小时·人	≥30	夏季空调
菌落总数	菌落形成单位/立方米	≤2500	

5. 有清洁的空气 室内空气污染主要来源于物质燃烧(如取暖、做饭等)、人体代谢物质(如汗液挥发、二氧化碳等)、大气污染(如有害气体、飘尘、细菌等)、室内装饰(如氡气、甲醛、挥发性苯等)。室内空气中这些物质不得超出国家标准。

三、高原住宿卫生注意事项

人的一生有 2/3 的时间是在室内度过的,因此,注重室内卫生有益于我们的身体健康。高原环境有其特殊的自然环境,影响到我们的生活和工作习惯,对室内卫生影响也很大,值得我们注意。

1. 夜间保暖　气温日差(一天中最高气温和最低气温之差)大而气温年差(一年中最暖月平均气温与最冷月平均气温之差)小是高原气候的典型特征之一,所以,在高原有"年无炎夏、日有四季"之说。这是因为海拔高,空气稀薄,云层少,白天太阳辐射强,升温快,温度高;夜晚,逆辐射很少,空气散温快,降温快,温度低。在条件好一些的现代建筑中,保暖方式可以是空调或集中供暖。在牧区或农村分散民居则多以烤火取暖。夜间睡眠应选择保暖性强的被褥。表 3-2 是西藏部分城市的气温。

表 3-2　西藏拉萨、日喀则、泽当、林芝四城镇年气温表

城市	拉萨		日喀则		泽当		林芝	
月份	最高	最低	最高	最低	最高	最低	最高	最低
1月	6.8	−10.2	5.7	−13.1	7.6	−9	7.9	−5.3
2月	9.2	−6.9	8	−9.5	9.9	−5.9	9.8	−2.7
3月	12	−3.2	11	−5.4	12.9	−2.4	3	−0.1
4月	15.7	0.9	15.5	−0.7	16.9	1.3	16.5	3.2
5月	19.7	5.1	19.5	3.4	20.4	5.2	18.8	6.8
6月	22.5	9.2	22.1	7.6	22.9	8.9	20.9	10
7月	21.7	9.9	21	8.7	22.5	10.01	22.1	11.2
8月	20.7	9.4	19.6	8.1	21.5	9.5	22.1	11.2
9月	19.6	7.6	18.7	5.8	20.5	7.6	20.9	9.2
10月	16.4	1.4	15.2	−1.2	17.1	1.8	17.2	4.9
11月	11.6	−5	10.7	−8	12.4	−4.1	21.9	−0.7
12月	7.7	−9.1	7	−12.3	8.7	−7.9	9.6	−4.5
平均气温	15.3	0.8	14.5	−1.4	15.5	1.3	15.9	3.6

2. **增加室内湿度**　空气湿度随海拔高度升高而降低,高原空气干燥,湿度低,在冬季有些地区空气湿度接近零。表3-3是海拔高度与空气湿度的关系。干燥的空气容易引起空气中灰尘扩散,加速一些细菌的传播,还可使人体表皮细胞脱水、皮脂腺分泌减少,导致皮肤粗糙起皱甚至开裂。在城市可以应用室内增湿机来增加室内湿度。在偏远地区则可在地上洒水,一则可防止灰尘张扬,二则可增加室内湿度;也可在用盛水器具装满水放置于室内,这种方法在夜间使用很有效。在室内有火炉时,可在火炉上烧水,利用水蒸气提高室内空气湿度,同时还保证开水供应,效果明显。

表3-3　海拔高度与空气湿度关系表(以海平面空气湿度为100％计)

海拔高度(千米)	0	1	2	3	4	5	6
空气湿度(％)	100	68	41	26	17	11	5

摘自:高钰琪《高原军事医学》

3. **保持室内空气清洁**　由于高原寒冷,气温低,高原民居的门窗建设的均较小,开启时间也少,室内空气流通少,增加了室内空气污染的机会。西藏外界大部地区空气环境清洁,污染少,但近期在城市地区汽车尾气和生活废气也开始污染空气。室内空气污染还有人体代谢物挥发,如二氧化碳、汗液等;生活污染,如取暖和做饭时的燃料燃烧;人群活动,如吸烟、身上携带的细菌进入等。室内空气清洁的维持,一要禁止在室内吸烟,二要勤开窗户让空气流通换气。回家时更换外衣、换鞋也是保持室内清洁的良好习惯。有室内有燃明火习惯的,应十分注意开门窗通风换气。

4. **睡眠卫生**　人类有1/3的时间是睡眠时间,因此,睡眠卫生是一个重要问题。良好的睡眠卫生习惯在高原环境下是必不可少的,如睡眠要守时,晚餐后不要喝刺激性饮料,睡前不要进食过饱等。在高原环境,由于低氧分压的作用,在睡眠时被褥要柔软、平整,被子不宜过重,应选择保暖性好的被子,以减轻对身体的压迫。睡衣不宜过紧,特别是颈部的扣子一定要解开,以免影响呼吸。不能蒙头睡觉,这样会加重人体缺氧。夜间寒冷,晚起时要注意保暖,以免感冒。高原是缺氧的地区,睡觉时切不可把门窗关得太死,要留有一定缝隙,以保证空气的交换,以免室内缺氧,加重高原反应。

第四节　出行卫生

在高原地区这个相对特殊的地理环境中,野外出行的安全和卫生保健十分重要。

一、自然灾害预防

高原常见的自然灾害有:雪崩、山洪与泥石流、地震、雪灾、滚石等,常常伴随迷路、坠落、冷冻伤、雪盲等。

(一)雪崩

1. 雪崩的发生　雪崩是雪山地区的一种严重自然灾害。雪崩常发生于山地积雪堆积过厚的斜坡,特别是有小雪滚落、积雪有裂缝和雪檐的地方,坡度越大、没有树木和南向、西南的斜坡更易发生雪崩。在发生时间方面,旧雪上覆盖新雪、大雪之后的晴天多易发生。发生诱因包括:声音、刮风、气温巨变、震动等。

2. 预防雪崩方法　①不要靠近有积雪的陡斜的山坡;②了解所经过地区的地形、地貌;③了解所经过地区最近降雪情况,气温变化情况等;④向最近到过那里的人了解当地情况;⑤注意观察,如是否有效雪球滚落、异常响声等;⑥如必须穿越斜坡地带,切勿单独行动,也不要挤在一起行动,应一个接一个地走,后一个出发的人应与前一个保持一段可观察到的安全距离,同时设专门的瞭望哨紧盯雪崩可能的发生区,一有雪崩迹象或已发生雪崩要大声警告,以便赶紧采取自救措施。

3. 遇到雪崩的逃生措施　①向旁边或较高的地方跑,避开雪崩;②抛弃身上所有笨重物品,如背包,滑雪板,滑雪杖等。③抓紧山坡旁任何稳固的东西,如矗立的岩石之类。④如果被雪崩冲下山坡,切记闭口屏息,以免冰雪涌入咽喉和肺引发窒息。⑤被雪掩埋时,让口水流出从而判断上下方,然后奋力向上挖掘,在雪凝固前,试着到达表面。逆流而上时,用双手挡住石头和冰块,但一定要设法爬上雪堆表面。⑥节省力气,当听到有人来时大声呼叫。

(二)山洪与泥石流

1. 山洪与泥石流的发生　山洪是指由于暴雨、拦洪设施溃决等原因,在山区沿河流及溪沟形成的暴涨暴落的洪水及伴随发生的泥石流、滑坡、崩塌的总称。泥石流常含有泥沙、石块等固体物质,因而危害大。由于高原地区山高坡陡、山体破碎、植被生长不良,是极易发生山洪与泥石流的地形,当遇有暴雨、冰雪融水时即可发生。山洪与泥石流发生具有季节性和周期性,一般发生在多雨的夏秋季节,而气温增加,积雪融化也在此时间,活动周期与冰雪消融和雨季活动的周期是一致的。

2. 预防山洪与泥石流方法　①不要在沟口和沟道上建房屋,外出时也不要在沟口和沟道上休息、宿营;②不能把冲沟当做垃圾排放场,在冲沟中随意弃土、弃渣、堆放垃圾,将给泥石流的发生提供固体物源、促进泥石流的活动;③保护和改善山区生态环境,一般来说,生态环境好的区域,泥石流发生的频度低、影响范围小;④雨季不要在沟谷中长时间停留,雨季穿越沟谷时,先要仔细观察,确认安全后再快速通过;⑤出行前,了解天气预报,根据经验判断降雨激发山洪与泥石流的可能性。

3. 遇到山洪与泥石流的逃生措施　①发现山洪与泥石流后,要马上往与山洪、泥石流成垂直方向一边的山坡上面爬,爬得越高越好,跑得越快越好,绝对不能向着山洪与泥石流的流动方向走;②一定要设法从房屋里跑出来,到开阔地带,尽可能防止被埋压;③当无法继续逃离时,应迅速抱住身边的树木等固定物体;④驱车从发生滑坡地区经过时应注意路上随时可能出现的各种危险,如掉落的石头、树枝等,看清前方道路是否存有塌方、沟壑等。

(三)雪灾

1. 雪灾的发生　雪灾亦称白灾,是因长时间大量降雪造成的大范围积雪。我国将雪灾分为三种类型:雪崩(见前述)、风吹雪灾害(风雪流)和牧区雪灾。风吹雪灾害是指由强风将地面积雪卷起,使水平能见度小于 10 公里的天气现象;牧区雪灾是指依靠天然草场放牧的畜牧业地区,由于冬半年降雪量过多和积雪过厚,雪层维持时间长,影响畜牧正常放牧活动的一种灾害。青藏高原是牧区雪灾的主要发生地区。猝发型雪灾多见于深秋和气候多变的春季,持续型雪灾可从秋末一直持续到第二年的春季。西藏牧区大致 2~3 年发生一次雪灾。

2. 预防雪灾的方法　雪灾预警信号分三级,分别以黄色、橙色、红色表示。黄色(12 小时内可能出现对交通或牧业有影响的降雪)为三级防御状态,橙色(6 小时内可能出现对交通或牧业有较大影响的降雪,或者已经出现对交通或牧业有较大影响的降雪并可能持续)为二级防御状态,红色(2 小时内可能出现对交通或牧业有很大影响的降雪,或者已经出现对交通或牧业有很大影响的降雪并可能持续)为一级紧急状态和危险情况。

3. 雪灾中的防护措施 ①注意关注雪灾的最新预报、预警信息,储备食物和水;②为牲畜备好粮草并收回野外放牧的牲畜;③外出时要采取防寒和保暖措施;④驾车出行要慢速、主动避让、保持车距、少踩刹车、服从交警指挥和注意看道路安全提示;⑤如果遭遇暴风雪突袭,要特别注意远离广告牌、临时建筑物、大树、电线杆和高压线塔架;路过桥下、屋檐等处,要小心观察或者干脆绕道走。

(四)滚石

1. 滚石的发生 在坡度较大的山坡,由于没有植被覆盖,裸露的石头经风化而破碎,在重力的作用下,从山上滚落下来,成为滚石,是高原地区常见的自然现象之一。滚石越大、数量越多,其破坏性越大。滚石的发生多在高温季节或一天中的高温时间,这是由于温度变化引起的滚石热胀冷缩致使稳定性变化所致。

2. 滚石的防护措施 ①看地形是否处于滚石区。在滚石区下部通常有大量的滚石堆积,若堆积的滚石上覆盖有苔藓类植物,则说明是较为安全的老滚石区,反之,滚石则为较危险的新滚石区;②观察滚石区山坡情况。滚石区土石的稳定性极差,高温下土壤干燥,因此,极小的石块滚动都会激起土尘上扬,形似升起的烟柱,一般烟柱之后就有滚石发生;③通过滚石区时要拉开距离,依次快速通过,并设立观察哨;④一旦遭遇滚石,切忌乱跑,应面向上方,观察滚石的动向,及时躲避滚石;⑤可利用就近的障碍物躲避滚石,若遇体积小、散碎的滚石也可用背包等物护住头部。

二、出行前的准备

在高原农牧业地区,县、市或村寨之间的距离较远,路途崎岖,不如平原地区交通方便,因此,外出的准备工作是非常重要的事情,直接关系到能否顺利到达目的地。

1. **弄清出发地与目的地的道路情况**　如果是首次到某个目的地去,这一点非常重要。具体要弄清以下信息:出发地到目的地的距离,道路情况(是山路还是公路? 是什么样的公路?),道路沿途所要经过的海拔高度,道路沿途是否要经过雪地、雪山,道路沿途是否要经过山洪和泥石流发生区域,道路沿途是否要经过自然疫源性疾病发生地,道路沿途有几个加油站、油质如何等。

2. **了解出发地与目的地的天气情况**　一要了解出发地的天气情况,二要了解目的地的天气情况,三要了解出发地与目的地之间沿途的天气情况,四要了解在你工作期间以上三地的天气情况,这一点不要忽视,否则会影响你的回程,耽误工作。

3. **合理安排出行方式**　根据道路情况,选择适当的出行方式。道路情况良好时选择汽车是一种方便的工具,对于一些偏远山区骑马又是一种好的选择,在山路崎岖的地方步行又是最为稳妥的方式,若在铁路线上,选择火车出行则安全、方便。

4. **合理安排行程**　在行程安排上要仔细,首先要估算整个行程的时间,做好工作的统筹安排,如果时间不紧张,时间估算富裕一些是有好处的。其次,如果路途远、时间长一定要计划好分段行程的时间,如:什么时间在什么地方休息。在行程安排时,切忌夜间出行(紧急情况下,一定要有当地人做向导),要避开风口(高原一般午后 2 点左右起风),要避开在自然疫源性疾病区域休息。

5. **车辆准备**　高原道路相对复杂,天气变化快,自然灾害频发,出行时的不可控因素多,因此,出行前做好充分准备在关键时刻对自己和他人都是有帮助的。如果选择自驾汽车出行,出行前给车加满油是必要的,备用轮胎是否完好要看一看,当然检查一下车况应是例行工作内容。

6. **防寒保暖** 高原日差较大，"一日有四季"；天气变化快，不同时间不同天。在翻越高海拔地区时，还可能遇到降雪、刮风，气温会很低。在途中过夜休息，夜间也需防寒。出行前应带足防寒保暖衣物。

7. **干粮与饮水** 高原地区的物质供应不如内地方便，加上路途中的一些不可控制因素，因此，干粮和饮水的准备是很必要的。糖在能量供应和高原习服方面有很大优势，所以，带一些糖果在身边，或在饮水中加一些糖，关键时刻有利于身体能量的补充。

8. **其他准备** 高原紫外线强，防护用品时是必要的，如：头巾、遮阳伞、防晒霜、墨镜等。若有晕车的人员还需备用晕车药。如果初次到高原工作或生活，第一次出行到较远的或偏远地区，与同事、朋友结伴同行可以互相帮助照应，使旅途更方便，出行前多了解一些相关信息会使得旅途更顺利，有当地人做向导会使旅途更安全。

三、出行中的卫生问题

（一）徒步出行

在高原地区工作，下基层走访、考察调研、了解民情是重要和日常性工作内容，在交通不便的地区徒步出行是家常便饭。在高原环境徒步行走与平原行走有着很大差别，主要表现在：①高原环境是低氧环境，人体在静息状态下的心率就随海拔增加而增加（海拔每上升 1000 米，心率增加 10%），因而身体负荷是增加的，所以在高原地区徒步行走本身是属于强负荷的体力劳动；②高原环境气温变化快：早、中、晚温差大，向阳面和背阴面的温差大，气温还随海拔高度升高而降低，因此，徒步行走过程中温差大，容易导致感冒;③高原地区地形复杂,翻山、涉水和积雪地行军的机会多;④高原具有特殊的气候条件,如风大、太阳辐射强、气温低等,这些气候可使野外出行人员易发生冻疮、皮肤皲裂、日照性皮炎、雪盲等疾病;⑤高原地质灾害频发,如高山峡谷地带的雪崩、泥石流和山洪等,5～8 月是高发期;⑥高原的某些局限地区存在自然疫源性疾病,如鼠疫、野兔热、Q 热等。

1. 负重要轻　高原徒步行走本身是强负荷体力劳动,因此,出行时除了工作需要和防护用品外要尽量减少随身物品,降低负荷。如工作用品很多,或因出行时间长所带生活用品重,就要雇用牲口帮助驮运,以减轻随行人员负担。

2. 行走速度要适宜　徒步行走是体力劳动,行走速度则是强度的重要因素,行走速度越快、强度越大,人体的负荷也越大,人就越容易疲劳。适宜的行走速度可以保证顺利到达目的地,防止过度疲劳的产生,维护身体健康。同时,行走速度还与身体负重多少、海拔高度密切相关。建议行走速度如下(健康青年男性):在负重 10 千克的假设条件下,海拔 3000 米时,行走速度不超过 6 公里;海拔 3700 米时,行走速度不超过 5 公里;海拔 4000 米时,行走速度不超过 4.5 公里;海拔 4500 米时,行走速度不超过 5 公里。此外,还可通过测定心率来控制速度,当心率达到 140～150 次/分钟时,说明此时的劳动强度已经很大了,应当及时休息。

行走在有坡度的道路上,速度还要相应降低。

3. 主动休息,劳逸结合　在卫生学上将休息分为主动和被动两种,被动休息是指人体能量耗尽、机体因疲劳而不得不进行的休息,主动休息则指人体为了防治过度疲劳,在机体疲劳产生前而主动进行的休息。高原低氧环境下,机体疲劳后所需的恢复时间比平原长,也即是说机体一旦疲劳就不容易恢复,所以,主动休息的意义很大。一般地,高原环境下徒步行走时间应控制在 6 小时/天以内,每行走 30 分钟,休息 10 分钟。

(二)乘车出行

乘车出行较徒步行走要方便些,但乘车也有乘车的卫生问题,以下事宜要注意。

1. 上车前　上车前不要吃得过饱,饭后休息 30 分钟到 1 小时再上车,以防路况差,汽车颠簸,引起胃肠不适。上车前去趟卫生间是很有必要的,特别是女同志和有女同志同行时,途中上卫生间不是想象的那样方便。放好行李物品,使乘坐更舒适。晕车者,最好坐在窗边,行车前可服用晕车药。

2. 行车时　行车途中要保持适当的车距,一则高原道路险要、路面狭窄、弯道多、急,保持一定的行车间距对行车安全至关重要;二则高原的沙石路面多,车行过后激起尘土,影响行车视距,车距太小易发生危险。行车途中也要注意主动休息,避免疲劳产生。一般每行驶 1~2 小时应休息 10~15 分钟。

3. 下车时　乘车是一件易致疲劳的事情,长时间乘车更易致疲劳,疲劳会使人对事物的反应性减慢、肢体的灵活性降低,因而在车到目的地下车时,一定要慢,动作要轻,以防摔到受伤。如果是到达更高海拔的地区,轻缓的动作还有助于预防急性高原病的方式。

(三)出行安全

1. 预防自然灾害　高原自然灾害频发,如途经雪山时应注意预防雪崩、滑坠等意外伤害。行至山谷、河流时要注意山洪、泥石流等。出行途中休息应避开风口。天黑前要到达宿营地。

2. 预防疾病　身体不适尽量不要出行。出行途中要防寒保暖,特别是在途中休息时,要避开山顶和山口,选择向阳避风处,不解衣脱帽,以免受凉感冒。冬季出行,不坐雪地和旱獭出没区,休息时要搓手、跺脚以防冻。

3. 预防交通事故　乘车出行前要保证充分的休息,防止途中疲劳驾驶。保持好心情,注意行车礼节,礼貌行车。

第五节　生活卫生

高原地区的生活卫生和平原地区有一定区别,须多加注意。

一、洗　澡

洗澡在内地是生活卫生和体现生活质量的重要卫生措施。进入高原低氧环境后,随环境条件的变化,洗澡也得有些讲究。

1. 初入高原时　初入高原时,人体对高原低氧环境还没有习服,有些还有急性高原反应的症状,这种情况下,建议尽量不洗或少洗澡。道理如下:其一,高原是低氧环境,洗澡会使周围血管扩张,加重中枢神经系统缺氧;其二,高原气温低,洗澡过程冷热交替,容易导致感冒,而感冒是急性高原病的重要诱因;其三,一般来说,浴室空间狭小,较为密闭,会使局部氧含量更低,加重缺氧。

若要清洗旅途灰尘而非洗不可,请注意以下建议:①尽量缩短洗澡时间;②洗澡水水温不宜太热;③洗澡过程中注意保暖;④头发及时吹干。

2. 高原习服后　高原习服后,人体对高原低氧环境有了一定的耐受能力,洗澡时的不适症状没有初入时那样严重,但也得注意洗澡仍然可以加重缺氧。此时,洗澡的水温可以适当热一些,以个人的感受为准,觉得舒适为宜,一般舒适水温在 37～40℃。高原夜间气温低,保暖至关重要,头发及时吹干也是必要的。

此外,高原气候干燥,人体水分蒸发多,使得人体的皮肤干燥,洗澡也会使皮肤干燥。因此,洗澡选用合适的沐浴露可以很好的滋润肌肤,还可以在洗澡后涂抹一些润肤的护肤品,以增加皮肤的保湿性,增加舒适度。

以下情况不宜洗澡:①剧烈运动后不宜立刻洗澡,否则容易造成心脏、脑部供血不足,甚至晕厥;②酒后洗澡,血糖得不到及时补充,容易出现头晕、眼花、浑身无力,严重时还可能发生低血糖昏迷;③饱餐后不宜洗澡,饱餐后洗澡,皮肤血管被热水刺激而扩张,血液流向体表,腹腔血液供应相对减少,影响消化吸收;④饥饿时不宜洗澡,饥饿时洗澡易造成低血糖,甚至虚脱、昏倒。

二、体育运动

生命在于运动,运动有益健康,高原环境下也如此。高原是低氧环境,科学合理地进行体育运动,才能维护健康,适应高原生活和工作。在高原地区,不同人群之间的身体素质、健康状况、职业特点、生活习惯、所处海拔高度、周围环境以及所承担的工作任务等方面千差万别,因此,锻炼方法各不相同。在高原环境下进行体育运动一定要遵循以下几个原则。

1. 安全性原则 安全性原则是要健身者在保证生命安全前提下进行体育运动。危险性来自以下三个方面,一是初入高原尚未习服时,进行剧烈的运动而引起或加重急性高原病的发生;二是低氧环境下人体的协调性、灵活性都下降,此时健身者做出高难动作而引发危险;三是在一些危险区域或场所(如运动场所不平整、器械不牢固等)进行运动。

2. 循序渐进原则 切记在初入高原时是要禁止进行体育运动的。高原习服后,体育运动要遵循循序渐进原则,即运动强度由小到大,运动难度由简单到复杂,运动频率由低到高。遵循循序渐进原则是要让身体功能有一个逐步适应的过程。

3. 适当的运动量原则　"适当"主要体现在两个方面：一要依据每个人的具体情况来安排运动量，不同的人运动能力不同，所能承受的运动量也就不同；二是同一个人，可能因每天工作内容、生理功能状况不同而所能承受的运动量不一样。适当的运动量是指运动参与者所能承受的运动量，且在运动后不会感到过度疲劳。心率是检测运动强度的良好指标，一般认为，最佳运动量时的心率＝170次－年龄，在高原环境下运动可参考该指标。

4. 从实际出发原则　运动的目的在于使机体处于一种完好的状态，以提高生活质量。运动的方式应体现自由、自主、自控、自娱和自乐。因此，运动的内容、手段、方法、运动量等都应该符合自身特点和具体情况。具体地说，运动要根据个人自身的年龄、性别、健康状况、生理功能、接受能力、心理因素、疾病状况和掌握运动知识及技术水平量力而行，使运动变被动为主动，增加健身效果。高原地区运动场所条件可能与内地有一定差距，运动更应结合当地的实际情况来安排。

三、节制烟酒

烟酒是健康的大敌，在平原如此，在高原环境更是如此。现有研究证实，高原吸烟后心率较吸烟前明显增加，说明吸烟后即刻可使心脏负荷增加，不利于从事接下来的工作。吸烟可产生碳氧血红蛋白，使氧合血红蛋白减少，输氧功能下降。长期吸烟还可使多种有害颗粒物在小气道滞留，刺激支气管黏膜，引起急性气道反射性收缩，表现为小气道受损，致使动脉血氧饱和度降低。此外，吸烟可使患肿瘤的可能性大大增加。调查发现，80％的红细胞增多症患者都有吸烟习惯。

饮酒过量对机体危害很大,在高原的危害性比平原更大。一是在高原低氧情况下,肝脏解毒功能下降,酒精可直接损害肝细胞。二是酒精可刺激心率加快,使心脏每分钟排血量相应减少,加重脑组织缺氧程度,易引发由缺氧引起的脑动脉硬化、冠状动脉硬化等疾病。三是在高原环境下急性胃肠炎、消化道出血的发病率大大高于平原,而酒精则是这两者最大的危险因素。

第六节　工作与劳动卫生

工作即指劳动。劳动有脑力劳动和体力劳动之分,体力劳动是劳动者以肌肉和骨骼为主要器官的劳动,如搬运物品、人工挖掘等;脑力劳动是劳动者以大脑为主要器官的劳动,如学习、教书、写作等。在生活中很多工作是既需体力又需脑力,如机械驾驶、演讲等。

一、劳动卫生特点

尽管在高原上限制劳动能力的因素与平原相同,但由于综合气象条件的影响,特别是低氧分压,使人体的生理功能储备大大降低,人的体力和脑力劳动能力明显降低。因此,在高原地区工作,其卫生特点有别于低海拔地区。

1. 劳动强度分级　国家对劳动者的劳动强度和限度制定了相应的法律和法规,这不仅是劳动生理、劳动卫生和劳动保护的重要内容,也是制定劳动定额、用工制度、保险福利等科学管理工作的依据之一。高原特殊环境对人体劳动生理、劳动能力均有明显影响,因此,高原劳动强度分级不同于低海拔地区。我国《体力劳动强度分级》(1997标准)将劳动强度分为轻、中、重、很重四级,现有调查研究认为,海拔每升高 1000 米,劳动强度约增加一个等级,如在平原为轻体力劳动,在 3000 米时,则为中体力劳动,而在 4000 米时则为重体力劳动。因此,在高原环境要完成与平原相同的做功量必须消耗更多的能量。

2. 作息时间 青藏高原与北京两地的时差约 1 小时 30 分至 2 小时,以中原地区为例,人的工作精力最高峰一般在上午 9～10 点钟。因此,在青藏高原的人,工作精力最高峰就应相应地延后,应是 10～12 点,在安排工作时可参考该时间。

由于受低氧的影响,人在高原环境的工作能力较平原差,疲劳后恢复时间延长,特别是重体力劳动者。故有学者根据目前的调查研究结果,建议重体力劳动者在高原地区的工作日时间、每天纯劳动时间和劳动休息比值如下(表 3-4)。

表 3-4 高原重体力劳动者工作时间建议表

海拔高度(米)	每日工作时间 (小时)	纯劳动时间 (小时)	劳动与休息 时间比值
2000～	7	5	3:1
3000～	6	4	1:1
4000～	5	3	1:3

张世杰等. 高原体力劳动强度分级标准研究. 中华劳动卫生职业病杂志,1994,12(2):112-114

3. 职业有害因素 职业有害因素是指工作环境中存在的对人体健康有害的因素,诸如辐射、震动、噪声、有害气体(一氧化碳、二氧化硫等)、有害化学物质(农药、甲醛、苯等)、粉尘、病原生物等。国家对职业有害因素都制定了相应的卫生标准(限制了工作环境中的最高允许浓度或暴露时间),以保护劳动者的身心健康。这些标准的制定都是以平原环境为依据,是在正常氧分压环境下的限制值,而高原环境下由于低氧的存在,人体的耐受能力低于平原,因此,这些限制值应该更严格。

二、劳动卫生要求

1. 合理安排工作 在高原地区工作,除要考虑低氧对人体劳动能力影响外,合理安排工作还要考虑高原地区气象因素。青藏高原大部分地区没有四季的变化,只有冬半年和夏半年之分。冬半年为 10 月至次年的 4 月,风大、干燥、寒冷,一些地方可能因雪封路,交通中断;夏半年为 5 月至 9 月,白天太阳辐射强,气温高,夜间多雨。因此,对于一些工期较长,具有季节性特点的工作要提前计划,尤其是执行野外任务时,更要注意气象因素。

2. 合理安排工作强度和计算劳动定额 在高原环境下,人的劳动能力和劳动效率均下降,因此,在制定工作任务时必须考虑这点。目前,国家还没有制定高原体力劳动分级标准,但有相关的调查研究报告,并提出了高原地区体力劳动强度建议值(表 3-4),在计算劳动强度和定额时可以参考。此外,在执行野外工作时,还要考虑低温、大风等加重体力负荷的因素,因而野外作业的行业或工种在以上劳动强度计算的基础上还可考虑可再相应降低标准。

3. 运用正确的劳动姿势 高原低氧环境下,人体肌肉的协调性不如低海拔环境,在进行体力劳动时如不注意运用正确的劳动姿势极易引起肌肉损伤。常见搬运重物的姿势如图 3-1。劳动时,体力负重以自身体重 1/4 为宜,最大负重不应超过自身体重的 1/3,持重的方式以肩、背、腰为宜,注意左右两侧负重均衡平稳。

4. 定期体检和轮岗休假 定期体检的目的在于早发现高原

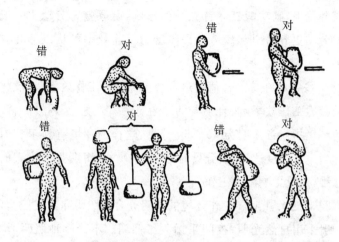

图 3-1　搬运重物的正确姿势

低氧对人体健康的损伤,以便早诊断、早治疗。体检是通过检查观察各器官功能的变化,以评估器官功能状态,为制定防治措施和方法提供依据。一般在高原环境工作 6～12 个月应体检 1 次,检查重点为心肺功能(心电图、心彩超、肺功能、胸部透视或拍片等),血液细胞成分及细胞数,血红蛋白含量和血红细胞比容等,必要时进行其功能的检查。

　　轮岗休假是维护高原工作者健康的有效措施之一。轮岗是在高原环境工作一段时间后,轮换到平原地区或较低海拔地区工作。在人员有限的工种或行业也可采用休假制度,即在高原工作一定时间即下到平原或低海拔地区休息一段时间。

三、脑力工作卫生

　　脑的氧代谢较其他器官高,安静时为等量肌肉需氧量的15～20 倍,占成年人体总耗氧量的 10%。因此,大脑对低氧更敏感,低氧环境下,脑功能必然首先受到影响,所以脑力劳动比一般的体力劳动更容易引起疲劳。提高脑力工作效率可从以下几方面着手。

1. **安静的环境** 合适的声音会提高脑力工作效率,相反将会降低脑力工作效率,而合适与否全在于一个"度"。一般而言,安静的环境指声音强度为 45～50 分贝,这样的环境有利于脑力工作。当声音强度达到 70 分贝时,就属于噪声,可明显干扰人的逻辑思维,严重影响脑力工作效率。

2. **舒适的照明** 工作环境的照明分自然照明和人工照明,白天一般采用自然光照,夜间采用人工照明。不论哪种照明,均以感觉舒适,不至于引起视觉疲劳为宜。照度过低会使人有压抑感,影响脑力工作效率,并使视功能紧张,导致视觉疲劳。但过强的光照同样会使视觉紧张,引起视觉疲劳,例如白天在太阳光直射下阅读文件或书籍时,纸张本身可发射太阳光(纸张越白,反射越强)。夜间可采用台灯进行局部补充照明,灯管以接近自然光的三基色为宜,照度值不得低于 150 勒克斯(照度单位)。

3. **充足的睡眠** 大脑的神经细胞具有复杂的功能活动,其耗氧和耗能都是人体中最大的器官。在睡眠状态下,部分大脑细胞停止兴奋,耗氧和耗能减少。因此,睡眠对人的神经系统来说是一种不可缺少的保护性措施。睡眠状态时,大脑将接收的信息进行分析、综合、处理和存储,帮助人们把新得到的知识融入到原有的知识中,使人对新知识进行记忆,从而提高人们的脑力工作能力。一般成年人的睡眠时间应保证在 7～9 小时,但高原低氧环境下,睡眠质量受到影响,适当延长睡眠时间是有好处的。

4. **劳逸结合** 长时间不间断的脑力劳动会使大脑过分紧张,能量和氧供应不足,导致大脑的兴奋性降低,脑细胞的活动减弱,对信息接收、分析处理效率降低，最终使人的记忆力和理解降低，不利于脑力工作。正常成年人在用脑1小时时应该及时休息，以恢复脑力的工作能力，提高脑力工作效率，在高原环境下，由于环境低氧，还可缩短脑力工作时间，增加休息时间，以保证脑力工作效率。休息方式可多样化，如：活动一下身体、远眺、阅读一些轻松的书籍、聊天等。

5. 适当锻炼与营养　体育锻炼对脑力工作者是必要和必须的，一则强健身体，二则提高脑力工作效率，体育锻炼方式见生活卫生。

合理营养是提高脑力工作效率的辅助措施，从脑力工作的营养素需要看，可补充脑组织活动的能源，构成脑细胞的磷脂或不饱和脂肪酸以及参与调节脑细胞兴奋或抑制的蛋白质、维生素A和微量元素等。

四、疲劳的消除

疲劳是一种主观的不适感觉，在客观上表现为不能在给定的强度下继续进行活动或工作，有体力疲劳（又称肌肉疲劳）、脑力疲劳、心理疲劳等，也可按部位分为局部疲劳和全身疲劳。疲劳本身是机体给予的生理性警告信息，以避免持续工作导致机体过度疲劳而危害身体健康。在体育运动中，适当的体力疲劳是对身体有益的，即体力活动—频率—休息—体力活动，循环锻炼，增强体质，提高工作能力。但若出现疲劳后不及时休息，出现疲惫乏力、工作能力下降，甚至失眠、消化功能紊乱、心理压力增加等状态，就形成一种由于连续疲劳积累所引起的病理状态，对健康有明显的损害，成为过度疲劳。在高原低氧环境下，人体负荷增加，更易出现疲劳，从以下几方面可有效防止和消除过度疲劳。

1. 遵守高原工作卫生要求　高原体力工作卫生(见前述)和高原脑力工作卫生(见前述)要求的目的就在于避免过度疲劳而影响人体健康,遵守这些卫生要求可以有效提高高原工作效率。

2. 主动休息　休息是预防和消除疲劳的基本手段,是使人体从疲劳中得到恢复的最有效、最符合生理需求的一项自我保健术。所谓休息即指活动或行为方式的变化,休息有被动和主动之分,被动休息是不得不为之的活动,如夜间的睡眠、高强度活动后的静坐、静卧等,主动休息则是工作一定时间后主动改变活动或行为方式,如进行体育活动、娱乐活动、听音乐、舞蹈、阅读、赏花、看电视等。一般来说,人体持续活动愈久或劳动强度愈大,产生的疲劳程度就愈重,消除疲劳所需的时间愈长。因此,主动休息对防治过度疲劳维护身心健康有着重要意义,可以使工作达到事半功倍的效果。

3. 消除疲劳的一些措施　对于体力疲劳可采用一些措施祛除,常用的方法有以下几种。

(1)温水浴:是非常有效的办法。应用温度对皮肤的刺激,加强血液循环,以消除疲劳。因此,水浴温度决定着刺激的大小。在高原环境下要注意两点,其一,遵循高原洗澡的卫生要求(见生活卫生),其二,洗浴要在活动后,稍事休息,待心律恢复到静息状态后进行。水温高低可因人而异,一般地,把水温为 42～45℃的水浴称为高温浴,水温为 36～39℃ 时称为微温浴(具有镇静作用),水温为15～20℃ 时称为冷水浴。高原环境下建议不要洗冷水浴,水温为 40℃ 左右为宜。

(2)睡前热水泡脚:热水泡脚有解乏催眠的作用,水温可略高一点,以自身感觉微烫为宜。泡脚可以使血管扩张,血流加速,增强血液循环。该方法简单易行,效果好。

（3）按摩：体力疲劳的产生与肌肉中乳酸的堆积有关，体力劳动强度越大、劳动时间越长，乳酸堆积越多，疲劳程度越大。按摩有助于乳酸尽快被血液吸收。局部的疲劳可常用自我按摩的方法，是用手捏或用拳头（或健身捶）轻轻敲打，全身疲劳可采用工友之间相互按摩进行，有条件的可到专门的按摩场所进行。

（4）其他：对于其他部位或器官的疲劳可采用相应的保健操（如眼保健操等）或缓解疲劳的药物。

第七节　自我健康管理

健康管理一词最早可以追溯到 20 世纪 70 年代，但在不同的背景下其内容和意义有所差别，较为认可的定义是：对个体或群体的健康进行全面监测、分析与评估，提供健康咨询和指导以及对健康危险因素进行干预的全过程。通俗地讲，自我健康管理就是自己对自己的健康进行监测、分析与评估，并在日常生活和工作中采取适当的措施改善自己健康的过程。监测是为了发现健康问题，分析与评估是充分认识自我的健康状态，干预是为了解决存在的健康问题，提高健康水平。

一、自我健康管理理念

健康是指一个人在身体、心里和社会等方面都处于良好的状态，包括：躯体健康、心理健康、社会关系融洽、智力正常、道德规范等。健康是人的基本权利，是人生最宝贵的财富，是良好生活质量的基础。疾病是机体受病因损害后，因自稳调节紊乱而发生的异常生命活动过程，并引发一系列代谢、功能、结构的变化，表现为一系列的临床症状，疾病的结局可以是康复（恢复正常）或长期残存,甚至导致死亡。

健康管理的基本模式是信息收集—风险评估—健康改善的不断循环往复,每循环一周,解决一些健康问题,健康管理循环的不断运行使管理对象走上健康之路。在高原环境工作和生活,做好自我健康管理是一件对健康和提高生活质量有重要意义的事情。

疾病的产生有一个发生、发展过程,即当环境变化或环境有害因素作用于人体时,首先是身体的生理功能发生改变,但属于正常生理调节范围;继之是身体机能处于生理代偿状态,没有临床症状(亚健康);继续发展为代偿功能障碍,出现临床症状,接下来即产生疾病。这个过程随疾病的差异有长有短,对于慢性疾病,这个过程可以长至几年、十几年,乃至几十年。

疾病发生的各个阶段之间没有明显的界限,因而在早期人们易忽视一些疾病的信号。自我健康管理的目的就是要在被诊断为疾病之前进行有针对性地预防干预,从而阻断、延缓、甚至逆转疾病的发生和发展进程,实现健康维护(图 3-2)。

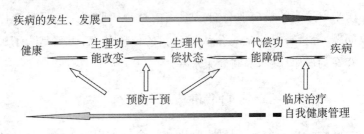

图 3-2　健康与疾病的动态关系

二、自我健康管理方法

1. 信息收集

(1)自我观察。准确、完整的健康信息是开展健康管理的起始点。对于自我健康管理来说,信息收集可从平常的自我健康感受和医院体检着手。自我健康感受即是指自己对自身健康状态的体验,如:近期体重的变化、睡眠情况、食欲变化、是否容易疲劳、身体各部是否感觉舒适等,这些可能是健康变化的初期感受,及时把握这些信息,了解出现这些感受的原因,是自我健康管理的重要内容之一。

(2)定期体检。医院体检是自我健康管理的重要信息来源,体检内容可分常规检查项目和专科检查项目,专科检查项目可依据个人的健康状况进行。长期在高原低氧环境下生活和工作,自我健康感受和医院体检可结合慢性高原病或高原地区常见病的症状进行,具体内容参见本书相关章节。

(3)保管病历。医院体检资料和每次就医资料是自我健康管理的重要信息来源,一定注意长期保管。具体方法是把这些资料按时间顺序,从后向前依次粘贴,每次就医时提供给医生,这可让医生很快了解你的健康状况,还可减少一些检查项目,既省时又节约。

2. 健康的分析与评估　对所收集的健康信息进行分析与评估,以评价患病的危险性,也称为疾病预测。即估计具有一定健康特征的个人在一定时间内发生某种健康状况或疾病的可能性,这一步是整个健康管理的核心部分。对健康的分析与评估需要足够的专业知识,普通个人可请专业人员(医院医生)就自己的健康进行评估。

3. 健康改善　在健康评估的基础上,明确自我健康状况、疾病危险性和促进健康的因素,在日常生活和工作中改善自己的行为,促进健康。例如,在高原环境下,吸烟和酗酒会加重缺氧和增加心率,不利于低氧习服,因此,在生活中需要戒除不良生活行为。

4. 高原人体生理参考值 平原人进入高原后,机体为适应高原低氧环境,进行了一系列调整,包括人体的各系统、器官、组织、细胞乃至分子水平的各种变化,其目的在于维持体内新的平衡,以达到适应高原环境的需要。在一定海拔高度内,因海拔高度不同,驻留时间长短,获得的习服程度、个体体质、遗传及种族差异,机体所表现的生理效应差异极大。多年来,医学工作者对高原地区(以拉萨地区为主)的世居藏族和移居该地区生活 1 年以上的习服者的生理参考值进行了调查研究,积累了丰富资料,本部分列出常用值供参考(表 3-5,表 3-6)。

表中数值系常规方法或推荐方法所得结果,凡未注明海拔高度的均为拉萨(海拔 3658 米)的实测值,数值均为平均值±标准差或上下限,是一组高原生理参考值,谨供参考。

表 3-5　高原常见临床血液学检验参考值

项目	英文缩写	单位	参考值
红细胞数(显微镜计数法)	RBC	$\times 10^{12}$/升	
2950 米			移居 5.224±0.637
3658 米			汉(男)5.592±0.763
			汉(女)5.185±0.757
			藏(男)5.414±0.637
			藏(女)4.889±0.585
4040 米			汉(男)5.967±0.636
			汉(女)5.564±0.723
			藏(男)5.433±0.650
			藏(女)5.183±0.622
4500~4700 米			汉(男)6.566±0.622
			汉(女)6.187±0.819

(续 表)

项目	英文缩写	单位	参考值
			藏(男)6.211±0.625
			藏(女)6.092±0.653
5000 米			汉(男)6.530±0.603
			藏(男)5.944±0.600
血红蛋白	Hb	克/升	
2950 米			汉(男)155.5±17.2
3658 米			汉(男)169.5±17.3
			汉(女)148.4±16.9
			藏(男)159.5±15.5
			藏(女)134.3±17.4
4040 米			汉(男)186.2±23.1
			汉(女)159.5±14.5
			藏(男)148.8±18.2
			藏(女)135.0±17.4
4500～4700 米			汉(男)196.1±21.9
			藏(男)177.4±19.6
5000 米			汉(男)201.5±22.8
			藏(男)170.0±16.0
血细胞比容	Hct	%	
1400 米			汉(男)46.60±6.13
2600 米			汉(男)50.65±5.05
3175 米			汉(男)55.41±0.32
3200 米			汉(男)55.45±7.64
			汉(女)50.54±6.80
3658 米			汉(男)56.68±5.81
			汉(女)49.38±4.18
			藏(男)52.57±4.81
4040 米			汉(男)56.5±4.26
			汉(女)50.4±3.82
			藏(男)49.5±4.41

项目	英文缩写	单位	参考值
			藏（女）44.7±2.84
4500～4700 米			汉（男）58.67±3.85
			汉（女）51.19±4.85
			藏（男）52.27±3.20
			藏（女）51.67±6.77
4800 米			汉（男）64.09±0.78
5000 米			汉（男）66.06±6.68
血小板（显微计数法）	BPC	×10⁹/升	
3658 米			汉（男）118.3±27.5
			汉（女）156.9±45.0
4040 米			汉族 115.3
			藏族 134.3
4179 米			汉族 114.0±4.0
			藏族 145.0±5.0
白细胞数（显微计数法）	WBC	×10⁹/升	
3658 米			汉族 5.931±1.764
			藏族 6.221±2.016
4040 米			汉族 5.905±0.986
			藏族 6.482±1.632
4500～4700 米			汉族 7.133±1.909
			藏族 8.684±2.524
白细胞分类	DC	%	
嗜中性粒细胞	N	%	
3658 米			汉族 63.40±6.34
			藏族 64.50±7.31
4040 米			汉族 60.26±5.57
			藏族 62.10±8.09
4500～4700 米			汉族 59.22±9.29
			藏族 64.33±9.74
嗜酸性粒细胞	EOS	%	

（续　表）

项目	英文缩写	单位	参考值
3658 米			汉族 3.15
			藏族 2.36
4040 米			汉族 2.280
			藏族 2.28
4500～4700 米			汉族 3.54
			藏族 0.72
嗜碱性粒细胞	BS	%	
3658 米			汉族 0.125
			藏族 0.100
4040 米			汉族 0.148
			藏族 0.190
4500～4700 米			汉族 0.134
			藏族 0.127
淋巴细胞	升	%	
3658 米			汉族 31.47±6.41
			藏族 31.12±6.46
4040 米			汉族 32.96±5.21
			藏族 31.45±7.16
4500～4700 米			汉族 35.26±9.53
			藏族 33.11±8.35
单核细胞	M	%	
3658 米			汉族 3.93
			藏族 3.77
4040 米			汉族 4.42
			藏族 3.85
4500～4700 米			汉族 1.84
			藏族 1.56
红细胞平均容积	MCV	飞升	
3658 米			汉(男)103.57±7.81
			藏(男)99.71±8.06
4040 米			汉(男)97.30±9.49
			藏(男)94.56±9.10

(续　表)

项目	英文缩写	单位	参考值
4500～4700 米			汉(男)90.55±10.34
			藏(男)83.68±6.07
红细胞平均血红蛋白浓度	MCHC	％	
3658 米			汉(男)30.27±1.68
			藏(男)30.90±1.82
4040 米			汉(男)32.76±2.92
			藏(男)29.50±2.13
4500～4700 米			汉(男)32.86±2.73
			藏(男)32.27±1.85
红细胞平均血红蛋白含量	MCH	纳克	
3658 米			汉(男)31.01±2.58
			藏(男)30.71±2.64
4040 米			汉(男)31.73±3.73
			藏(男)27.65±2.50
4500～4700 米			汉(男)29.92±2.89
			藏(男)27.06±3.13
红细胞沉降率	ESR		汉(男)4.21±3.16
			汉(女)5.84±3.60
			藏(男)4.66±3.20
			藏(女)5.53±3.47

摘自:高钰琪主编.《高原军事医学》.重庆出版社.2005

表 3-6　临床生化参考值

项目	英文缩写	单位	参考值
总蛋白(双缩脲法)	TP	克/升	
3658 米			汉成人 74.8±4.4
			藏成人 74.9±6.0
			汉儿童 69.9±5.9
			藏儿童 68.1±4.5
白蛋白(溴甲酚绿法)	ALB	克/升	

（续　表）

项目	英文缩写	单位	参考值
3658 米			汉成人 46.2±3.6
			藏成人 45.0±3.1
			汉儿童 43.9±4.2
			藏儿童 42.2±4.7
球蛋白	G	克/升	
3658 米			汉成人 28.6±3.3
			藏成人 29.9±5.7
			汉儿童 25.9±3.2
			藏儿童 25.9±2.5
白蛋白/球蛋白	A/G	克/升	
3658 米			汉成人 1.62±0.19
			藏成人 1.53±0.18
			汉儿童 1.71±0.33
			藏儿童 1.65±0.16
尿素氮	BUN	毫摩/升	
4200 米			汉（男）4.12±0.78
			藏（男）4.26±0.55
尿酸	URIC	微摩/升	
4200 米			藏（男）185.6±32.71
肌酐	CR	微摩/升	
4200 米			汉（男）92.82±7.96
			藏（男）108.73±33.59
血清总胆固醇（高铁法）	CHOL	毫摩/升	
3658 米			汉族 5.08±0.92
			藏族 4.80±0.95
三酰甘油	TG	毫摩/升	
3658 米			汉族 1.36±0.354.0
			藏族 1.08±0.26
甲胎蛋白	AFP	毫摩/升	<0.417
癌胚抗原	CEA	毫克/升	<5

摘自：高钰琪主编.《高原军事医学》. 重庆出版社 . 2005

第八节　正确使用氧气

氧气是人类生存的必须物质,是高原地区防病、治病的必需品。随着我国经济实力的提升,我国高原地区的卫生事业正发生很大的变化,目前地(市)、县已全部能自己制氧,乡镇有储备氧。

高原人员对氧气的供应和正确使用,必须做到人人皆知,人人会正确使用。

一、氧气供应

1. 集体行动多采取"集中制氧,分点供应"的方法,这样可以缩短供应线,加速氧气瓶周转,使有限的氧气设备发挥最大的效能。"点"的任务是供氧和集中空氧气瓶回运充氧,同时就地用大氧气瓶给小氧气瓶充氧。

2. 制氧工作人员发氧气瓶时要严格检查,以免故障影响急用。

3. 小团体或个人行动时,可携带小氧气瓶和氧气囊。

二、正确使用供氧设备

每个人应熟悉掌握吸氧(流量表输氧、氧气筒接头输氧和氧气囊输氧)方法。图3-3显示应用氧气瓶吸氧的操作流程。

1. 使用氧气瓶时,筒内氧气不要用完,应保留至少5个大气压,以免渗入杂质,再充氧时发生意外。

2. 氧气瓶应存放在荫凉处,周围严禁烟火和放置易燃品;严禁在控制伐螺丝处涂油,以免松动;搬运要稳,避免碰撞,以防吸氧时应注意：

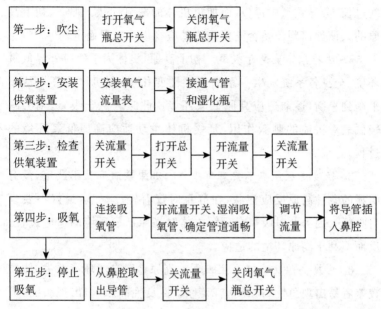

图 3-3　应用氧气瓶吸氧的操作流程

爆炸。

3. 在无流量表的情况下输氧时，可将输氧导管的出气孔放在水内，视气泡排出的快慢判断氧气流量。一般气泡连续排出时即为通常用量。

4. 氧气袋为个人外出首选，不用时收存方便，携带轻便，使用时效果可靠。

三、氧气的科学使用

吸氧，可从根本上解决缺氧问题，是一种简便、经济、安全的治疗方法。然而吸氧不当也会对人体产生不良影响，轻者会延缓人体对高原低氧环境的适应过程；而吸入氧气浓度过高、持续时间过长，会导致氧中毒，从而加重机体的缺氧症状。那么，初上高原的人该如何判断是否需要吸氧？应视以下情况而定。

1. 适应期不宜急于吸氧　初上高原，机体为了适应外界低氧环境，全身各系统发生一系列代偿性变化，导致机体内环境从不平衡到平衡，逐渐适应高原低氧环境。此时若急于吸氧，则会减轻低氧对机体的刺激作用，延缓机体主动适应高原低氧环境的过程。

2. 轻度高原反应不要盲目吸氧　如果缺氧症状不严重，没有明显的急性高原反应症状，在静息时仅有轻度缺氧，最好不要盲目吸氧。因为此时吸氧会延缓机体对高原低氧环境的适应过程，反而不利于高原环境的适应。

3. 中度高原反应可自主吸氧　高原地区自然环境恶劣，体质较差者易出现急性高原反应，又称急性良性高原病，出现头痛、头晕、呕吐、腹泻、气喘、乏力、嗜睡等急性高原反应症状时，可低流量间接自主吸氧。

4. 重度高原反应必须吸氧　重度高原反应一般是指进入昏迷状态的高原脑水肿病人，临床表现为抽搐、浑身发绀、昏迷等症状，重度高原反应者应持续吸氧，视病情轻重予以中、高流量吸氧。有条件时可进行高压氧治疗。如出现吸氧反常效应或氧中毒，应控制吸氧，降低吸氧浓度或停止吸氧。

（田怀军　陈凯旋　谭　莲）

第4章　高原疾病防治

高原地区由于其特殊的地理环境,除内地的疾病基本都具有以外,还有高原地区特殊的疾病,这明显加重了高原人群的保健任务。

第一节　急性高原病防治

急性高原病定义:机体急速进入高原后,在较短时间内因急性缺氧而发生的各种临床症候群统称为急性高原病(或急性高原适应不全症),急性高原病根据病情分为急性轻型高原病和急性重型两大类。国外将急性高原病分为良性急性高山病和恶性急性高原病,后者再细分为高原肺水肿和高原脑水肿。急性高原病对初入高原人员危害最大,特别是急性重型高原病,往往会危及人的生命。

一、急性轻型高原病防治

急性轻型高原病(或称急性高原反应)是指机体由平原进入到高原地区(指海拔 3000 米以上)或久居高原进入到更高海拔地区,在数小时内发病,出现头痛、头晕、心悸、胸闷、气促、乏力、纳差、睡眠障碍,重者出现恶心、呕吐、发绀、少尿或血尿等症状的临床综合征。一般无特殊重要体征,常见有呼吸深快,心率加快,面色苍白,肢端发凉,少数患者血压轻度异常、颜面和(或)四肢水肿,经过在高原短期适应或对症治疗,症状及体征显著减轻或消失,机体可迅速恢复正常。

急性轻型高原病的发生与高原高度、上升速率、进入高原的季节及调查对象等因素有关。一般认为在海拔 2500~3000 米高度仅有少数人发病,而在海拔 4000 米以上高原,多数快速进入高原者都可发生急性轻型高原病。调查表明,在海拔 3000 米地区,急性原病病罹患率是 56.47%;海拔 3658 米地区,罹患率为59.74%;海拔 3900 米高原,其发病率为 87.63%;而海拔 4520 米高原,其发病率高达 95.55%。乘飞机较乘车发病率高。

一般来说,进入高原海拔高度越高,急性高原病的发病率越高,临床症状也越严重;冬季进入高原,其发病率明显高于夏季;此外,进入高原前有过度疲劳、上呼吸道感染等因素存在,急性轻型高原病发病率增加。

(一)病因和诱因

缺氧是引起急性轻型高原病的根本原因。但不是缺氧直接引起的,而是缺氧的超时反应。

除缺氧是其根本原因外,过度体力劳动、精神情绪过度紧张、过冷、上呼吸道感染、饮酒、过饱、水盐摄入不当,以及劳动与休息制度的不当等是急性高原病发病的诱发因素。另外神经衰弱、既往的重要器官疾病、外伤出血以及先天性疾病都会促进急性高原病的发生。

(二)临床表现

1. 临床症状 急性轻型高原发病率的临床症状依据其发生频率,依次为头痛、头晕、气促、心悸、恶心、纳差、呕吐等症状。

2. 临床体征 急性轻型高原病患者一般无特殊重要体征,常见的体征是心率加快、呼吸加快,血压轻度异常,颜面或四肢水肿、发绀等。

(三)诊断

1. 临床诊断　急性轻型高原病的临床诊断主要依据病史和临床表现综合诊断,其诊断标准为:进入高原(海拔 3000 米)或由高原进入更高地区发生的一系列症状及体征,经过在高原短期适应或经过对症治疗,其症状及体征显著减轻或消失。急性轻型高原病的症状(按症状出现频率由高到低排列)依次为头晕、头痛、心悸、气促、食欲缺乏、倦怠、乏力、恶心、呕吐、腹泻、胸闷痛、失眠、眼花、嗜睡、眩晕、鼻出血、手足发麻、抽搐等。体征常为心率加快、呼吸深快、血压轻度异常、颜面和(或)四肢水肿,口唇发绀等。

2. 症状评分诊断　急性轻型高原病的临床诊断,因患者的表达能力不同和医生对该病认识上的差异,临床上对该症的诊断常难一致。为此特制订了症状分度、评分和标准,见表 4-1,表 4-2。

表 4-1　急性轻型高原病症状分度及评分表

症　状	分度	评分
头痛		
1. 头痛不明显,无痛苦表情,不影响日常活动	+	1
2. 头痛较轻,有痛苦表情,口服一般镇痛药物明显好转,不影响日常活动	+	2
3. 头痛较重,有痛苦表情,口服一般镇痛药物有所缓解,影响日常活动	++	4
4. 头痛较重,卧床不起,口服一般镇痛药物无效	+++	7

(续　表)

症　状	分度	评分
呕吐		
1. 每日呕吐 1 次,以胃内容物为主,口服止吐药物后效果明显,影响日常生活	+	2
2. 每日呕吐 3～4 次,最后呕吐物为胃液,口服止吐药物后有所缓解,影响日常生活	++	4
3. 每日呕吐 5 次以上,卧床不起,一般止吐药物无效	+++	7
其他症状		
头晕、恶心、心悸、气短、胸闷、眼花、失眠、食欲缺乏、腹胀、腹泻、便秘、口唇发绀、嗜睡、手足发麻	各记1分	

表 4-2　急性轻型高原病分度及标准

分度	标　准
基本	总计分 1～4 分
轻度	头痛(+),或呕吐(+),或总计分 5～10 分
中度	头痛(++),或呕吐(++),或总计分 11～15 分
重度	头痛(+++),或呕吐(+++),或总计分 16 分以上

这种评估方法比较简单,无需特殊仪器,易于掌握,适应基层推广应用。另外,还有综合定量诊断方法,需特殊仪器检查,掌握难度大,在此不详细介绍。

(四)预防

1. 保持良好心态　对初入高原者,应消除对高原的恐惧心理,避免精神过度紧张,使机体得到充分休息。此外,充分的思想准备及良好的心态,也能减少急性高原病的发生率。

2. 防寒保暖预防感冒　在进入高原前及进入后,一定要防寒保暖,以免受寒而诱发急性高原病;另外在进入高原前,如患有上呼吸道感染者,应争取在进入高原前治愈。

3. 进入高原初期避免剧烈活动及做重体力活动　进入高原前的过度疲劳及进入高原后的剧烈活动,都会使急性轻型高原病发病率大大增加。因此,进入高原前避免过度疲劳及进入高原后前几天不要从事剧烈活动。

4. 阶梯适应　国外认为预防急性高原病的最好方法是阶梯性的逐渐适应。进入高海拔的高原时,在 2500 米高原可每天上升 300 米,而在 4000~5000 米高原,每天只上升 150 米较为合适。

5. 经常性体育锻炼　经常性的体育活动,不仅能增加体格的耐力,而且能增加机体对缺氧的耐受性。

6. 药物预防作用　最常用的预防药物有乙酰唑胺、人参、党参、异叶青兰及红景天、高原康胶囊等。

(五)治疗

1. 注意休息:初入高原者要保证适当的休息,进食清淡易消化的食物,增加液体及糖的摄入。

2. 吸氧:吸入氧气是有益的,吸氧可以缓解患者恐惧高原的心理,使病人的情绪尽快地稳定下来;此外,吸氧可以改善及减轻患者症状,防止病情进一步发展。吸氧宜采用持续性,低流量给氧,氧气流量以每分钟 1~2 升比较合适。

3. 使用利尿药。

4. 对症治疗。

二、高原肺水肿防治

高原肺水肿是指初入或再次进入高原者中,少数人因低氧加之某种诱发因素,引起肺动脉压突然升高、肺血容量增加、肺循环障碍、微循环内液体漏出至肺间质和肺泡而引起的一种高原特发病。临床上出现呼吸困难、频咳等一系列症状。

高原肺水肿发病特点：本病多发生于海拔 4000 米以上地区，大多在上高原初期发病。以 1 周内发病者为多，3 天内发病率最高，发病者多为首次进入高原未经过习服的平原人或已习服者由较低海拔进入更高海拔地区，亦可见于久居高原者或高原世居者进行超负荷体力活动，或在低海拔地区居住一段时期后重返高原者。有连续 7 次进入高原均患高原肺水肿的病例报道。本病经及时治疗后可于短期内康复，不影响继续留居高原，如处理不当将导致不良后果。

高原肺水肿患病率国内外报道相差较大。一般为 0.5％～10％。国外成人最高患病率为 15.5％，最低为 0.03％。国内成人最高患病率为 9.9％，最低为 0.15％。患病率的高低与进入高原的海拔高度、速度、季节、人员的身体素质和劳动强度等均有重要关系。本病各年龄组男女皆可患病，但以青壮年男性最多见。

（一）发病原因和诱因

高原肺水肿是高原的特发病，它发生的主要原因是高原低氧。凡能使机体缺氧程度加重或对低氧的耐受能力降低以及使肺循环负荷增加的因素均可诱发高原肺水肿。常见诱因是寒冷、劳累及上呼吸道感染等。

1. 寒冷：寒冷是高原气候的基本特征。青藏高原气温比同纬度海平面低 20℃以上；风速随海拔高度而增大，夜间风由积雪山顶吹向山下，更加速体表温度散失，故高原夜晚倍觉寒冷。在气候突变、气温骤降、风雪严寒等外界条件作用下，机体代谢增加，耗氧增加。同时交感神经兴奋性增强，使周围血管尤其是皮肤血管收缩致回心血量增加，肺循环负荷增重，此外还可使肺小动脉收缩，而加重肺动脉高压，诱发本病。

2. 劳累:劳动时组织需氧量可增加 10 倍,而人体每分钟最大摄氧量随海拔升高而降低,因而劳动可加重高原缺氧。并且高原劳动时儿茶酚胺分泌更多,同时高原上过度通气所致呼吸性碱中毒,引起体循环静脉收缩,使右心排血量增加,肺血流量增加。

3. 上呼吸道感染:上呼吸道感染多有发热,从而增加氧耗,如伴发支气管炎,引起咳嗽,支气管分泌增加,就会降低肺通气,并使肺泡上皮细胞受损,影响表面活性物质生成,这些均可促发发病。

4. 紧张、焦虑、恐惧可使儿茶酚胺分泌增加,可使肺动脉压升高,因而诱发 HAPE。

5. 急速进入高原:如乘车或乘飞机快速进入高海拔地区而未经适应锻炼的人群,高原肺水肿的发病率明显增高。

未经严格健康检查随意进入高原,各种器质性心血管病,或呼吸道、肝、脑、肾等器质性病变未被发现,以及营养不良,低蛋白血症等,无疑也是高原肺水肿的重要诱发因素。

(二)临床表现

高原肺水肿的临床表现主要有呼吸困难、发绀、咳嗽、咳大量白色或粉红色泡沫痰,双肺或一侧肺出现湿性啰音。

1. **症状**　早期大多有剧烈头痛,呼吸困难,心悸、气促、胸闷、胸痛、惊慌不安,极度疲乏,软弱无力,持续性干咳,夜间加重不能入睡,面色苍白,皮肤湿冷。部分病人畏寒发热、恶心、呕吐、失眠,食欲明显减退,尿少。随着病情发展上述症状加重,出现严重的呼吸困难,不能平卧,咳泡沫样痰,初为白色或淡黄色,后即变为粉红色,量多者从口鼻涌出。

2. **体征**　高原肺水肿突出的表现是肺部湿啰音,重者双肺满布湿啰音,伴有痰鸣音,心音常被遮盖,轻者双肺或一侧肺底可闻及湿啰音。多数患者出现唇、甲床及面部不同程度的发绀,由于呼吸困难,病人常采取半卧位。约有 2/3 的病人出现发热,体温多在 37.5～39℃,如体温持续在 37.5℃以上,多提示合并上呼吸道感染。心率增快,心前区Ⅱ～Ⅲ级收缩期杂音,部分病人心界扩大,可出现舒张期奔马律,颈静脉怒张,肝脾增大,水肿,提示合并心功能不全。

3. 辅助检查

(1)血象:白细胞大多正常或轻度增高,约 40%患者白细胞在10 000/立方毫米以上,最高可达 26 000/立方毫米。细胞分类中性粒细胞正常或轻度增高。如白细胞持续升高说明合并感染。

(2)X 线表现:高原肺水肿常以肺门为中心,在肺双侧或单侧呈点片状或云絮状阴影,以右肺为多见,少数融合成大片或蝶翼状阴影。肺尖部极少累及。肺水肿早期仅有肺纹理增粗表现。

(3)心电图:常见窦性心动过速,电轴右偏,右束支传导阻滞以及其他等改变。

(4)血气:高原肺水肿患者指标不仅低于高原健康者,也明显低于急性轻型高原病,呈现明显的低氧血症。

(5)肺功能:要表现为通气流速或弥散功能降低。

(6)血流动力学改变:肺动脉压力明显增高;肺动脉阻力增高;左心房压力正常;肺毛细血管楔压正常或稍低;心脏循环指数正常或稍低。

(三)临床分型

根据临床症状、体征及辅助检查将高原肺水肿分为轻、中、重三型。

1. 高原肺水肿轻型 临床表现为轻微呼吸困难、咳嗽、咳少量泡沫痰。双肺或一侧肺底有局限性湿啰音,呼吸在 20～30 次/

分,脉搏<100 次/分。X 线胸片示双肺纹理增粗,和(或)双肺底出现点状阴影。

2. 高原肺水肿中型　表现为明显的呼吸困难,胸痛、胸闷,咳大量白色或粉红色泡沫痰,双肺底及全肺有散在湿啰音,呼吸为30～40 次/分,脉搏 101～120 次/分。胸片示双肺纹理增粗,双肺底出现点状阴影。

3. 高原肺水肿重型　表现为呼吸急促,惊慌不安,不能平卧,咳大量粉红色泡沫痰,咳嗽剧烈。心尖区肺动脉瓣区有明显的吹风样收缩期杂音,部分患者出现颈静脉怒张、肝大及双下肢水肿等心力衰竭表现。全肺满布湿啰音,声如沸水。X 线表现为双肺门呈对称性云雾状阴影,或对称性蝶翼状阴影,心脏扩大,肺动脉段明显突出。

(四)诊断及鉴别诊断

1. 诊断及诊断标准　高原肺水肿的诊断标准为以下几方面。

(1)近期进入高原(一般指海拔 3000 米以上)出现静息时呼吸困难,胸闷压塞、咳嗽、咳白色或粉红色泡沫痰,患者全身乏力或活动能力减低。

(2)一侧或双侧肺野出现湿啰音或喘鸣,中央型发绀,呼吸过速,心动过速。

(3)胸部 X 线可见以肺门为中心的单侧或两侧肺野呈片状或云雾状浸润阴影,常呈弥漫性,不规则性分布,亦可融合成大片状阴影。心影多正常,可见肺动脉高压及右心增大征象。

(4)经临床及心电图检查排除心肌梗死、心力衰竭等其他心肺疾病,并排除肺炎。

(5)经休息、吸氧等治疗或转入低海拔地区症状迅速好转,X线征象可于短期内消失。

2. 鉴别诊断

(1)成人呼吸窘迫综合征。

①发病原因不同:高原肺水肿发病的根本原因是高原缺氧引起的肺内体液积聚,缺氧是其原发原因;而成人呼吸窘迫综合征则是由于创伤,严重感染等,直接或间接累及肺组织引起的继发性症候群,缺氧是其病情发展的结果。

②高原肺水肿经吸氧、降低肺动脉压治疗大多能迅速好转,绝大多数均在 2～7 天痊愈。成人呼吸窘迫综合征一般病情严重,病程较长,经吸氧、甚至加压吸氧或辅助呼吸亦难收效,病死率多在 40%～70%。

③X 线改变:高原肺水肿常呈点片状阴影,由肺门向外发展,多数布在肺中下野,少有大片融合者;成人呼吸窘迫综合征肺部 X 线呈斑片状阴影多在肺边缘部,重者融合成大片,晚期出现"白肺",阴影消失慢。

④病理改变:两者均显示高渗性肺水肿的改变,高原肺水肿病程短,肺间质和肺泡壁纤维化及间质增厚,肺泡壁上皮增生均较轻,痊愈彻底,不留后遗症;而成人呼吸窘迫症可转为亚急性和慢性期,形成肺泡壁纤维化,最后形成间质和肺泡显著纤维化和肺气肿。

(2)肺炎。

①发病原因不同:高原肺水肿的发病原因是在高原环境下缺氧所致,肺炎是由病原体如细菌、病毒及过敏等有害物质所致的肺部炎症。

②临床表现上两者均有体温和血象升高等症状。但肺炎一般起病急骤,有寒战,高热、体温在数小时内上升至 39～40℃,呈稽留热,白细胞计数及中性粒细胞均显示增加,可见到核左移或

胞质内出现毒性颗粒。

③高原肺水肿痰为泡沫样血痰或粉红色泡沫痰；肺炎开始为黏液性，以后呈脓痰，也可出现铁锈色痰。

④X 线：肺水肿多为两肺散布的密度不均，形态及大小不一致的致密阴影，或呈点状、片状、云絮状阴影，病灶边缘模糊。肺炎多表现早期肺纹理增多，肺野透光度降低，随后可见有大小不等的点片状阴影，或融合成片状阴影，但其病变多限制在一个肺叶或一个肺段。

(五)预防

1. 健康检查　对进入高原的人群进行必要的健康检查，尤其是心、肺功能的检测，对有心肺疾病的人群劝其不进入高原。

2. 预防呼吸道感染　进入高原前如发生呼吸道感染，应积极治疗，痊愈后再进入高原。进入高原前应进行必要的耐寒锻炼，进入高原后应注意防寒保暖，积极预防呼吸道感染。

3. 控制活动量　初到高原 1 周内，注意休息，减少和避免剧烈运动，避免过度疲劳，尽量减少机体耗氧量。待机体逐渐适应高原缺氧环境后，方可开始正常活动。

4. 药物预防　可选用高原康胶囊、红景天口服液、乙酰唑胺或硝苯地平口服。

(六)治疗

高原肺水肿是高原病中的常见急、重症之一，大多病情危重、病情进展及变化迅速，若不及时治疗，会很快危及生命。早期诊断和及时治疗对预后极其重要。

1. 吸氧及下送　吸氧能显著降低肺动脉压，迅速缓解缺氧。吸氧一般采取持续低流量(4~8 升/分)吸氧；对缺氧严重者可给予高流量(10 升/分)持续吸氧，但高流量吸氧时间不宜过长，一般不超过 24 小时,以免发生氧中毒。对泡沫痰较多者可在氧气湿化瓶中加入适量酒精。

高压氧舱治疗高原肺水肿能使患者短暂脱离高原缺氧的外界环境,迅速终止缺氧对机体的不良影响,大多数患者经 1～2 次即见症状减轻,2～5 次即治愈。

有条件时,将患者迅速转入低海拔(3000 米以下)地区,脱离缺氧环境,在氧气充足的条件下,增高的肺动脉压能迅速恢复正常。

2. 吸入一氧化氮 有条件可吸入低浓度一氧化氮,每日 2～3 次。轻中度肺水肿患者大多在 2～3 天治愈。重度肺水肿须增加每次吸入时间和每日吸入次数。

3. 药物治疗 具体用法请遵医嘱。

4. 使用强心药 具体用法请遵医嘱。

5. 抗生素的应用 合并感染者,可联合应用广谱抗生素。症状轻者口服广谱抗生素,症状中、重度者需肌内注射或静脉滴注抗生素。具体用法请遵医嘱。

三、高原脑水肿防治

高原脑水肿指高原低气压性缺氧导致脑组织含水量增多所引起的脑体积增大和重量增加。

高原脑水肿该病的发生与性别、年龄无明显关系,一年四季均可发病,但在冬春季节较高,这可能与该季进入高原的人群较多,且此季高原气候较恶劣有关,其发病多在 4000 米以上。高原脑水肿的发病率各家报道不一致,为 0.05%～2%,随着海拔的增高及劳动强度的增大,发生率也随之增高。

(一)病因及发病诱因

高原缺氧是高原脑水肿发生的根本原因,亦即缺氧是其明确的病因,但发生常由下列因素诱发。

1. 急性高原反应。高原脑水肿发生之前常有急性高原反应症状。

2. 感染。特别是上呼吸道及肺部感染,可增加机体耗氧量,加重缺氧而诱发高原脑水肿。

3. 过劳、剧烈运动,使机体氧耗量增加,加重缺氧而诱发高原脑水肿。

4. 情绪异常、精神过度紧张、恐惧、悲愤、极怒等使代谢增加,耗氧量增加,同时交感神经紧张性增强,都易发生高原脑水肿。

5. 气候恶劣、寒冷,以及大量饮酒、发热等均可加重缺氧而诱发此病。

6. 登高的速度。急速登高时,机体的适应能力还尚未充分发挥,易致缺氧症。

7. 海拔高度。海拔愈高,大气压及氧分压愈低,愈易发病。随着海拔的增高,HACE 的发病率逐渐增高。

(二)临床表现

1. 症状和体征　高原脑水肿的临床突出表现是意识丧失(昏迷),患者在发生昏迷前,常常有一些先兆症状和体征。随着病情的进一步加重和发展而进入昏迷。

(1)前驱期症状和体征。昏迷前数小时有前驱症状,如头痛剧烈且呈进行性加重、恶心、呕吐(多为喷射性频繁呕吐)、发绀、气促、不思饮食、嗜睡、意识蒙眬、精神萎靡、神志恍惚、语无伦次、定向障碍,少数病人出现小便失禁,精神行为异常,随地大小便等,患者神经生理反射多正常,一般无病理反射。一旦出现以下表现时,即为昏迷先兆:①头痛加剧、呕吐频繁;②神经系统症状由兴奋转为抑制或呈强兴奋状态;③突发谵语,大小便失禁;④有病理反射出现。

(2)昏迷期症状及体征。突出的表现为意识丧失,对周围一切事物无反应,呼之不应,问之不答。绝大多数为轻度昏迷,昏迷时间较短,意识丧失多在数小时至 48 小时以内恢复,昏迷 7 天以上者较少见。昏迷程度越深,则病情越重,预后也越差。除意识丧失外,发绀明显,多数患者有呕吐、尿潴留或大小便失禁,部分病人可发生阵发性抽搐。此外,昏迷患者易并发消化道出血,可有呕血或柏油样便。

患者若为浅昏迷则角膜及瞳孔对光反应迟钝,痛觉仍然存在,深昏迷则一切生理反射均消失,常出现病理性反射如巴宾斯基征阳性等。多数患者瞳孔常缩小而固定,或忽大忽小,少数病例出现肢体强直或瘫痪,腱反射亢进或减退,个别病例有脑膜刺激征。

2. 实验室检查

(1)血常规检查:大多数患者白细胞及嗜中性粒细胞数增高,随着病情好转而很快恢复正常;血红蛋白、红细胞数及比容绝大多数正常,如有明显脱水时则增高。

(2)尿常规检查:尿液检查一般均正常,少部分患者可见少量蛋白;若肾脏发生点状出血或肾小球血管发生缺氧性损害,则可出现大量蛋白尿,镜下可见血尿和少许管型。

(3)肾功能检查:早期可正常,随着昏迷时间延长,缺氧加重,不能进食水,或治疗不当,可出现肾功能减退、低钠、低钾血症。

(4)血气分析:血氧分压、血氧饱和度均明显降低,二氧化碳分压常降低,多表现为代谢性酸中毒合并呼吸性碱中毒。

3. 脑脊液检查　脑脊液压力轻度到中度增高,脑脊液蛋白可轻度增高,而糖、氯化物及细胞数均正常。

4. 眼底检查　常见视网膜水肿及视盘水肿,中心静脉淤滞,部分患者可见视网膜出血,多为点片状或火焰状出血。

5. 心电图检查　多数患者表现为正常心电图或窦性心动过速,部分患者有心律失常、电轴轻度右偏及左右束支传导阻滞,少部分可为心肌缺血,早搏(期前收缩)及心动过缓等。

6. 胸部 X 线检查　大部分患者心肺正常,少部分可有肺动脉圆锥突出,心室增大等,合并有高原肺水肿或肺部感染者,则有相应的肺水肿及肺部感染的 X 线征象。

7. 头颅 CT 检查　头颅 CT 扫描可发现大脑呈弥漫性密度减低,脑室脑池变小,脑沟消失提示有脑水肿存在。

8. 脑电图检查　患者脑电图检查,均呈异常表现。

(三)诊断与鉴别诊断

1. 诊断　高原脑水肿的诊断标准有以下几点。

(1)近期抵高原后发病,一般在海拔 3000 米以上发病。

(2)神经精神症状体征表现明显,有剧烈头痛、呕吐、表情淡漠、精神忧郁或欣快多语、烦躁不安、步态蹒跚、共济失调等表现。随之神志恍惚、意识蒙眬、嗜睡、昏睡以致昏迷,也可直接发生昏迷。可出现肢体功能障碍、脑膜刺激征和(或)锥体束征阳性。

(3)眼底检查:可出现视盘水肿和(或)视网膜出血、渗出。

(4)脑脊液:脑脊液压力增高,细胞数及蛋白质含量无变化。

(5)排除急性脑血管病、急性药物或一氧化碳中毒、癫痫、脑膜炎、脑炎。

(6)经吸氧、脱水剂、皮质激素等治疗及转入低海拔地区症状缓解。

2. 鉴别诊断　本病起病急骤,以神经精神症状为主要表现,病人常很快发生昏迷,因此本病应与其他原因引起的神经精神症状和昏迷加以鉴别。

(1)颅内感染性疾病。如各种脑膜炎、脑炎等,也可发生昏迷,且昏迷前也常有上呼吸道感染的症状。但此类疾病多有明显的全身感染中毒症状,脑膜刺激征阳性和病理反射存在,脑脊液检查除压力增高外,细胞数多增加,蛋白高而糖和氯化物减少等,而高原脑水肿患者系高原缺氧所致,故有严重的低氧血症,脑脊液检查除压力可增高,或可有蛋白轻度增高外,细胞数、糖、氯化物均正常,由此可与之鉴别。

(2)一氧化碳中毒。有烤火、煤气管道泄漏等中毒原因,病人面色发红,皮肤黏膜不发绀。

(3)癔症或癫痫持续状态。过去有同样的发作史,多由精神刺激而突然发病,发作时有抽搐和(或)口吐白沫等临床表现,脑脊液检查无异常等也可加以鉴别。

(4)各类代谢性疾病所致的昏迷。如糖尿病昏迷、尿毒症昏迷、肝性脑病等,该类疾病只要进行详细的病史询问,全面的体格检查以及有关相应的化验检查,即不难与高原脑水肿相鉴别。

(5)颅内占位性疾病。该类疾病起病缓慢,呈进行性加重的头痛、呕吐,无明显的低氧血症,一旦出现定位性体征,单纯脱水治疗难以奏效,头颅 CT 片有占位性改变等即可加以鉴别。

(6)急性脑血管疾病。常有高血压、心脏病或慢性头痛史,有相应的定位体征或病理反射,脑膜刺激征等。CT 或腰穿等检查可明确诊断。

(四)预防

1. 进入高原前应作全面的健康检查,对患有严重的心肺疾病者,均不宜进入高原。

2. 临进入高原前 2～3 周,应加强耐氧训练,如进行长跑、爬山、打球等体育锻炼。

3. 进入高原前 1～2 天,应注意休息,避免劳累,禁烟、酒,避免受凉感冒。如患上呼吸道感染或肺部感染,以及其他原因引起的急性发热,待治愈后再进入高原为宜。

4. 乘车进入高原者,最好是进行阶梯式进入,在海拔 3000 米以上地区,登高高度每上升 600 米停留 1 天。

5. 在行进高原途中,因为高原环境昼夜温差大,夜间极为寒冷,应注意保暖,避免受凉和感冒,应充分休息,防止疲劳。若出现急性高原反应或上呼吸道感染等,应积极治疗。

6. 刚进入高原应加紧休息,不宜进行强体力劳动及剧烈运动,以免增加机体的耗氧量。体温过低与高原反应有协同作用,保暖非常必要。要合理安排饮食,勿暴饮暴食,大量酗酒常诱发急性高原病的发生,多摄入水分和高糖类饮食。

7. **药物预防**:药物预防是十分必要的,可选用地塞米松、乙酰唑胺口服。

(五)治疗

1. **昏迷前期治疗**

(1)安静卧床休息。

(2)严密观察意识状态的变化。

(3)给予低流量吸氧。

(4)给予脱水治疗。

(5)烦躁者可给安定类药。

2. **昏迷期治疗**

(1)给氧。①鼻导管或面罩给氧,以 2～6 升/分为宜,可以间断地将氧流量增加至 6～8 升/分;②呼吸机正压给氧。对伴有呼吸衰竭的病例,呼吸道分泌物过多,故应做气管切开或气管内插管;③高压氧疗法,对重症患者应采用高压氧治疗,每天 1～2 次。患者出高压氧舱后,应继续吸氧,并尽快进行脱水、利尿治疗,以防止脑水肿进一步加重。

(2)脱水利尿,降低颅内压。

(3)补液。高原脑水肿患者,补液应慎重,尤其对于高原脑水肿合并有肺水肿、心力衰竭者,更应严格控制液体的入量和补液速度。要慎用生理盐水,以免加重脑水肿。

(4)给予能量合剂等促进脑细胞代谢。

(5)及时纠正水、电解质及酸碱平衡紊乱。

(6)联合应用抗生素预防和控制感染。

(7)采用低温毯或体表冰袋降温。

(8)静脉输注氨基酸等营养物质。

(9)在医生监护下及时治疗合并症。

(周其全　罗勇军)

第二节　慢性高原病防治

高原自然环境的特点是低氧、低温、干燥、太阳辐射强等。这些因素对人机体的长期不利影响,可引发一系列的慢性疾病。

一、慢性高原病

慢性高原病是指进入高原或久居高原的居民,由于长期高原低氧环境所引起的人体慢性低氧性疾病。

(一)发病机制

高原对人体健康的影响是多方面的,其中低压性低氧是其中最主要因素。随着海拔升高,大气压下降,氧分压也随之下降,由此从吸入气氧分压到肺泡气氧分压,至动脉血氧分压均逐步下降,这种从大气到机体细胞线粒体的氧传送过程是呈瀑布式逐级递减降低,故也称"氧瀑布"。当血氧饱和度降低到一定程度,即可引起各器官组织供氧不足,从而产生功能或器质性变化,进而机体出现低氧血症。

高原低氧低气压环境对人体的影响几乎涉及各个系统,其中对呼吸、循环、神经、血液等系统影响较大。人体进入高原后,全身各系统从器官水平到分子水平,从功能到组织结构都发生一系列适应性和损伤性变化,常见的有红细胞增多、肺血管收缩、肺血管重建、肺动脉高压等。一般情况下,生活在高原地区的多数居民,经过一段时间后均能适应高原环境,但仍有部分居民不能适应高原环境,而出现慢性高原病和其他有关疾病。

当机体长期暴露于高原低氧环境中,低氧血症可刺激肾脏及某些肾外脏器合成与释放促红细胞生成素增加,刺激骨髓红细胞系统增生,同时血液中其他因子的变化也参与调节骨髓造血,多因素导致红细胞增生。

在高原地区居住的人群,不论是移居还是世居人群,其血液中红细胞数和血红蛋白含量均明显高于平原值,这有利于提高血液的携氧能力,改善组织的氧供,是机体适应高原低氧环境的有效途径。但其含量若高于一定的限度,血黏滞度增大,血流减慢和循环阻力增加,从而导致低氧血症的发生,又反过来刺激红细胞的增生,形成恶性循环,导致过度增生,进一步导致各系统的不同程度损害。因此是一种严重影响高原久居人群健康的疾病。其主要表现为过度的红细胞增多和显著的肺动脉高压。

(二)患病率

本病发病隐匿,呈慢性过程,很难明确发病时间。很多患者多在缺氧加重引起症状或在体检时发现。一旦发病便迁延多年，在高原环境中不能自愈，返回平原后可恢复正常。

慢性高原病是常见高原病，国内外有很多相关流行病学调查研究，不同调查资料发病率也不一致，但有一点是共同的，那就是发病率随海拔的升高而上升。这是因为海拔愈高，空气愈稀薄，大气中氧分压愈低，从而导致机体缺氧加重，引起发病率升高。有报道我国高原地区人群发病率为 2.5%～5.0%，据此推断我国高原地区约有 25 万人患有此病。

过去，许多国外学者认为世居高原居民因为已在高原居住了数万年，已获得了对高原的适应，在氧摄取、氧运输和氧利用等生理机能方面已达到细胞适应的水平，因此认为发病率较低。而西藏多数统计资料证明，在西藏，高原居民患慢性高原病者并非少数，在海拔 4500 米以上高原，世居牧民发病率很高，1972 年和 2007 年 2 次调查资料显示，其发病率均超过 30%，这也说明，对慢性高原病的防治应包括移居和世居两方面的群体；海拔越高其发病率越高，发病率可由 1% 增加到 70% 甚至更高；但在同一海拔地区，移居居民发病率高于世居居民；在海拔 3000 米以下地区，慢性高原病发病率相对较低；男性患病率高于女性，在儿童中较罕见。

(三)临床表现

慢性高原病临床表现常为慢性缺血、缺氧及红细胞过度增多所导致的多系统受损。

1. 症状　是全身性缺氧性疾病，由于不同的脏器对缺氧的耐受性不同，相应的症状也轻重不一。

(1)神经系统：头痛、头晕、记忆力减退、睡眠障碍、肢体麻木、耳鸣。

(2)心血管系统:心悸、胸闷、胸痛、气短。

(3)呼吸系统:轻微咳嗽、痰中带血、夜间睡眠周期性呼吸或呼吸暂停等。

(4)消化系统:消化功能减弱、食欲缺乏、腹胀、纳差,少数胃肠道出血。

(5)其他:眼底出血、鼻出血、牙龈出血等。

2. 体征　具有特征性的表现是特殊的面容,即口唇发绀、耳郭边缘发绀、舌质绛红或紫色、手指甲床发绀、眼结膜充血、面颊部毛细血管充血扩张等,称此种面容为"多血症面容"。

(四)诊断

慢性高原病临床分型方案目前较多。2004 年 8 月在我国西宁召开的第六届国际高原医学与生理学学术会议上,已将我国提出的慢性高原病诊断记分系统纳入国际诊断标准,并命名为"青海标准"。该病以前曾命名为慢性高原红细胞增多症。

慢性高原病为一临床综合征,发生于海拔 2500 米以上的世居者或久居者。主要特征为过度的红细胞增多(女性≥190 克/升;男性≥210 克/升),严重的低氧血症,在某些病人尚有中度或严重的肺动脉高压,以致可发展为肺心病和充血性心力衰竭。当病人转至低海拔地区症状逐渐消失,重返高原则症状复发。

该标准为症状记分系统,由 3 部分组成。

1. 以头痛、头晕、记忆减退、疲乏、气促或心悸、睡眠障碍、耳鸣、食欲缺乏,唇、面、指甲发绀和结合膜及咽部毛细血管扩张充血 10 个主要症状和体征记分。每项症状以轻、中、重程度不同各记 1、2、3 分。

2. 男性血红蛋白≥210 克/升,女性≥190 克/升,记分 3 分。动脉血氧饱和度≤85%(男女相同)记 3 分。

3. 将以上记分相加作出慢性高原病的诊断和判定其严重程度：总记分＜5 分，为无慢性高原病；总记分＝6～10 分，为轻度慢性高原病；总记分＝11～14 分，为中度慢性高原病；有严重头痛，血红蛋白≥250 克/升，总记分≥15 分为重度慢性高原病。

慢性高原病的诊断须排除以下几种情况。病人如有下列慢性肺病，肺气肿、支气管炎、支气管扩张、肺泡纤维变性、肺癌等病症应予排除；慢性呼吸功能紊乱者或某些慢性病变而引起的低氧血症，并导致继发性红细胞增多者不应诊断为慢性高原病；居住在海拔低于 2500 米地区的人群。

(五)辅助检查

1. 血液学检查　男性血红蛋白≥210 克/升，女性血红蛋白≥190 克/升。

2. 血氧饱和度检查　拉萨地区健康居民血氧饱和度在 85%～94%，患者多在 64%～85%，个别病例甚至更低。

3. 胸片检查　可见双肺野充血，肺血增多；肺动脉圆锻突出，肺动脉主干增宽等。

4. 心电图检查　以右心改变为主：常见改变为电轴右偏，右心室肥厚或右心室高电压，右束支不完全性传导阻滞等；若有左心室改变者多与合并高血压有关。

5. 眼底检查　视觉功能改变、视网膜静脉扩张，弯曲，着色变深等。

6. 其他检查　包括血液生化、心脏彩超、血管功能、肺功能等。

(六)治疗

1. 治疗原则　在高原低氧环境中，虽然对慢性高原病的治疗缺乏特效的方法，但有很多治疗方法可在一定程度上有缓解病情的作用。在高原上治疗本病,治疗原则主要是通过减少机体的耗氧量,提高机体摄氧能力,改善血液循环,提高组织对氧的利用率,从而改善机体的缺氧状态,在一定程度上控制红细胞过度增生,达到缓解病情的效果。

2. 一般治疗

(1)慢性高原病最基本的原因是缺氧,因而,应尽量减少在高原的氧耗量,应减小劳动强度及劳动时间,避免剧烈体力劳动,保证充分的休息睡眠。戒烟限酒,多食水果和蔬菜,补充维生素,保持大便通畅。

(2)对于重症的慢性高原病患者,也不能强调绝对卧床休息,要从事适当的活动,促进血液循环,避免血栓的形成。

(3)使用深呼吸法预防和治疗慢性高原病,深而慢的呼吸可增加肺泡通气量,减少无效通气,还可增强呼吸肌的力量,改善肺血循环,从而促进肺泡气体交换,提高血氧分压和血氧饱和度,提高肺功能。深呼吸法:做深而慢的呼吸运动,频率可逐渐控制在4～6 次/分,每次呼吸均宜缓慢用力,近似做肺活量检测时的呼吸,尽量做好腹式呼吸,每日 2～3 次,每次做 3～5 分钟。

3. 改善缺氧状态

(1)间断吸氧是预防和治疗慢性高原病非常有效的方法。可用鼻导管或面罩吸氧,氧流量 1～3 升/分,每次 1～2 小时,每天2～4 次,对相对重症的慢性高原病患者可酌情延长给氧时间,增加氧流量和吸氧次数等。吸氧能明显改善患者的胸闷、气短、呼吸困难及头痛等症状,给氧治疗对慢性高原病均有效,效果也是得到一致认可。

(2)高压氧舱治疗:因高压氧能增加机体内的血氧含量,提高动脉血和肺泡氧分压,可使溶解氧较常压下提高 15～20 倍,还可减少心排血量和降低心肌耗氧量。在舱内患者症状有明显改善，但对患者的血液学指标改善方面等远期目标还待进一步研究。

4. 降低红细胞数　失代偿性红细胞增生是导致慢性高原病病理改变的基本因素之一，用适当方法降低红细胞数，对改善临床症状和阻断恶性循环有一定意义。

(1)等容放血稀释疗法：一般常用于血红蛋白达到 250 克/升以上，尤其有血管栓塞或继发脑缺血先兆的患者，可静脉放血 200～500 毫升，1 周 1 次，可连续 3～5 次，同时输入等量的晶体液或胶体液(生理盐水、低分子右旋糖酐或血浆等)，以稀释血液，降低血液黏稠度，改善循环，提高血氧饱和度，从而减轻症状。虽然放血疗法近期效果明显，但多数病人在治疗结束后 1～3 个月或更长时间内，血液学指标又恢复至原水平甚至更高，远期疗效仍较差，因而该疗法并不能作为常规治疗方法。

(2)己烯雌酚治疗：慢性高原病男性发病明显高于女性，这不仅由于男性耗氧量高，也由于雄性激素通过对肾脏刺激，促红细胞素生成和分泌增多，使红细胞生成增多；而雌激素恰有相反的作用，可降低红细胞生成，故用于治疗该病症。虽然应用大剂量的己烯雌酚治疗该病有较显著的疗法，但由于用量大，时间长，其明显增加的副作用使绝大多数患者不能接受(严重的副作用有导致男性乳房增大、性功能减退、骨关节疼痛等)，且远期疗效差，故现在单纯用己烯雌酚治疗的疗法已基本被淘汰。

5. 改善血液循环　从血流动力学及凝血机制的测定表明慢性高原病患者的血液具有浓、黏、聚、凝的特点。因此降低其血黏度，疏通血液、改善微循环均可增加组织的有效血流量，提高组织器官的氧供应与氧利用，从而改善患者的缺氧症状。常用药物：低分子右旋糖酐、丹参、红景天、诺迪康等。

6. **转送平原或低海拔地区**　在可能的情况下,到低海拔或平原地区居住、治疗、调养。

对重症或并发症严重的病人,或在原地久治疗效较差者,可转送平原或相对较低海拔地区,脱离高原低氧环境后,患者自觉症状可逐渐好转或消失,血液学指标也逐渐恢复正常。对于并发高原性心脏病心力衰竭、消化道大出血、脑出血或脑梗死和肺动脉栓塞等重病人,必须及时就地抢救,待病情稳定后方可向下转送,以免途中出现生命危险。

慢性高原病患者向低地转移治疗处理后,有一个不可忽视的社会性问题,即有些患病的高原久居或世居者,一旦病情好转,由于工作、家庭、经济等原因,必须返回高原,此时病情常易复发,因而需要注意采用向低地转移与就地治疗相结合的权衡处理方案。

(七)预后

慢性高原病患者的预后与病程、病情、缺氧程度、受累器官多少有密切关系,单纯的红细胞增多症,一般预后良好。若血红蛋白达到 250 克/升以上,血液黏度增高,不但增加心脏负担,也影响红细胞在肺部及组织的气体交换,身体缺氧加重,肾脏血流缓慢,会导致血压的变化或肾功能受损,当进展到多脏器功能严重受损时,预后较差。病重后即使回到平原,机体恢复到正常状态也比较困难。因此,对本病要做到早发现、早诊断、早治疗。

(八)预防

1. 养成良好的生活饮食习惯,戒烟限酒,合理休息,劳逸结合,避免长期的剧烈活动和紧张的脑力劳动,保持心态平衡,饮食多样化。

2. 间断吸氧:间断吸氧有助于改善机体的缺氧,降低高原病发病频率,改善机体功能等方面均有较好帮助。2008 年,某军区决定给驻高原部队全面提供吸氧和高原救治设备,实现每人每天至少吸氧 1 小时的目标,以保障广大官兵身心健康,预防慢性高原病的发生。

3. 使用深呼吸法预防慢性高原病,深而慢的呼吸可增加肺泡通气量,减少无效通气,还可增强呼吸肌的力量,改善肺血循环,从而促进肺泡气体交换,提高血氧分压和血氧饱和度,提高肺功能。深呼吸法:做深而慢的呼吸运动,频率可逐渐控制在 4～6 次/分,每次呼吸均宜缓慢用力,近似做肺活量检测时的呼吸,尽量做好腹式呼吸,每日 2～3 次,每次做 3～5 分钟。

4. 积极防治慢性心脏、肺部疾病。

5. 定期脱离高原低氧环境,到平原或相对低海拔的地区生活、调养,也可预防慢性高原病的发生。

二、慢性高原心脏病

慢性高原心脏病是高原病常见的一种临床类型,长期高原低氧环境导致的缺氧性疾病,以缺氧性肺动脉高压、肺动脉增厚、扩张和右心室肥厚为主要特征,导致功能障碍,以至发生心力衰竭为主要临床表现的疾病,称为慢性高原心脏病。

高原心脏病多发生在海拔 3000 米以上的高原,现本病尚无公认的发病率报道,各地发病率差别较大,目前尚无确切的统计资料。一般情况下,高原心脏病发病率随海拔升高而增高。从临床工作中我们发现,西藏地区在高原的世居人群中患慢性高原心脏病者并不少见;对于移居者来说,随着移居时间的延长,发病率逐渐增高,男性较女性患者为多;但由于对高原适应的个体差异,发病时间跨度较大,冬春季节较易患病。

(一)发病机制

缺氧是高原心脏病的基本原因。高原心脏病的发病机制较为复杂,目前国内多数学者认为长期低氧环境下,缺氧引起的肺动脉高压是高原心脏病发病的重要环节。此外,劳动强度、感染、精神紧张、吸烟等因素与其发生起一定的促进作用。缺氧严重时,心肌本身也可因供氧不足发生代谢和功能的降低,成为高原心脏病的一个因素。

慢性低氧血症引起长期心肌供氧不足和红细胞增多所致血液黏度增高,也是高原心脏病的重要发病因素。

(二)临床表现

1. 症状 高原心脏病一般起病缓慢,症状逐渐加重,多以肺动脉高压、慢性右心功能不全为主,主要表现为劳力性呼吸困难、心悸、胸闷、心前区不适、头痛、头晕、疲乏无力、睡眠不佳等症状,心力衰竭发作时上述症状加重。常伴有咳嗽、腹胀,个别患者不能平卧,甚至出现夜间端坐呼吸等。病情进一步发展右心室扩大明显及室间隔肥厚会影响左心室的收缩功能,可发展成全心衰竭。

慢性高原心脏病是高原病的一种,以心脏为主要受累器官,其他系统也可同时受累,但不是主要表现。高原心脏病症状表现与病情轻重、病程长短、其他器官受损情况,以及个体耐受性差异有关。

2. 体征 出现心功能不全时,有明显颈静脉怒张、肝脏增大和双下肢水肿等,严重时为全身水肿。

(三)辅助检查

1. 心脏彩超检查 表现为右心房、右心室流出道和肺动脉内径增宽。还可引起左心房、左心室扩大和室间隔增厚等。

2. 胸片检查 主要表现为右心室增大或以右心为主的双室增大,肺动脉段凸出,右肺下动脉扩张,肺门阴影扩大,肺纹理增多等。

3. 心电图检查　主要表现为右心室肥厚。特征为电轴右偏、完全或不完全右束支传导阻滞;心电图右心室肥厚与肺动脉高压有较好的相关性,肺动脉压越高,相关性越好。

4. 血液检查　部分高原心脏病患者同时合并有高原红细胞增多症,此时血液检查可有红细胞计数、血红蛋白、血细胞比容增高,血小板可减少。血氧分压和血氧饱和度则表现为海拔越高血氧分压和血氧饱和度越低。

(四)诊断与鉴别诊断

1. 诊断　依照 1995 年中华医学会第三次全国高原医学学术讨论会推荐稿,制定的成年人高原心脏病诊断标准。

(1)高原发病,一般在海拔 3000 米以上。移居者易患,世居者亦可罹患。

(2)临床表现主要为心悸、胸闷、呼吸困难、乏力、咳嗽、发绀、亢进或分裂,重症者出现尿少、肝大、下肢水肿等右心衰竭症。

(3)肺动脉高压征象表现以下 4 项:心电图(心电轴右偏及明显右心室肥厚)超声心动图(右室流出道≥33 毫米,右室内径≥23 毫米);X 线胸片(右肺下动脉干横径≥17 毫米或右肺下动脉干横径与气管横径比值≥1.10);心导管(肺动脉平均压≥3.33 千帕,25mmHg)。无肺动脉压测定时,需具有两项以上始可诊断。

(4)排除其他心血管疾病,特别是慢性阻塞性肺疾病、肺心病。

(5)转至海拔低处病情缓解,肺动脉高压及心脏病损逐渐恢复正常。

2. 鉴别诊断　慢性高原心脏病是特殊类型的心脏病,返回平原可迅速好转或痊愈,但其临床表现和客观检查与慢性肺源性心脏病、冠心病、原发性心肌病、风湿性心脏病等多有相似之处,在临床中需加以鉴别。

(1)慢性高原心脏病与慢性肺源性心脏病鉴别诊断:高原心脏病与慢性肺源性心脏病(肺心病)均有肺动脉高压和右心室肥大,某些时候鉴别较难,但通过认真询问病史,仔细查体,结合实验室检查全面综合分析,有利于两者的鉴别。

①肺心病大多数有慢性肺部疾病史,而高原心脏病多无此病史,仅在患病后期并发肺部感染。

②肺心病有长期呼吸道感染史,临床上以咳嗽、咳痰为主,易受季节、气候影响而反复发作,而高原心脏病除心脏病症状与体征外,常伴有高原适应不全的临床表现。

③肺心病多为中、老年人,高原心脏病可不受年龄限制,其发病与移居高原时间、海拔高度等有一定关系。

④转低海拔地区后肺心病患者的临床表现虽有改善,但其固有的征象仍然存在,高原心脏病转低海拔地区后,部分症状和体征即可消失。

⑤X 线胸片肺心病多有肺弥漫性纤维化及肺气肿征象,而高原心脏病无上述表现。

⑥高原心脏病的二氧化碳潴留及呼吸性酸中毒不如肺心病明显。

(2)慢性高原心脏病与冠心病的鉴别诊断:高原心脏病有时也可出现心前区疼痛及心电图 ST 段改变(心肌缺血)的表现。

①冠心病心绞痛常因体力活动或情绪波动而诱发,出现胸骨后压榨性疼痛,于休息或含服硝酸甘油 1～5 分钟后缓解,疼痛很少超过 30 分钟。高原心脏病的胸痛位置可不固定,与体力活动的关系常不明确,疼痛性质为隐痛,且持续时间可长达数小时

不等。

②冠心病患者运动实验大多为阳性,高原心脏病患者很少有阳性结果。

③冠心病大多没有肺动脉高压和右心室肥大的表现,高原心脏病有右心室肥大和肺动脉高压表现外,还有红细胞增多症及高原不适证表现。

④冠心病系因冠状动脉粥样硬化所致,发病年龄多在 40 岁以上,而高原心脏病患者 40 岁以下也有较多发病者。

(3)慢性高原心脏病与原发性心肌病的鉴别:原发性心肌病的起病方式和临床表现与高原心脏病很相似,但原发性心肌病的病变以左心增大为主,表现为反复发作顽固性左心力衰竭,透视、心电图及超声心动图可见左心房、左心室扩大及心内膜增厚。

(五)治疗原则

在高原地区治疗高原心脏病,一般以改善氧供、减少氧耗、降低肺动脉压、对症支持等为基本原则。病情严重者,原则上都需住院治疗。

1. 改善缺氧状态　休息、吸氧,避免从事中等强度以上的体力劳动,严重者卧床休息。高原心脏病用氧原则为早期、及时和充分。症状相对较轻的患者采取间断吸氧,重症者给予持续低流量吸氧,吸氧可明显提高动脉血氧分压和动脉血氧饱和度,从而起到改善机体缺氧作用。

2. 降低肺动脉压　主要使用经血流动力学监测证实降低高原病患者肺动脉压力的药物。在静脉用药过程中,有血压、心率等监测下使用更安全,能作肺动脉压监测更为理想,在监测条件下及时调节给药的速度及输液的药物浓度,以使药物发挥更大作用。

3. 改善、纠正心功能　出现心力衰竭时与其他心血管疾病所致心力衰竭的治疗原则一致,包括控制水和钠的摄入量、强心利尿、降低肺动脉压、降低心脏前后负荷等方法。另外,纠正低氧血症和维持电解质平衡也十分重要。

4. 加强心肌营养,改善心肌供血供氧　使用丹参、能量合剂等药物有改善心肌供血、供氧和促进心肌代谢的作用。

5. 积极治疗呼吸道感染　呼吸道感染既是高原心脏病的重要诱因,也是加重本病的重要因素,彻底治疗呼吸道感染,对于控制病情,预防心力衰竭有十分重要的作用。

6. 易地治疗　对在高原经治疗疗效不佳者,对于病程长且反复发作者宜下送转低海拔地区治疗。对于部分患者甚至不宜重返高原。

(六)预后

高原心脏病的预后与病程长短、病情轻重以及治疗是否及时有效等有密切关系。早期或轻症患者经治疗或转平原后,心脏形态学改变和功能不全可完全恢复正常。少数重症患者恢复欠佳,即使转到平原治疗,伴有肺动脉高压和右心室肥大者,一般不易恢复。对该病应做到早发现、早诊断、早治疗。

(七)预防

1. 在高原地区,养成良好的生活饮食习惯,戒烟限酒,合理休息,劳逸结合,避免长期的剧烈活动和紧张的脑力劳动,保持心态平衡,饮食多样化。

2. 在高原居民中加强高原卫生常识的普及教育,注意高原保健,避免或延缓一些人发病、减轻病情;有条件的可以适当吸氧。随着高原地区生活设施和医疗条件不断改善,人们的自我保护意识不断增强,从而在某种程度上可减轻高原低氧环境对高原居民的影响。

3. 适当开展一些锻炼活动可增强抗缺氧能力,适当开展些体育锻炼是完全可行的,如散步、慢跑、打太极拳、简易气功、加强呼吸功能锻炼等;高原地区不提倡氧耗量较大、强度大的体育运动;适当开展户外活动,增强抗寒能力,降低呼吸道感染的发病率。

4. 做好高原病的随访和监测工作,有条件的进行定期的体检,对于体检有异常的给予治疗和长期的随访。积极防治高原红细胞增多症及高血压,减少高原心脏病的发病因素。

5. 定期脱离高原低氧环境,到平原或相对低海拔的地区生活、调养,也可预防慢性高原病的发生。

(胡学军)

第三节　高原常见疾病防治

高原地区除特发高原疾病外,高原地区常见病的发病率并不少于平原地区。但是这些疾病的预防和治疗明显区别于平原。

一、呼吸系统常见疾病防治

(一)流行性感冒

1. 病因　流行性感冒简称流感,是由流感病毒引起的一种急性呼吸道传染病,传染性强,发病率高,容易引起暴发流行或大流行。其主要通过含有病毒的飞沫进行传播,人与人之间的接触或与被污染物品的接触也可以传播。

2. 临床症状　流感的潜伏期一般为 1~7 天,多数为 2~4天。单纯型流感:最常见,常突然起病,畏寒高热,体温可达 38~40℃,多伴头痛、全身肌肉关节酸痛、极度乏力、食欲减退等全身症状,常有咽喉痛、干咳,可有鼻塞、流涕、胸骨后不适等。颜面潮红,眼结膜外眦轻度充血。如无并发症呈自限性过程,多于发病3～4天后体温逐渐消退,全身症状好转,但咳嗽、体力恢复常需1～2周。轻症流感与普通感冒相似,症状轻,2～4天可恢复。

(1)肺炎型流感:实质上就是并发了流感病毒性肺炎,多见于老年人、儿童原有心肺疾患的人群。主要表现为高热持续不退,剧烈咳嗽、咯血痰或脓性痰、呼吸急促、发绀,肺部可闻及湿啰音。胸片提示两肺有散在的絮状阴影。痰培养无致病细菌生长,可分离出流感病毒。可因呼吸循环衰竭而死亡,病死率高。

(2)中毒型流感:极少见,表现为高热、休克、呼吸衰竭、中枢神经系统损害及弥散性血管内凝血等严重症状,病死率高。

(3)胃肠型流感:除发热外,以呕吐、腹痛、腹泻为显著特点,儿童多于成年人。2～3天即可恢复。

3.预防措施　流行性感冒是常见的急性呼吸道传染病。传染病的预防方法无非是那三个,即控制传染源、切断传播途径和保护易感人群。

(1)控制传染源:早期发现疫情,及时掌握疫情动态。及早对流感患者进行呼吸道隔离和早期治疗,隔离时间一般为1周或直到主要症状消失为止。

(2)切断传播途径:流感流行期间,避免集会等集体活动,易感者尽量少去公共场所,注意通风,必要时要对公共场合进行消毒。易感者或医务人员在工作期间可戴口罩,同时还要勤洗手,防止交叉感染。流感患者的用具及分泌物应使用合适的消毒剂进行消毒处理。

(3)保护易感人群:最基本的措施是接种流感疫苗。重点人群包括65岁以上的老年人、严重心肺疾病患者、慢性肾病患者、糖尿病患者、免疫缺陷病患者、接受激素及免疫抑制剂(他克莫司、环孢菌素等)治疗者、医疗卫生机构工作者等。不宜接种的人群包括对鸡蛋或疫苗中其他成分过敏者、孕期3个月内的孕妇、急性感染性疾病患者、严重过敏体质者等。同时,也可通过药物进行预防。同时,在平时,还要注意饮食的合理和睡眠的充足等,并注意提高免疫力。

4.治疗原则 要坚持预防隔离与药物治疗并重、对因治疗与对症治疗并重的原则。基本原则包括及早应用抗流感病毒药物,避免盲目或不恰当使用抗菌药物,加强支持治疗,预防和治疗并发症,以及合理应用对症治疗药物等。

5.本病在高原地区的特点 本病在高原环境下易迁延,痊愈时间长,故一旦患有上呼吸道感染,除保证足够的休息及饮水外,药物应该足量使用。如已经发生上呼吸道感染,应积极治疗,待痊愈后方可进入高原,以免诱发急性高原肺水肿。

(二)肺炎

1.病因 肺炎是指终末气道,肺泡和肺间质的炎症。肺炎可由细菌、病毒、真菌、寄生虫等致病微生物,以及放射线,吸入性异物等理化因素引起。

2.临床症状 多数起病急骤,常有受凉淋雨、劳累、病毒感染等诱因,约1/3患病前有上呼吸道感染。

(1)寒战、高热:典型病例以突然寒战起病,继之高热,体温可高达39～40℃,呈稽留热型,常伴有头痛、全身肌肉酸痛,食量减少。抗生素使用后热型可不典型,年老体弱者可仅有低热或不发热。

(2)咳嗽、咳痰:初期为刺激性干咳,继而咳出白色黏液痰或带血丝痰,经1～2天后,可咳出黏液血性痰或铁锈色痰,也可呈脓性痰,进入消散期痰量增多,痰黄而稀薄。

(3)胸痛:多有剧烈侧胸痛,常呈针刺样,随咳嗽或深呼吸而加剧,可放射至肩或腹部。如为下叶肺炎可刺激隔胸膜引起剧烈腹痛,易被误诊为急腹症。

(4)呼吸困难:由于肺实变通气不足、胸痛以及毒血症而引起呼吸困难、呼吸快而浅。病情严重时影响气体交换,使动脉血氧饱和度下降而出现发绀。

(5)其他症状:少数有恶心、呕吐、腹胀或腹泻等胃肠道症状。严重感染者可出现神志模糊、烦躁、嗜睡、昏迷等。

3. 预防措施 增强体质,提高自身的免疫力,是预防肺炎的有效途径。1988 年 3 月,世界卫生组织在哥本哈根召开的"老年人肺炎球菌疫苗免疫咨询会议"上建议,对所有老年人和所有高危人群均给予肺炎疫苗接种。美国 2000 年的卫生目标中规定,包括 65 岁以上老年人在内容易并发肺炎球菌感染的高危人群,肺炎球菌疫苗的接种率应达 60% 以上。1996 年底我国卫生部批准肺炎球菌疫苗进入中国,目前已在全国各地卫生防疫部门广泛使用。

该疫苗注射于上臂外侧皮下,只需注射一次(0.5 毫升),保护期可达 5 年以上。疫苗接种后,少数人可在注射局部有轻微肿痛,极少数人(少于 1%)可出现低热,均可在 2~3 天恢复。

4. 治疗原则

(1)一般治疗。保持室内空气新鲜,供给易消化、营养丰富的食物及足够的液体。保持口腔卫生及呼吸道通畅,拍背、变换体位,促进分泌物排出,必要时可适当吸痰,清除黏稠分泌物。氧疗对病情严重有缺氧表现者,或气道梗阻现象严重者,应及时给氧。其目的在于提高动脉血氧分压,改善因低氧血症造成的组织缺氧。给氧方法与一般肺炎相同。

（2）对症处理。①祛痰：目的在于使痰液变稀薄，易于排出，否则易增加细菌感染机会。除加强翻身、拍背、雾化、吸痰外，可选用祛痰剂。②平喘：对喘憋严重者，可选用支气管扩张剂等。

（3）抗生素的应用。选用合适的抗生素：把痰培养作为选择抗生素的依据。

5. **本病在高原地区的特点**　本病在高原环境下，临床表现不典型，起病隐匿，易迁延，痊愈时间长，故一旦肺部感染，除保证足够的休息，抗菌药物应该足量使用。如已经发生肺部感染，应积极治疗，待痊愈后方可进入高原，以免诱发急性高原肺水肿。

（三）支气管扩张

1. **病因**　支气管扩张的主要发病因素为支气管-肺组织的感染和支气管阻塞感染引起管腔黏膜的充血、水肿，使管腔狭小分泌物易阻塞管腔，导致引流不畅而加重感染；支气管阻塞引流不畅会诱发肺部感染。故两者互相影响促使支气管扩张的发生和发展。先天性发育缺损及遗传因素引起的支气管扩张较少见。

2. **临床症状**　其典型症状为慢性咳嗽伴大量脓痰和反复咯血。

慢性咳嗽伴大量脓性痰，痰量与体位改变有关，如晨起或入夜卧床时咳嗽痰量增多，呼吸道感染急性发作时黄绿色脓痰明显增加，一日数百毫升，若有厌氧菌混合感染则有臭味。

咯血可反复发生程度不等，从小量痰血至大量咯血，咯血量与病情严重程度有时不一致，支气管扩张咯血后一般无明显中毒症状。

若反复继发感染支气管引流不畅，痰不易咳出，可感到胸闷不适炎症扩展到病变周围的肺组织，出现高热、纳差盗汗、消瘦、贫血等症状。

慢性重症支气管扩张的肺功能严重障碍时劳动力明显减退，

稍活动即有气急、发绀伴有杵状指(趾)。

3. 预防措施

(1)增强体质,提高抗病能力,坚持参加适当体育锻炼,如跑步、散步、打太极拳等,有助于预防本病的发作。

(2)预防感冒,积极根治鼻炎、咽喉炎、慢性扁桃体炎等上呼吸道感染,对防治本病有重要意义。

(3)戒烟,避免吸入刺激性气体。

(4)控制继发感染,彻底治疗呼吸道疾病,如小儿麻疹、百日咳、支气管肺炎等,在幼年时期积极防治麻疹、百日咳、支气管肺炎等疾病,并做好传染病的预防接种。以防止支气管腔受损而发展成为支气管扩张。

4. 治疗原则　支气管扩张的治疗原则是消除病原体,促进痰液排出,控制感染等内科保守治疗,必要时行外科手术。

(四)结核病

1. 病因　肺结核是由结核分枝杆菌引发的肺部感染性疾病。是严重威胁人类健康的疾病。通过呼吸道传播。健康人感染结核菌并不一定发病,只有在机体免疫力下降时才发病。我国是世界上结核疫情最严重的国家之一。

2. 临床症状

(1)全身症状:肺结核患者常有一些结核中毒症状,其中发热最常见,一般为午后低热,可持续数周,热型不规则,部分患者伴有脸颊、手心、脚心潮热感。急性血行播散性肺结核、干酪性肺炎、空洞形成或伴有肺部感染时等可表现为高热。夜间盗汗亦是结核患者常见的中毒症状,其他全身症状还有疲乏无力、胃纳减退、消瘦、失眠、月经失调甚至闭经等。

(2)咳嗽:常是肺结核患者的首诊主诉,咳嗽 3 周或以上,伴痰血，要高度怀疑肺结核可能。肺结核患者以干咳为主，如伴有支气管结核，常有较剧烈的刺激性干咳；如伴纵隔、肺门淋巴结核压迫气管、支气管，可出现痉挛性咳嗽。

（3）咳痰：肺结核病人咳痰较少，一般多为白色黏痰，合并感染、支气管扩张常咳黄脓痰；干酪样液化坏死时也有黄色脓痰，甚至可见坏死物排出。

（4）咯血：当结核坏死灶累及肺毛细血管壁时，可出现痰中带血，如累及大血管，可出现量不等的咯血。若空洞内形成的动脉瘤或者支气管动脉破裂时可出现致死性的大咯血。肺组织愈合、纤维化时形成的结核性支气管扩张可在肺结核痊愈后反复、慢性地咯血或痰血。

（5）胸痛：胸痛并不是肺结核的特异性表现，靠近胸膜的病灶与胸膜粘连常可引起钝痛或刺痛，与呼吸关系不明显。肺结核并发结核性胸膜炎会引起较剧烈的胸痛，与呼吸相关。胸痛不一定就是结核活动或进展的标志。

（6）呼吸困难：一般初发肺结核病人很少出现呼吸困难，只有伴有大量胸腔积液、气胸时会有较明显的呼吸困难。支气管结核引起气管或较大支气管狭窄、纵隔、肺门、气管旁淋巴结核压迫气管支气管也可引起呼吸困难。晚期肺结核，两肺病灶广泛引起呼吸功能衰竭或伴右心功能不全时常出现较严重的呼吸困难。

3. 预防措施

（1）建立完善的结核病防治体系：政府承诺，各级卫生行政部门统一监督管理，各级结核病防治机构具体实施国家结核病防治规划，对结核病进行预防和治疗并进行执法监督；将结核病纳入初级基层卫生保健，使防治工作在广大农村和社区得到落实。

（2）控制传染源：是控制结核病流行的关键环节。主要是通过肺结核病例的早期发现、早期进行强有效的化学治疗,加强肺结核的化学治疗管理,使排菌的肺结核患者失去传染性,保护健康人群免受结核菌感染。

(3)卡介苗接种:卡介苗是一种无毒牛型结核菌的活菌疫苗,接种后人体获得一定的免疫力,对结核病有一定的特异性抵抗力。

(4)化学预防:主要是针对感染结核菌并存在发病高危因素的人群进行药物预防。

4. 治疗原则　肺结核的治疗以化学治疗为主,其原则为:早期、规律、全程、适量、联合。

(1)早期:肺结核病早期,肺内病灶血液供应好,有利于药物的渗透和分布,同时巨噬细胞活跃,可吞噬大量结核菌,有利于促进组织的修复和有效地杀灭结核菌,所以应尽可能早地发现和治疗肺结核。

(2)规律:按照化疗方案,规律投药可保持相对稳定的血药浓度,以达到持续的杀菌作用。反之,血药浓度不稳定,在低浓度时达不到最低抑菌浓度,反而会诱导细菌的耐药性。

(3)全程:肺结核患者服用抗结核药物后,短期内症状会显著改善,2个月左右大部分敏感菌被消灭,但部分非敏感菌和细胞内的结核菌仍然存活,只有坚持用药才能最终杀灭这部分细菌,达到减少复发的目的。

(4)适量:过量使用抗结核药物,会增加药物的不良反应,用量不足则可诱导耐药产生,因此在化疗过程中必须根据患者的年龄、体重,给予适当的药物剂量。

(5)联合:联合不同机制的抗结核药物,可以利用多种药物的交叉杀菌作用,不仅能提高杀菌灭菌效果,还能防止产生耐药性。

5. 本病在高原地区的特点　在高原环境下,尤其是在交通部发达地区,存在大量易感者,由于缺乏特异性免疫力,一旦感染结核杆菌,容易发病。结核病在西藏的特点"一低两高",即感染率低、患病率和排菌率高。

二、心血管系统常见疾病防治

心血管系统主要由心脏和血管两大部分组成。心脏位于我们胸腔的正中稍偏左的位置,是一个不停跳动的类球形肌性器官。心脏分为 4 个腔室,分别为左边的左心房、左心室和右边的右心房、右心室。而血管按照功能分为动脉血管系统和静脉血管系统,动静脉血管内的血细胞成分(如白细胞、红细胞、血红蛋白、血小板等)是一样的。动脉血管是指将含有充足氧分的血液由左心室向全身脏器和四肢输送的管道,具有管壁结构复杂、管壁弹性大、管内血液压力高等特点;而静脉血管是将来自各个脏器和四肢末梢的静脉血(含氧量低、并含有大量的代谢终产物)汇集后回流到右心室的输送管道,具有管壁较薄、弹性较低、管内血液压力低等特点。动静脉血管内的血液相对于心脏的流动方向是相反的,但动静脉血管在体内始终是相伴而行。血液在心脏和血管内的流动具有严格的方向性,并永不间断地循环往复,见图 4-1。

人体进入高原缺氧环境后,为了适应新的环境必然在组织器官水平、体液水平、分子水平甚至从基因水平发生一系列或大或小的调节,只是目前的医学科学和生物科学尚未完全了解清楚机体所发生的一切变化。但在心血管系统大致了解的变化有如下几点:由于机体长期处于缺氧环境中,尽管冠状动脉无明显病变,但血液本身处于相对低氧状态,因此心脏对氧气的供需相对不平衡(氧供相对不足而对氧的需求相对增加),心脏的能量代谢受到不同程度影响;同时长期缺氧会导致肺动脉血管痉挛、管壁增厚、

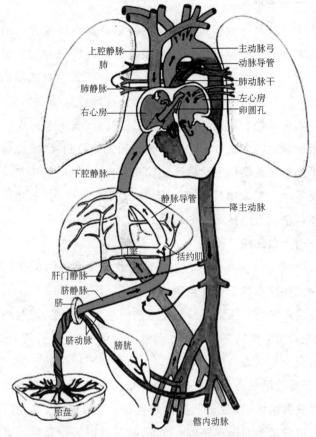

上腔静脉
肺
肺静脉
右心房
下腔静脉
静脉导管
窦
括约肌
肝门静脉
脐静脉
脐
脐动脉
膀胱
胎盘

主动脉弓
动脉导管
肺动脉干
左心房
卵圆孔
降主动脉

髂内动脉

图 4-1 血液在心脏和血管内流动示意图

　　管腔狭窄,肺动脉压力不同程度增加,久而久之出现不同程度的心肌质量增加,甚至出现心肌肥厚。因此,很多久居高原的人体检时就可发现轻度肺动脉高压、轻度右心肥厚、轻度三尖瓣反流、电轴右偏、右束支传导阻滞、心电图改变等异常变化。心血管的上述代偿性改变,在同一海拔水平,汉族等新迁高原的民族较世居高原的藏族更多见,而对于世居藏族人群而言,居住海拔越高,这种改变越多见。

由于西藏高原地区特殊的自然环境及高原居民独特的饮食习惯均有别于平原地区,因此,西藏高原地区居民的常见多发疾病谱也有别于平原地区。就心血管系统而言,最常见的疾病为高血压病,其次是慢性高原性心脏病、慢性高原性红细胞增多症(多血症),而风湿性心脏病、慢性肺源性心脏病、成年人先天性心脏病也较平原地区多见。冠心病及与其相关的血脂异常、血糖异常等与平原地区或经济发达地区比较相对较少,但这些年来随着高原居民生活水平大幅度提高、生活方式日趋都市化,因此这类疾病的发病率也有迅猛增长的趋势。

(一)高血压病

1. 概念 高血压是一种以体循环收缩压和(或)舒张压持续升高为主要特点的全身性疾病。

一定水平的血压对维持脏器灌注固然十分重要,但对于心脏来讲,左心室收缩时必须克服主动脉内的压力(心脏后负荷)才能完成向全身输送血液的任务,所以当血压水平持续处于较高状态时,就会显著增加心脏的负担;与此同时,血压的持续升高也会带来血管壁的损伤,导致动脉粥样硬化而管腔狭窄,心脏、肾、大脑的血液供应减少而出现缺血或梗死,甚至有时因血管突然破裂而直接导致死亡。

2. 病因及危险因素 高血压从病因上大体可分为原发性高血压和继发性高血压两大类型。

原发性高血压:高血压患者中将近90%的患者属于原发性高血压。所谓原发性高血压就是到目前医学上仍无法明确病因的高血压状况。目前的医学研究认为年龄、吸烟、肥胖、高血脂、高盐饮食、遗传因素等是高血压发病的重要因素。其中,年龄和遗传因素是高血压不可改变的危险因素,无论男女,随着年龄的增长,高血压患病率的风险成倍上升。如与男性 15－24 岁年龄组相比,65－74 岁组的风险要达到 22 倍,见图 4-2。此外,有高血压病家族史的患病风险是没有家族史者的 2 倍;酒精摄入量越高,高血压患病率就越高;相对于正常体重者,超重或肥胖者风险更高;血脂代谢异常、血糖异常者高血压患病风险显著增加。

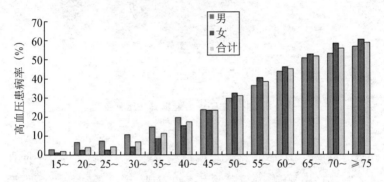

图 4-2　2002 年中国不同年龄高血压患病率图

(引自:高血压.中国居民营养与健康状况调查报告之四.北京:人民卫生出版社,2002)

3. 继发性高血压　继发性高血压指的是有其他一些明确的疾病导致的高血压,也就是说高血压是某个确定疾病的一个表现。占高血压患者的 10％左右。导致继发性高血压的疾病种类很多,但最常见的是肾性高血压(各种急、慢性肾炎、肾功能不全、肾动脉狭窄等)和内分泌性高血压(如甲状腺功能亢进、嗜铬细胞瘤、原发性醛固酮增多症、库欣合征等),见图 4-3。

4. 临床表现　大多数高血压患者起病隐匿,没有症状或症状不明显。有的患者可以出现头痛、头晕、心悸、后颈部疼痛,后枕部或颈部波动感,还有的表现为神经症状如失眠、健忘或记忆力减退,

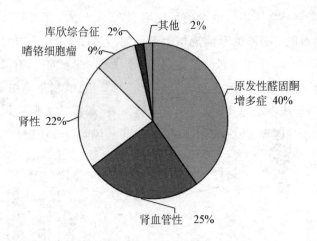

库欣综合征 2%
嗜铬细胞瘤 9%
其他 2%
原发性醛固酮
增多症 40%
肾性 22%
肾血管性 25%

图 4-3 中国住院患者继发高血压分布图

注意力不集中、耳鸣、情绪波动或神经质等。病程后期可有不同程度心脏、脑、肾、眼睛、血管等并发症的表现。总之，高血压患者早期多数无症状或症状不明显，而常见的症状也非高血压所独有。

5. 辅助检查 诊断高血压本身而言，只需要有标准的血压计就行了。但是每个诊断为高血压的患者首先要初步鉴别属于原发性高血压还是继发性高血压，因此要做针对继发性高压病因的相关检查（如肾功能、双肾血管彩超、双肾及肾上腺彩超或 CT、甲状腺功能、垂体磁共振、血浆肾素、血浆醛固酮等）。

此外，每个高血压患者均应定期检查有无血糖、血脂异常，有无靶器官损害等，因此还要行相关检查（如血脂、血糖、心电图、胸片、心脏彩超、颈部血管彩超、动脉弹性检查、眼底动脉检查、尿蛋白定量、肾小球滤过率、头部 CT 或磁共振等）。

6. 诊断标准 目前 18 岁以上成年人高血压定义为：在未服用抗高血压药物的情况下，非同日 3 次测量血压，收缩压≥

140mmHg 和（或）舒张压≥90mmHg。既往有高血压病史，目前正在服用抗高血压药物，即使血压低于 140/90，仍应诊断高血压。事实上，现代医学对高血压的认识也是在不断地更新。最初认为随着年龄的增长而出现血压的显著升高是一种身体的正常代偿现象，并没有认识到高血压是一种疾病。从 20 世纪中叶开始，西方国家开展大量的流行病学调查与循证医学研究，才逐渐认识到高血压是一种严重威胁人类健康的疾病。高血压的诊断标准（人为确定的标准）也是随着医学研究的不断进展而发生变化。在此介绍 1978 年世界卫生组织提出的诊断分类标准（表 4-3）（已摒弃）和 2010 年中国高血压防治指南诊断分类标准（表 4-4）。

表 4-3 1978 年世界卫生组织高血压诊断分类标准（已摒弃）

	收缩压（毫米汞柱）		舒张压（毫米汞柱）
正常血压	＜140	并且	＜90
临界高血压	141～159	和（或）	91～94
高血压	≥160	和（或）	≥95

表 4-4 2010 年中国高血压防治指南血压水平定义和分类

类别	收缩压（毫米汞柱）		舒张压（毫米汞柱）
正常血压	＜120	且	＜80
正常高值	120～139	和（或）	80～89
高血压	≥140	和（或）	≥90
1 级高血压	140～159	和（或）	90～99
2 级高血压	160～179	和（或）	100～109
3 级高血压	≥180	和（或）	≥110
单纯收缩期高血压	≥140	且	＜90

7. 预防措施 尽管高血压病的发病因素中遗传背景发挥一

定的作用,但高血压并不是典型意义上的遗传病。而高盐高脂饮食、吸烟、过度饮酒、缺乏运动、精神紧张等后天因素在高血压发病中发挥更为重要的作用,可以说高血压病是一种"生活方式病"。因此,高血压的预防也就是积极控制或改变这些不良的生活方式,提倡健康的生活方式(合理膳食、戒烟限酒、适当运动、心理平衡)。

8. **治疗原则** 高血压病的治疗原则包括以下几点。

(1)长期治疗原则:高血压病与多种内在(遗传、年龄、性别)或外在(不健康饮食习惯、缺乏体力活动、精神心理)因素等有关,而这些因素无法改变或难于根除,因此高血压病是一种不能彻底根治的疾病。一旦诊断明确,需要长期甚至终身接受治疗。切忌三天打鱼两天晒网。

(2)药物治疗与非药物治疗相结合原则。其中非药物治疗包括合理膳食、戒烟限酒、适当运动、理平衡。这是高血压病甚至很多慢性疾病的治疗及时。切忌一边猛吃降压药物,一边胡吃海塞。

(3)血压达标原则:正如前面所说,高血压的治疗目标不仅仅是缓解症状,更为重要的是积极防治高血压带来的各种并发症,达到"延年益寿"的目的。既然如此,就不能满足于形式上的降压治疗,而应该切实将血压控制在循证医学所证实的确有保护靶器官作用的血压水平,也即血压控制要达标。

(4)综合治疗原则:高血压、糖尿病、高血脂、吸烟等共同损害的器官是血管、心脏、脑、肾等。而且,这些因素对人体的危害具有互相促进的叠加效应,可谓"狼狈为奸"。因此,对于高血压合并任何其他危险因素的患者,必须做到同时控制所有可能控制的危险因素。否则,单纯的降压治疗就会"事倍功半"甚至"白忙活一场"。而综合治疗往往起到"事半功倍"的效果。

9. 关于一线降压药的说明　目前国际和国内各种高血压防治指南均推荐使用的一线降压药物分为 5 大类。包括钙离子拮抗药、血管紧张素转化酶抑制药、血管紧张素 II 受体阻断药、ß 受体阻断药、利尿药。而每一大类中又包括若干种不同化学结构的亚类,同一个化学结构的药物又有普通片剂和缓释制剂的区别。因此,目前市面上正规降压药的品种达到上百种,更何况还有很多非正规的降压药物。应该说凡是包含在 5 大类一线降压药范围内的药品都是好药(也即降压疗效确切、毒性反应轻微、具有器官保护作用等)。原则上一般的高血压患者选用这 5 大类降压药物中的任何一种都是可以的,但是由于不同种类的降压药物具有不同的降压机制、对于合并有不同并发症的保护作用不同、各种降压药物的毒性反应不同,而且药物的价格高低差异巨大等因素的存在,我们仍然应该强调针对不同情况患者选择不同降压方案的"个体化"原则。而不能简单地说哪种药好,哪种药不好。应该说任何药物也许有"贵贱之分",但无"好坏之别"。

10. 高原缺氧对血压的影响　高原缺氧因素对血压的影响可分为两种类型。其一,高原缺氧可能是某人出现高血压的唯一或主要的原因,去除高原缺氧因素(如返回低海拔地区)后其血压完全恢复正常并且能够长期维持。这就是典型的"高原高血压"。现在很多高原医学专业人员认为确实存在这类患者,但并不是很多见。我们认为只要这些患者在高原环境下持续血压升高,就可能增加心脏负担,并损害心脏、脑、肾脏及血管,因此无论有无症状,也应该积极控制血压。方法可以采用长期氧疗,必要时使用常规降压药。其二,很多高原居民具备了罹患原发性高血压的很多因素,比如不健康的生活方式、肥胖、缺少运动等,再加上高原缺氧因素共同作用下导致血压升高,这些人群单纯解除缺氧因素并不能使血压完全恢复正常,即便短期有所下降也不能长期维持。而这种类型的患者现实生活中更为常见。应该常规依靠改善生活方式和常规降压药物来控制血压。

11. 进出高原时血压波动大,如何调整治疗方案 首先,进入高原之前血压正常者或已有高血压而控制良好的人,进入高原后头几天可能出现血压升高。这种现象与机体迅速进入高原缺氧环境而未完全适应有关。此时应注意休息数日,加上氧疗,多数可逐渐恢复。如超过数周仍不能适应者,应该及时增加药物剂量或请专科医生调整治疗方案。其次,久居高原的高血压患者,通过药物治疗血压控制良好,但返回低海拔地区后,由于缺氧因素得到缓解,同时气候温暖湿润等原因,可能会出现血压比在高原时下降。如果血压过低(<100/70mmHg)或出现头晕、乏力等低血压症状,可减少药物剂量,同时多饮水。若仍不能缓解,可短期停用降压药。但最好每周监测血压,尤其是再次返回高原后,如果血压开始上升就应及时恢复药物治疗。

(二)冠心病

1. 概念 冠心病是指由于冠状动脉发生病变使其管腔狭窄或阻塞,导致心肌缺血、缺氧甚至心肌坏死的一种心血管常见疾病。就冠状动脉的病变而言,其最主要和常见的原因是冠状动脉发生粥样硬化,导致管腔狭窄或闭塞。除此之外,冠状动脉发生痉挛、炎症、栓塞或是存在先天性血管发育异常也是导致心肌缺血缺氧的少见原因。

2. 病因及危险因素 冠状动脉粥样硬化的确切病因尚不清楚,或者可以说动脉粥样硬化不是一个单一病因所导致的,但现代医学已经发现了若干冠状动脉粥样硬化的危险因素。所谓的危险因素是指相对于一般人群更容易发生某种疾病的状况,但危险因素绝不是确定发生该疾病的唯一病因。因此,具有危险因素的人群从概率上来讲更容易发生某种疾病,但是否发生某种疾病并不完全取决于某个危险因素的有或无。

冠心病常见的危险因素有中年以上男性、绝经后女性、高血压、高血脂、糖尿病、吸烟、肥胖、缺乏体力活动、早发冠心病家族史、竞争型性格(A 型性格)等。一个人同时具备上述危险因素越多,其发生冠心病的可能性就越大。因此,从预防冠心病的角度讲,早期发现这些危险因素,并积极去改变或控制这些危险因素就显得非常重要。

3. 临床表现 由于冠状动脉病变严重程度及对心肌组织产生的影响不同,冠心病往往表现出不同的临床特点。常见临床类型包括无症状性冠心病、心绞痛型、急性心肌梗死型、心力衰竭及心律失常型以及猝死型。因此,不同临床类型冠心病的临床表现也有差异。

(1)无症状性冠心病:患者无任何冠心病相关症状(如胸闷、胸痛、憋气等),但是心电图、运动负荷、冠状动脉造影、冠脉 CT、核素心肌显像等客观检查显示存在冠状动脉狭窄及心肌缺血的证据。

(2)心绞痛:典型的表现为缺血性胸痛。这种胸痛一般具有以下特点:首先疼痛位置往往在胸部正中(胸骨后);疼痛面积较大约一个拳头或手掌那么大,有时为更大面积;疼痛性质为闷痛、钝痛并具有压迫感;疼痛持续时间为数分钟,若超过 30 分钟持续不缓解可能发生心肌梗死;疼痛往往在劳累过程中发生,休息或含服硝酸甘油数分钟内缓解,若长时间不缓解可能发生心肌梗死。而那些疼痛位置局限,疼痛性质呈针刺样、刀割样、闪电样锐痛,疼痛部位靠近乳头区,疼痛发生在劳累过后或因身体姿势改变及咳嗽等动作而加重,持续时间过短(数秒)或过长(数小时至数天)者往往提示非心源性胸痛(也即心脏以外的因素引起的胸痛)。

(3)急性心肌梗死:急性心肌梗死典型的症状也是缺血性胸痛,但是心肌梗死时胸痛程度更为剧烈,持续时间更长(一般为半小时到数小时不等)。往往病人伴有大汗淋漓、面色苍白,甚至个别会有濒临死亡的恐惧感。当然,也有个别患者出现不典型的症状,如左上肢疼痛、上腹部疼痛、咽部紧缩感、下颌疼痛或麻木等。甚至个别可以是无痛性心肌梗死(常见于老年人、长期糖尿病患者、吸毒人员等)。

(4)心力衰竭及心律失常型:患者常出现咳嗽咳痰、活动时气短、乏力、双下肢水肿等心功能不全的表现,或者出现心悸、头晕甚至晕厥等表现。

(5)猝死型:在毫无征兆的情况下或在疾病发生后 1 小时之内发生死亡,尤其是在院外突然死亡的患者多数与冠心病相关。

4. 辅助检查　冠心病的辅助检查主要包括两个方面的内容:首先是关于是否存在冠状动脉粥样硬化的检查,如冠状动脉造影(图 4-4,图 4-5)、冠状动脉增强 CT;其次是关于是否存在心肌缺血或坏死的检查,如普通心电图、运动心电图、核素心肌显像、血液中心记标志物的检测等。

5. 诊断标准　冠心病的诊断标准主要包括以下 4 个方面:①典型的胸痛症状;②典型的心电图改变;③冠状动脉造影阳性;④心肌标志物升高。

6. 预防措施　定期了解是否存在冠心病常见的危险因素,如

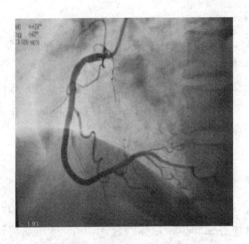

图 4-4　冠状动脉造影显示正常右冠状动脉

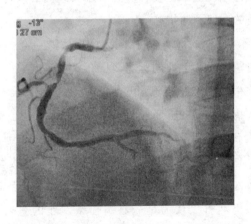

图 4-5　冠状动脉造影显示的已病变右冠状动脉

吸烟、高血压、高血脂(尤其是高胆固醇血症)、糖尿病等,并积极通过改变生活方式及药物治疗途径控制所有危险因素。这样就能大幅度降低患冠心病的危险性。

7. 治疗原则

(1)心绞痛的治疗原则：①急性期以控制心绞痛为主(休息、硝酸酯类药、β受体阻滞药、钙离子拮抗药)，同时给予抗血栓治疗；②缓解期以抗动脉粥样硬化为主，同时长期抗血栓及积极控制危险因素。药物治疗效果不佳时应考虑冠脉内介入治疗或冠状动脉旁路移植手术。

(2)急性心肌梗死的治疗原则：①急性期首先是尽快实现血供重建治疗(即疏通闭塞的血管)，牢记"时间就是心肌、时间就是生命"。紧急血供重建通常需要在发病12小时内实施，主要方法包括静脉药物溶栓和急诊冠脉内介入治疗，具体适应证应该由心内科专科医师掌握；其次还应采取积极的抗血栓治疗；再次就是积极防治各种并发症。②缓解期的治疗大致同心绞痛的治疗，同属于冠心病的二级预防措施。

8. 高原与冠心病　高原特殊的地理环境对冠心病的发病、临床表现及转归产生什么样的影响，目前是个未知数。即使现在国内外有多种相关的文献报道，但结论并不一致，甚至有完全不同的观点。从我们长期的临床经验来看，高原地区冠心病发病的主要危险因素仍然与平原地区相仿，也就是高血压、糖尿病、高血脂、吸烟、冠心病家族史等。但是对于已经存在冠状动脉粥样硬化的患者而言，急性进入高原后产生的机体缺氧、劳累及罹患急性高原病等仍然可以认为是冠心病临床发作的重要诱发因素。因此，这类人群进藏初期应格外警惕。

(三)心律失常

1. 窦性心动过缓及病态窦房结综合征

(1)概念。窦性心律是指心脏的节律由窦房结来控制，是属于正常状态的心脏节律。当窦性节律的心跳次数低于每分钟60

次时,医学上诊断为窦性心动过缓。而病态窦房结综合征是一种因窦房结冲动形成异常或传导异常而引起的严重的窦性心动过缓、窦性停搏和(或)窦房传导阻滞,致使重要器官供血不足的临床综合征。

(2)病因及危险因素。窦性心动过缓通常分为生理性和病理性两种。对于中青年人来讲窦性心动过缓的原因往往是副交感神经(抑制心跳)过度兴奋所致,而窦房结本身的起搏功能并未受到影响,因此多数属于生理性心动过缓。对于老年人来讲窦性心动过缓可能是因为窦房结本身发生病变引起,因此多数属于病理性心动过缓,其中严重部分属于病态窦房结综合征。病理性窦性心动过缓及病态窦房结综合征的病因多为窦房结不明原因的硬化性退行性病变引起。冠心病、心肌病、心肌炎、风湿性心脏病、先天性心脏病等任何器质性心脏病均可能发生病理性窦性心动过缓或病窦综合征。

(3)临床表现。生理性窦性心动过缓者心率一般为 $50\sim60$ 次/分,睡眠中可低于 40 次/分,运动后心率一般都能提到 90 次/分以上。因此患者通常没有任何症状。而病理性窦性心动过缓者心率低于 60 次/分,运动后心率不能相应增加(一般小于 90/分)以适应机体的需要,通常患者出现头晕、乏力、心悸等症状。而当病情进一步加重,出现严重而持久的心动过缓(通常低于 50 次/分)或同时伴有窦性停搏、窦房传导阻滞时患者更容易出现头晕、乏力、黑矇甚至晕厥等症状。

(4)辅助检查。普通心电图、24 小时动态心电图、阿托品实验或运动心电图实验等是诊断窦性心动过缓及病态窦房结综合征的必要手段。

(5)诊断标准

①生理性窦性心动过缓：a. 心率小于 60 次/分（通常 50～60 次/分,夜间可低于 40 次/分）；b. 运动或阿托品试验中心率一般能达到 90 次/分以上；c. 一般见于无器质性心脏病的中青年,尤其是运动员。

②病理性窦性心动过缓：a. 心率小于 60 次/分；b. 运动或阿托品实验中心率不能达到 90 次/分以上或出现其他心律失常；c. 多见于有一定器质性心脏病的中老年人。

③病态窦房结综合征：a. 持续而显著地心动过缓（一般小于 50 次/分）,且并非药物引起；窦性停搏或窦房传导阻滞；窦房传导阻滞与房室传导阻滞并存,心动过缓-心动过速综合征；b. 运动或阿托品实验中心率不能达到 90 次/分以上或出现其他心律失常；c. 多见于有严重器质性心脏病的中老年人。

(6)预防措施。主要是针对可能导致心动过缓的器质性疾病的防治。

(7)治疗原则。生理性窦性心动过缓和无症状的（轻度）病理性窦性心动过缓无需特殊处理,但应尽量避免使用可能加重心动过缓的药物（如抗心律失常药物、洋地黄类药物等）；当患者出现与心动过缓相关的症状,可使用氨茶碱、麻黄碱、阿托品、异丙基肾上腺素等药物,但当症状明显甚至出现过晕厥时应该安装永久性起搏器。

(8)高原缺氧对缓慢性心律失常的影响。急性进入高原地区,多数人会出现代偿性的窦性心动过速,随着时间推移一般在数周内趋于平稳；而少数对慢性缺氧不耐受的个体,长期生活在高原地区可能会出现窦房结功能低下而导致心动过缓。

2. 各种期前收缩(早搏)

(1)概念。早搏又称"期前收缩",是指在正常节律的心跳中,突然有一次心跳提前出现,而后紧随一次较正常心跳间期略长的间歇。根据早搏发生的部位分为心房性早搏(房早)、心室性早搏(室早)、交界性早搏(结早);根据早搏的多少分为频发性早搏和偶发性早搏。

(2)病因。引起早搏的可能原因非常多,甚至在很多情况下找不到明确的原因。几乎所有早搏的病因均可根据是否存在器质性疾病而归纳为器质性疾病早搏和非器质性疾病早搏。而前者又可分为器质性心脏病(冠心病、风心病、心肌病、心肌炎、肺心病、高原性心脏病等各种心脏结构及功能异常)和心脏外器质性疾病(甲状腺功能异常、电解质异常、酸碱平衡紊乱、呼吸道感染、药物因素等);后者包括情绪波动(如紧张、焦虑),摄入酒精、浓茶、咖啡,运动等,甚至有部分健康人在无任何诱因下也可出现偶发早搏。

(3)临床表现。任何类型早搏的临床症状大致相似,多数表现为阵发性心悸,自觉心跳有间歇感或自行摸脉时有"漏搏"感。此外,根据不同的基础疾病可能有相应的临床表现。

(4)辅助检查。普通心电图及 24 小时动态心电图(HOLTER)是检查早搏的重要手段,不但可以明确早搏的类型,也有助于判断早搏的严重性。

(5)诊断。通过患者的症状提供线索,临床医生通过听诊可以诊断有早搏。但要想确诊并明确早搏类型必须要有心电图的记录作为依据。

(6)预防措施。防治所有可能导致早搏的心源性或非心源性疾病。尽量避免过度摄入酒精、浓茶、咖啡等。

(7)治疗原则。多数情况下,早搏本身不构成严重的问题,但早搏可以是机体很多异常状态的信号,应引起重视。早搏的治疗原则是首先积极控制可能存在的病因或基础疾病[最常见的为各种心脏病、甲状腺功能亢进症（甲亢）、电解质紊乱]，其次若早搏本身的症状很明显可适当服用抗心律失常药物（必须有心血管专科医师处方），对于无明确器质性疾病、症状不明显的轻度早搏不建议使用抗心律失常药。

3. 心房扑动及心房纤颤

（1）概念。心房扑动和心房颤动是指正常窦性节律消失，而以来自心房的频率极快的异常激动控制心脏的节律。其中导致心房扑动的异位起搏点相对固定，而导致心房颤动的异位起搏点则极其不固定。因此，可以这样理解，正常情况下心房和心室均有窦房结统一控制，心房和心室激动频率是一致的，并按顺序发生心房和心室的规律性收缩和舒张，从而实现心脏非常有效的泵血功能；而心房扑动时，尤其是心房颤动时心房由频率极快（250～600次/分）却不规则的心房异位起搏点所控制，此时的心房无法形成规律的收缩和舒张，更无法与心室进行协调，而心室则由按不同比率下传的房性激动所激活，也表现为心室收缩频率的不固定。

（2）病因及危险因素。粗略地讲，导致心房扑动和心房颤动的病因与导致早搏的病因大体相似，也可归纳为器质性和非器质性、心源性和非心源性病因（详见早搏部分）。但是心房扑动和心房颤动更多见于器质性疾病者，而且对人体的危害也远远超过早搏。

（3）临床表现。心房扑动和心房颤动本身表现为持续时间更长的阵发性心悸。同时根据并存的不同基础疾病而出现相应的临床表现。此外，心房扑动和心房颤动的主要风险是导致心脏扩大、心功能受损和心房内形成血栓而可能导致脑血栓。

(4)辅助检查。普通心电图及 24 小时动态心电图是检查早搏的重要手段。

(5)诊断。通过患者的症状提供线索,临床医生通过听诊可以诊断有心房扑动和心房颤动。但要想确诊必须要有心电图的记录作为依据。

(6)预防措施。防治所有可能导致心房扑动和心房颤动的心源性或非心源性疾病。

(7)治疗原则。心房扑动和心房颤动的处理原则如下:①积极控制能找到的基础疾病;②条件允许的情况下采取控制节律的措施,也就是尽可能让心房扑动和心房颤动终止而转为窦性节律,并长期维持窦性节律(包括外科心手术、心内科经导管射频消融术、药物等方法);③条件不允许的情况下采取控制心率的措施,也就是通过药物控制过快的心室率;④积极的抗凝治疗,以预防脑血栓的发生。总之,对于心房扑动和心房颤动而言,采取任何一种治疗措施必须由有经验的心内科专科医师来决定。

4. 阵发性室上性心动过速(室上速)

(1)概念。本病是一种比较特殊且常见的心律失常。常见于无明确器质性心脏病的年轻人,女性略多于男性。当然也可见于器质性心脏病者。房室结内折返性心动过速是最常见和典型的室上速类型。一般预后良好。

(2)病因及危险因素。本病常见于无明确器质性心脏病的年轻人。之所以发生本病,多数学者认为在心脏电信号由心房下传至心室的必经结构房室结部位存在所谓"双径路"的电通道,心脏电信号在此"双径路环"内发生反复折返而形成了快速性心律失常。

(3)临床表现。本病典型的临床表现为突发突止的心悸,同时可伴有头晕、出汗、乏力等低血压的症状。在病程早期持续时间较短(可以是几分钟),容易通过患者咳嗽、屏气等行为自行转复,发作频率较低(每年1～2次),随着病程的延长通常表现出发作频率增多(每月甚至每日数次),每次持续时间延长(数小时甚至数日),不易自行转复。

(4)辅助检查。症状发作时的心电图检查是最主要辅助检查。

(5)诊断。本病的诊断完全依赖于发作时心电图的表现,部分"幸运"的患者若能在发作期间及时赶到医院行心电图检查就可得到确诊。经常发作,但总是来不及及时赶到医院者,可以考虑行24小时动态心电图监测,这样捕捉到异常心电图的可能性会大大提高。而对于发作特点很像本病,常规无创心电图检查始终得不到确诊者,可以考虑行心脏电生理检查,通过导管程序性电刺激方法诱发本病也可确诊。

(6)预防措施。无特殊预防措施。

(7)治疗原则。阵发性室上速的治疗方法包括发作期的治疗和预防性治疗。发作期部分患者可通过采用用力屏气、压迫或刺激咽部、脸浸入冷水等刺激迷走神经的方法使心动过速终止;若不能终止可到医院使用普罗帕酮(心律平)、维拉帕米(异搏定)、腺苷等药物,多数较容易得到终止,但不能预防再次发作。经导管射频消融治疗已成为根治该病的最理想的治疗方法,具有成功率高(大于95%)、并发症发生率低、复发率低、安全性好等优点。

(8)不同海拔高度阵发性室上速的影响高原缺氧与本病无直接关系。

(四)心血管疾病防治基本常识

1. 健康四大基石 1992年世界卫生组织针对全球重大慢性

疾病防治的《维多利亚宣言》中提出了健康四大基石的理念。第一,合理膳食;第二,适量运动;第三,戒烟限酒;第四,心理平衡。若能按照这"四大基石"去实践,可使高血压减少50%,脑卒中、冠心病减少75%,糖尿病减少50%,肿瘤减少1/3,平均寿命延长10年以上,而且生活质量大大提高。

2. "餐桌上的红黄绿白黑"　合理膳食是健康四大基石的第一项。所谓合理膳食就是要食物总热量不能太多,各种营养成分要均衡摄入。我国著名的心血管病专家洪昭光教授提出了所谓"餐桌上的红黄绿白黑"的概念,其目的就是为了达到合理膳食。其具体内容分别是:"红"是一天一个西红柿;"黄"是胡萝卜素和维生素 A;"绿"是绿茶和绿色蔬菜;"白"是燕麦片;"黑"是黑木耳。

3. "步行三五七"原则　适量运动是健康四大基石的第二项。洪昭光教授提出的"步行三五七"原则具体内容为:"三"是指最好一次 3000 米,持续时间 30 分钟以上;"五"是指每周至少运动 5次,长期坚持规律性运动;"七"是指运动量要达到中等量运动(有氧代谢运动),即运动中心率提高到 170-年龄(比如,50 岁的人运动中心率要达到 120 次/分,70 岁的人心率要达到 100 次/分)。

4. "养心八珍汤"　心理平衡是健康四大基石的第四项,也是最重要的一项。为了达到心理平衡的目的,洪昭光教授提出了"养心八珍汤"的说法。这"养心八珍汤"包括慈爱心一片,好肚肠二寸,正气三分,宽容四钱,孝顺常想,老实适量,奉献不拘,回报不求。

5. 高原保健的"平衡"原则　在平原地区我们经常说"生命在于运动",鼓励多运动来增强体质。但是高原地区尤其是在海拔大于 3000 米的高原地区长期慢性缺氧是每个高原人所要面临的挑战,机体会在一定范围内发挥各种代偿机制来弥补缺氧带来的不利结果。在这种情况下过分强调运动我们认为是不可取的。因为过量运动可能会增加机体的耗氧量,进一步增加机体的氧债。国外有研究显示,在高原地区运动时肺动脉压力的升高幅度远远超过平原地区。因此,多数高原保健专家提倡高原人"生命在于运动,健康在于平衡",建议平时劳逸结合、饮食得当,运动负荷不宜过强。

三、消化系统常见疾病防治

人体消化系统主要由消化管道和消化腺构成,前者包括口腔、食管、胃、小肠、大肠、肛门;后者包括肝脏、胆囊、胰腺等,其功能是消化食物、分泌各种消化液。高原缺氧可对人体消化系统生理功能造成不同程度影响,主要表现为胃肠运动功能紊乱,消化腺各种消化酶、胃肠激素分泌异常,消化器官生理、代谢、转化和利用下降,从而影响对营养物质的消化、吸收。在高原低氧条件下,缺氧对人体消化系统的影响与缺氧的严重程度、持续时间及机体的健康状态等因素有关。研究发现在高原地区,患消化性溃疡、慢性萎缩性胃炎和消化道出血等消化系统疾病明显高于平原人群。本章就高原常见消化系统常见病因、疾病表现做一简要介绍,并提出治疗建议及预防指导。

(一)急性胃炎

1. 病因 初进高原人群发生急性胃炎往往是由于高原缺氧应激导致胃黏膜缺血、缺氧或饮食不当所致,而对于长期高原居住、工作者则常由于高原特殊环境物理或化学因素、细菌、病毒感染,以及不良的饮食习惯等因素引起。

2. 临床症状 一般在高原地区可出现食欲缺乏、腹部隐痛、腹胀等不适,少数人会感到恶心、呕吐、反酸、嗳气等症状,甚至部分严重者可呕咖啡样胃内容物、排黑粪等。

3. 预防措施　首先要保持精神愉悦、注意避免因高原因素导致精神紧张,保持生活规律,避免过度劳累,合理饮食,避免饮酒及吸烟,慎用某些药物,发生急性胃炎后及时治疗。以往有胃病者,进藏前也应按时服用药物积极预防原有疾病,待病情平稳后再考虑到高原地区,以免复发或加重原有疾病病情。

4. 治疗原则　当高原急性缺氧适应或原发因素控制后,大多数急性胃炎会完全恢复。若症状持续,则要在医生指导下选用制酸药、胃黏膜保护剂、促进胃动力及帮助消化药物。也可咨询当地藏医,适量应用藏药。

(二)腹泻

1. 病因　多由于高原地区旅行或工作生活者饮食不当,食入生冷、不洁食品,起病常常是微生物污染饮水和食物引起。最常见的是食物受细菌感染,其次为病毒、寄生虫等病源微生物。常见的污染食物是蔬菜、水果、鱼、肉类、奶制品等。此外,初进高原人群往往由于胃肠缺氧应激导致食物消化吸收障碍或水土不服,也可引起腹泻。

2. 临床症状　通常急性发作,患者常常突然出现腹泻,可伴有食欲缺乏、腹部不适、腹痛、恶心或呕吐、肠鸣音增强,里急后重感等表现。腹泻严重时肉眼粪便可见血和黏液,同时可伴发出现发热、全身不适、四肢乏力、口干等症状。

3. 预防措施　初进高原首先要注意生活规律,避免劳累及受凉,注意饮食卫生,饮食应以清淡易消化食物为主,避免食用生、冷、硬、未煮熟、变质或污染的食品或饮料,保证饮用足够量的水,如有病情变化,自服药物无效应及时到医院就诊。

4. 治疗原则　首先应卧床休息,注意保暖;其次是饮用足够的水,防治脱水。如病人出现严重脱水表现,则需要静脉输液,及时补充水和电解质。饮食以清淡食物为主,可适量服用止泻药物。当病原检查发现细菌或病毒等感染时,则要在医生指导下口服或静脉应用抗生素或抗病毒等药物。

(三)便秘

1. 病因　高原居民生活方式中以青稞食物为主食,肉类及饮茶、饮酒的生活习惯,由于受自然条件限制蔬菜、水果、谷物、薯类、杂粮等富含粗纤维素摄入量相对较少,所以饮食因素在高原地区较为突出。其次,高原缺氧可影响胃肠生理运动功能,各种胃液、胆汁、胰液、肠液分泌异常,也可导致大便不易排出。另外,由于高原地区身体活动减少、水分摄入不足、排便习惯不佳、肠道益生菌不足、多种药物、高原精神等因素也能引起便秘。

2. 临床症状　经常便秘病人可出现下腹部痉挛性疼痛、下坠感等不适感觉,同时可引起痔(疮)、肛裂、肛门感染、直肠脱垂等肛门直肠疾病。患者常常伴有食欲减退、口苦、腹胀、腹鸣、排气增多等胃肠症状;还可伴有头晕、乏力、易疲劳等神经官能症症状。长期便秘甚至还会引起贫血和营养不良,记忆力下降、思维迟钝,促进早衰,影响健康长寿。

3. 预防措施　正确的排便习惯对改善便秘非常重要,尤其是在高原地区,因为很多人并不认为便秘是一种疾病。人体结肠运动有一定规律性,早晨起床后随着夜里平卧转为起立活动,会发生直立反射,胃肠道产生蠕动推动粪便下移进入直肠,引起排便反射,所以每日早晨排便较为合理。其次,经常适度参加各种户外活动可使胃肠活动加强,食欲增加,自主神经得到调整,使得排便顺利通畅。还有,调整饮食结构非常重要,日常饮食中宜多吃五谷杂食、蔬菜及水果,适当控制精米、精面及精制肉类的摄入。在我国传统中医中饮食疗法安全可靠,不妨尝试饮食中加用牛乳、蜂蜜、植物油、核桃、芝麻等可润肠通便。同时,因为高原地区气候干燥,人体水分散发量大,应该多饮水,对改善排便有利。

4. 治疗原则　通过建立良好的排便习惯,调整饮食结构,多饮水,可不同程度改善便秘症状;对于长期或便秘严重者,建议服用作用缓慢而温和的容积性泻剂,可使粪便量增加,从而有利于排便;长期而严重便秘者适量应用软便剂、矿物油、渗透性泻药、应尽量避免使用刺激性泻药。各种泻下药或润肠通便药,最好都在每晚临睡前 1 次服,早晨起床后解大便。这样比较符合正常生理排便时间,有利于纠正顽固性便秘。

(四)消化道出血

1. 病因　初进高原者上消化道出血多为急性缺氧应激导致的急性胃肠黏膜病变所致,并且随着海拔不断升高,此类出血的发生概率也越高。久居高原人群上消化道出血,糜烂出血性胃炎、食管胃底静脉曲张、胃癌是常见原因,而下消化道出血以肠道炎症、息肉及肿瘤表面破溃较为常见。

2. 临床症状　消化道出血常常表现为呕吐咖啡样或鲜红色血液(呕血)、解黑色粪便、或肉眼可见的血(便鲜血),并伴有腹痛、腹部不适、头晕、心悸、乏力、脉搏增快等表现。出血较多时往往伴有血压下降、尿量减少、四肢冰凉,测定血红蛋白、红细胞及血细胞比容呈现不同程度下降;如出现意识模糊、嗜睡、晕厥,甚至休克则提示失血严重。

3. 预防措施　针对初进高原者应避免精神紧张,减少剧烈运动及过度劳累;注意饮食,应以清淡流质为主,避免进食干硬、辛辣刺激食物,戒烟酒。以往有消化道疾病、高血压、冠心病、肝肾等疾病患者,建议原发疾病治愈或待病情平稳后再考虑到高原地区,以免诱发上消化道出血或加重原有疾病病情。

4. 治疗原则 一旦在高原地区发生消化道出血,建议立即寻找就近医院就诊,大部分病人往往需要住院治疗,严重出血者甚至需要在重症监护病房观察。治疗期间应该卧床休息、吸氧、必要时禁食。对于大量失血的病人,出现严重贫血、休克则需要紧急输血,积极补液。根据病情需要选择药物、气囊压迫、介入、内镜下电凝、套扎、钛夹等止血方法。如果这些方法失败,则需要外科手术治疗。值得一提的是,有些因急性高原缺氧诱发的消化道出血止血效果并不理想,这种情况我们建议在病情允许的情况下尽早转至内地低海拔地区治疗,其中大部分出血在平原地区可自行停止。

(五)脂肪肝

1. 病因 从发病因素来分,脂肪肝主要与滥用酒精、超重或肥胖、糖尿病和血脂异常等因素有关,另外有些药物、毒物也可以引起脂肪肝。高原藏民族饮食结构多以高脂、高热量为主,居民生活习惯中饮酒较为普遍,所以脂肪肝在高原地区较为常见。

2. 临床症状 通常无症状,部分病人可有食欲缺乏、疲倦乏力、腹胀、肝增大,偶尔出现肝区胀满不适,肝触痛,肝功能检查发现血脂、转氨酶升高等表现。

3. 预防措施 所有脂肪肝患者都需要接受锻炼、节食、治疗等措施。对于肥胖患者而言,减肥是单纯性脂肪肝惟一有效的治疗措施。只要做到"合理膳食、少饮酒、多运动、倡导科学的生活方式",我们就能够远离脂肪肝的威胁。

4. 治疗原则 戒酒、控制体重、降低血糖、调节血脂,适量运动,调整饮食结构,有助于肝内脂肪沉积的消退。对于血脂增高、伴有转氨酶升高的脂肪肝患者,可加用保肝、降脂药物,以阻止脂肪肝的进展。

(六)慢性胃炎

1.**病因**　慢性胃炎的病因是多方面的,是因为各种因素长时间存在胃内,刺激胃而导致发生胃炎。最主要的是一种名叫幽门螺杆菌的致病菌,这种细菌主要是通过食用被粪便污染食物或者与感染者共进餐饮后传染而存活在人体胃内,它通过多种方式长期寄存在人体胃内而导致胃炎。其次,高原地区居民常进食坚硬的食物、年龄因素、药物、饮酒、某些全身疾病累及胃部容易导致慢性胃炎。此外,胃肠运动功能不好,引起肠液、胆汁等反流到胃,长期刺激胃也可引起胃炎。

2.**临床症状**　慢性胃炎的症状无特异性,主要表现为上腹部疼痛,可以是隐痛、绞痛、烧灼样痛,还可以表现为反酸、腹胀、腹鸣、恶心、呕吐等症状。

3.**预防措施**　首先最重要的预防措施是注意饮食。胃炎的发生、发展与饮食密不可分,所以饮食的注意事项相当重要。饮食宜避免过于粗糙、浓烈、多香料和过热、过冷、过甜饮食;少吃多盐、霉变食物,多吃黄绿色食物,而且饮食一定要有规律;但也不能长期吃柔软无渣饮食,这样可能影响胃肠运动和分泌功能;晚餐在临睡前 2 小时之前完成,以免引起反流。

4.**治疗原则**

(1)寻找病因并纠正之:如果检测是幽门螺杆菌阳性结果,则可以用口服药进行根除,这种细菌的治疗方案较为特殊,必须在医生的指导下进行。

(2)药物治疗。一般常见药物有如下几类:①胃黏膜修复药,这类药物通过不同功能,修复已经受损胃黏膜;②促进胃运动药,这类药物适用于腹胀、恶心、反胃等较明显时;③降酸药,这种药物适合于泛酸较明显者,它对缓解腹痛等不适有明显效果。

(3)另外,祖国传统医学-中医和藏医药在慢性性胃炎治疗中有独到的疗效。在青藏高原,广大群众一般首先选择藏医治疗,藏药主治功能是胃黏膜保护、加强动力,修复胃黏膜,重塑胃黏膜结构。

(七)消化性溃疡

这个病名之所以称为消化性溃疡主要是因为胃酸等因素的腐蚀作用,使消化管道出现破损。消化性溃疡是高原地区最为常见的消化系统疾病,调查发现高原藏族人群以胃溃疡多见,而移居汉族人群以十二指肠壶腹部溃疡多发。

1. 病因　消化性溃疡主要是由于胃黏膜的损害因素和防御因素之间失去平衡而引起的。损害因素中,最主要的是胃酸、胃蛋白酶增多,同时幽门螺杆菌的感染也是重要因素,除此之外,包括药物、酒精等长期刺激也是不容忽视的损害因素。而胃本身的防御因素,主要是胃壁四层不同成分的屏障,阻止损害因素的侵袭,如果因各种原因使这些保护屏障削弱,加上胃酸等损害因素的增多,溃疡就发生了。

2. 临床表现　消化性溃疡典型的临床表现为慢性、周期性、节律性的腹痛,一般胃溃疡以饭后腹痛为主,而十二指肠壶腹部溃疡以饥饿痛为主,饭后疼痛可以缓解。这种腹痛常因精神刺激、劳累、饮食不当、药物等引起,除了腹痛以外,有些人一来就是呕血、呕吐咖啡色液、排黑粪,甚至呕吐前日吃进的食物。

3. 预防措施　消化性溃疡的预防措施如同慢性胃炎,饮食宜避免过于粗糙、浓烈、多香料和过热、过冷、过甜饮食;少吃多盐、霉变食物,宜进清淡软食,饮食一定要有规律,千万不能饥一顿饱一顿,每顿饭要基本定时、定量,尤其是治疗期间饮食的注意事项相当重要;同时劳逸结合,避免长期过度紧张、劳累。

4. 治疗原则

(1)按照病因治疗,必须检测有无幽门螺杆菌感染,如果提示该细菌阳性则正规根治,同时纠正不良饮食习惯也相当重要。

(2)药物治疗:消化性溃疡的治疗如同慢性胃炎的治疗,药物种类也基本相同,也是结合症状进行综合治疗,但是所不同的是,无论是胃溃疡还是十二指肠溃疡,均需正规、按照一定的疗程进行治疗,而不应缓解不适症状后就停药,而且待疗程结束后复查以明确溃疡愈合与否。

(3)药物治疗疗程:消化性溃疡的药物治疗有明确的疗程,只有严格遵循疗程进行治疗,才能使溃疡得到良好愈合。胃溃疡用药疗程一般是4~6周,十二指肠溃疡的疗程为6~8周。

(八)胃、食管反流病

1. 病因 食管和胃食管连接处抗反流屏障减弱,以及胃近端的扩张和排空能力延缓。在上述防御机制下降的基础上,反流物刺激食管黏膜,损伤食管黏膜。

2. 临床表现 典型表现为反酸、反食、嗳气,胃灼痛、胸痛、吞咽疼痛,此外可以出现食管以外的刺激症状如咳嗽、气喘、咽喉炎、口腔溃疡等。

3. 预防措施

(1)养成良好的生活习惯、生活方式:戒烟戒酒、避免进食大量高脂食物如脂肪、咖啡、巧克力、避免餐后立即卧床和睡前进食、水;肥胖者控制体重、避免穿紧身衣。

(2)停用或慎用某些药物:如硝酸甘油、钙离子拮抗药等。

(3)及时治疗相关疾病如长期便秘、咳嗽、腹胀等疾病。

4. 治疗原则

(1)改变生活习惯。

(2)药物治疗:主要应用直接减轻反流物刺激作用的药物、加强胃肠动力的药物以及愈合破损黏膜的药物。

(3)维持治疗:胃食管反流病是个易反复发作的慢性疾病,只有长期治疗才可能预防复发和并发症的出现。

(九)功能性消化不良

1. 病因　这个疾病的原因也是多方面的,而且目前没有完全弄清。主要原因是胃的运动功能下降、胃的感觉功能敏感性增加,同时也与精神、心理障碍密切相关。引起消化不良的疾病很多,包括肝、胆、胰腺疾病以及全身疾病均可出现消化不良,所以功能性消化不良的诊断是通过排除法进行的。

2. 临床表现　功能性消化不良是病人反复出现一种或多种不适,但经一系列检查均未查出器质性疾病的一种疾病。最常见的不适症状有上腹部疼痛、上腹部烧灼感、餐后胀满、早饱等。

3. 预防措施　摆正心态,避免紧张;饮食要规律,避免过热、过冷、过甜饮食。

4. 治疗原则

(1)一般治疗:积极寻找原因,如戒烟、避免使用解热镇痛药、检测幽门螺杆菌并进行治疗等,此外需要综合多种因素,同时根据病人个体具体情况而进行治疗。

(2)药物治疗:如同慢性胃炎,要结合症状进行综合治疗。

(3)抗焦虑、心理行为治疗。

(4)治疗注意事项:如果已经明确为功能性消化不良,则不需过多检查,除非病情变化;并非必须用药治疗,也可以只采取改变生活方式、尽量避免原因等一般治疗;就诊于医院时应固定医生随诊,因为该病经常靠经验治疗,且一定至少要随诊一次,以便医生了解自然病程及对治疗的反应;如果病情较重或多个系统有不适,一定配合医生及时会诊或精神科治疗,以便获得合理的治疗,尽快恢复。

四、代谢与内分泌系统常见病防治

初进高原,人体的下丘脑、垂体、甲状腺、肾上腺等内分泌腺体均出现分泌增加等现象。其实,这是机体在高原环境下发生的应激反应,属于正常生理代偿。随着居住时间的延长,上述腺体所产生的激素水平逐渐恢复常态,但可能仍高于低海拔地区人群的激素水平。

高原常见的内分泌代谢疾病与内地疾病谱大致相同。内分泌疾病主要以甲状腺疾病(多为 Graves 病和亚急性甲状腺炎)多见,代谢性疾病主要以糖尿病、血脂异常和痛风多见。近年来,随着本地区生活水平的逐步提高,肥胖症和与之伴随的代谢综合的人群也在不断上升。

由于进入高原环境后,人体的下丘脑、垂体、甲状腺、肾上腺等内分泌腺体均出现分泌增加,体内将发生一系列反应,例如,机体进入缺氧环境后,糖皮质激素、醛固酮、甲状腺素分泌量增加,目的是提升机体尽快适应高原的能力,但同时也加速了体内糖原和脂肪组织的分解。机体可出现血糖浓度增高,加之缺氧情况下,组织对胰岛素受体的不敏感,部分病人可出现严重的高血糖状态或原有的糖尿病加重。

高原地区干燥、多风、皮肤散热快,是痛风多发的环境因素,而高原地区人群喜好肉类食品,较少摄入绿色蔬菜也是高原高发高尿酸血症的重要原因。另外,由于缺氧环境使高原人群红细胞增多,加之久居高原者的红细胞寿命较平原地区短,红细胞裂解后,使血液中的嘌呤增多,而机体又来不及代谢,都是高原痛风疾病不可忽视的重要原因。

(一)甲状腺疾病

临床常见的甲状腺疾病可以分为四大类:甲状腺功能亢进症(甲亢)、甲状腺功能减退症(甲减)、甲状腺炎、甲状腺结节。

1. 病因

(1)甲亢:发病率 3% 左右,近年有增多趋势。按病因分常见有毒性弥漫性甲状腺肿,占 70%~85%;甲状腺炎引起占5%~25%;毒性结节性甲状腺肿占 5%~15%;毒性腺瘤占 3%~30%;医源性、甲状腺癌、异位分泌少见。

(2)甲减:按病因分常见有原发性甲减、一过性甲减(亚急性甲状腺炎、产后甲状腺炎、无痛性甲状腺炎)、继发性甲减(垂体或下丘脑病变)和全身甲状腺激素抵抗综合征。

(3)甲状腺炎:按病因分常见有亚急性甲状腺炎、慢性淋巴细胞性甲状腺炎(桥本病、桥本甲状腺炎)、产后甲状腺炎、无痛性甲状腺炎。

(4)甲状腺结节:发病率 3% 左右,近年有增多趋势。甲状腺结节分为良性和恶性两大类。良性甲状腺结节包括:增生性甲状腺肿(弥漫性和结节性)、毒性结节性甲状腺肿、甲状腺腺瘤、甲状腺囊肿、局灶性甲状腺炎等。恶性甲状腺结节包括分化型甲状腺癌(乳头状甲状腺癌、滤泡状甲状腺癌、髓样癌)和未分化甲状腺癌,甲状腺转移癌极为罕见。分化型甲状腺癌占绝大多数(99%),如处理及时得当,则预后良好。

2. 临床症状

(1)甲亢:是指由各种原因导致甲状腺功能增强,甲状腺激素分泌过多或因甲状腺激素(T_3、T_4)在血液中水平增高所导致的机体神经系统、循环系统、消化系统、心血管系统等多系统的一系列高代谢症候群以及高兴奋症状和眼部症状。

发病者多表现为心悸、心动过速、怕热、多汗、食欲亢进、消瘦、体重下降、疲乏无力及情绪易激动、性情急躁、失眠、思想不集中、眼球突出、手舌颤抖、甲状腺肿或肿大,女性可有月经失调甚至闭经,男性可有阳萎或乳房发育等。甲状腺肿大呈对称性,也有的患者是非对称性肿大,甲状腺肿或肿大会随着吞咽上下移动,也有一部分甲亢患者有甲状腺结节。

(2)甲减:与甲亢的临床症状基本相反,具体表现为①机体代谢活动受限。轻者有乏力、怕冷、腹胀、便秘、嗜睡、月经过多;重者出现黏液性水肿,表现为眼睑水肿、鼻宽大、唇舌肥厚、皮肤干燥角化、毛发稀疏干黄、眉毛外侧 1/3 脱落、声音低粗、心率缓慢、非凹性水肿。部分患者有胃酸缺乏、溢乳、贫血、多浆膜腔积液、高胆固醇血症、动脉硬化、高血压和冠心病。严重者在感染、寒冷、手术、麻醉及应用镇静药时,可出现黏液性水肿昏迷,表现为体温低、低血压、呼吸浅慢、心率缓慢、低氧血症,甚至危及生命。②生长发育障碍。主要发生在儿童患者,患儿矮小,表情呆滞,活动少,不哭闹也少笑,面肿鼻宽、唇厚舌大,聋哑较多见。

3. 预防措施

(1)如何自我发现甲亢或甲减。

如果您的甲状腺出现肿大,即"脖子"增粗;双眼球突出;以及怕热多汗、心悸不适、食欲亢进但消瘦、大便稀溏或便次增多、脾气暴躁、手抖等症状时,应到医院检查是否患了甲亢。而当您出现怕冷、出汗少、皮肤干燥、非凹陷性水肿、皮肤紧绷、食欲缺乏、腹胀、便秘、记忆力减退、疲乏无力和精神不振等与甲亢相反的症状时,应到医院检查是否得上了甲减。

(2)患了甲亢和甲减能否到高原工作和学习。

原则上,甲亢和甲减未控制至良好范围是不能进入高原的,尤其是甲亢。因为人体进入高原后处于急性应激状态,而此时交感神经的兴奋性较高,如甲亢未控制的情况下进入高原,心脏的异位兴奋可能导致心率加快,诱发快速性心律失常的发生。同样,甲减患者体内的血容量偏多,严重者可出现多浆膜腔积液,进入高原后是发生高原肺水肿或脑水肿高危因素。因此,甲亢和甲减患者必须在甲状腺功能相对理想的情况下进入高原。

(3)甲亢病人的膳食安排。

甲亢患者的新陈代谢比正常旺盛,能量消耗比正常人多,所以应当为甲亢患者安排营养较为丰富的膳食。总的饮食原则是合理安排饮食,给予高热量、高蛋白质、高维生素和低碘膳食。可以多吃些肉、蛋及豆类食物和各种新鲜蔬菜。在开始药物治疗时,不要吃海产品,如海里的鱼、虾、海带、紫菜、贝壳类等。治疗过程中不要吃含碘的药物,如华素片等,也不能使用碘造影剂。有的学者认为得了甲亢需要多吃海带或限制高营养饮食是非常错误的,因为食物中的碘是甲状腺合成甲状腺素的重要原料。

(4)甲减的预防常识。

亚临床甲减是指无症状或提示有轻微甲减伴随正常血清 FT_4、FT_3 和高血清 TSH 浓度。目前治疗有诸多争论。而临床甲状腺功能减退症一经确诊即需终身依赖甲状腺激素替代治疗,疗效较好,大多数病人经过治疗能生活自理坚持工作,因此,在治疗中不能自行停药或减量并积极预防应激(寒冷、感染、手术、外伤)状态发生。少数病人因黏液性水肿低体温昏迷而死亡。一旦发生危象必须急送医院进行抢救治疗。

4. 治疗原则

(1)甲亢:①药物治疗(一般采用甲基或丙硫氧嘧啶、他巴唑等),用药时需严格掌握药物使用的适应证;②手术治疗;③核素治疗。

(2)甲减:采用左甲状腺素钠(L-T₄)或干甲状腺粉(片)替代治疗。

(二)代谢综合征

代谢综合征是多种代谢异常成分聚集于同一个体,并以心血管疾病为临床终点的病理状态。1999年,世界卫生组织为代谢综合征正式命名,并提出了代谢综合征的明确定义。由于代谢综合征包含的代谢异常成分在不同国家和地区的差异,来自不同机构或组织的代谢综合征工作定义也各不相同。2005年4月国际糖尿病联盟在综合了来自世界各地的糖尿病学、心血管病学、血脂学、公共卫生、流行病学、遗传学、营养和代谢病学专家意见的基础上,颁布了新的代谢综合征工作定义,这是国际学术界第一个关于代谢综合征的全球统一定义。

1. 病因 代谢综合征的发病机制复杂,但中心性(即腹型)肥胖是公认的重要致病因素,它可导致胰岛素抵抗和(或)糖代谢异常、致动脉粥样硬化性血脂异常、高血压,还可使一些炎性标记物如C反应蛋白、微量白蛋白尿、血尿酸、促血栓形成物质等升高。高原环境下,代谢综合征的发生率较高,原因是在藏族人群活动量较少、摄入的热量也较内地大的缘故,高原环境下导致的胰岛素敏感性降低可能也是发生代谢综合征的重要因素。

代谢综合征具有多种危险因素聚集者其发生相关疾病危险性大于仅有一种危险因素者,而且产生的后果不是简单的相加,而是协同加剧。代谢综合征的主要危害是加速动脉粥样硬化,除了能导致冠心病、心绞痛和心肌梗死外,还会增加糖尿病、痛风、脑梗死等疾病的发生风险。所以,积极预防和治疗代谢综合征具有重要意义。

2. 临床定义 2005年国际糖尿病联盟发表的代谢综合征全球共识,强调中心性肥胖为必要条件,另加下列4项因素中任意2项异常:①甘油三酯(三酰甘油);②高密度脂蛋白-胆固醇;③血压;④空腹血糖。

该定义中,衡量中心性肥胖标准选用腰围,测量方法是以肋弓下缘和髂嵴上缘的中间平面;并指出腰围的种族和性别差异,中国男性≥90厘米,女性≥80厘米,为中心性肥胖。但该定义仍存在争议。

3. 预防措施 建立健康的生活方式,是预防代谢综合征的重要措施。在代谢综合征的防治过程中,国际糖尿病联盟推荐的初级干预是提倡健康的生活方式,要通过健康的生活方式使患者的体重和三酰甘油水平逐渐下降。包括适当的热量限制,尤其是高热量食物,如过多的脂肪及酒精的摄入,经常参加体育活动,改变不健康饮食结构,养成良好生活习惯等,在第1年使体重降低5%～10%。代谢综合征患者进餐应有规律、避免暴饮暴食等;少吃动物内脏、蛋黄、糖类食品,不吃油炸食品,少吃零食;适当增加水果、蔬菜和粗粮。同时应该每日坚持中等强度的运动30分钟。

4. 治疗原则 对于生活方式干预效果不佳或有可能发生心血管疾病的高危人群,必须采用药物治疗进行二级干预。由于还没有针对性的药物出现,所以目前主要是针对代谢综合征所包括的各种组成进行治疗,减少各种危险因素的累加作用,最终达到降低心血管疾病和糖尿病发生风险的目的。

(1)调节血脂治疗:使患者的三酰甘油水平降低、高密度脂蛋白-胆固醇增加。

(2)改善胰岛素抵抗及其高血糖的治疗。

(3)降血压治疗。

(4)应用减肥药物。

(三)血脂异常

血脂异常一般指血清中总胆固醇、低密度脂蛋白及三酰甘油水平高于正常范围,高密度脂蛋白水平低于正常范围。

1. 病因　从原因上分,一类是原发性血脂异常:部分由先天性基因缺陷所致,部分病因未明。另一类是继发性血脂异常:常由多种疾病所致,如糖尿病、甲状腺功能减退症、肾病、某些药物(利尿药、β受体阻滞药,糖皮质激素)等。后一类占大多数。主要由四方面因素造成:①生活方式:包括膳食营养、体力活动、精神应力、情绪变化、烟酒嗜好等;②药物作用:诸如噻嗪类利尿药、β受体阻滞药、肾上腺皮质激素、口服避孕药等;③内分泌代谢障碍:主要有糖尿病、甲状腺功能异常、肥胖、高尿酸血症等;④某些疾病:如肾病综合红斑狼疮、骨髓病等。

2. 临床症状　血脂异常的临床表现主要包括以下几点。

(1)黄色瘤、早发性角膜环和脂血症眼底改变:由于脂质局部沉积所引起,其中以黄色瘤较为常见。黄色瘤是一种异常的局限性皮肤隆起,颜色可为黄色、橘黄色或棕红色,多呈结节、斑块或丘疹形状,质地一般柔软,最常见的是眼睑周围扁平黄色瘤。早发性角膜环出现于 40 岁以下,多伴有血脂异常。严重的高三酰甘油血症可产生脂血症眼底改变。

(2)动脉粥样硬化:脂质在血管内皮沉积引起动脉粥样硬化,引起早发性和进展迅速的心脑血管和周围血管病变。某些家族性血脂异常可于青春期前发生冠心病,甚至心肌梗死。

血脂异常可作为代谢综合征的一部分,常与肥胖症、高血压、冠心病、糖耐量异常或糖尿病等疾病同时存在或先后发生。严重的高胆固醇血症有时可出现游走性多关节炎。严重的高三酰甘油血症可引起急性胰腺炎,应予以重视。

3. 预防措施　已有血脂异常者,尤其是 40 岁以上男性、绝经后女性或者合并高血压、糖尿病、冠心病等危险人群,均应定期化验血脂,以期早治。当高脂血症确诊后,首先应调整饮食、改变生活方式以及控制影响因素。在此基础上,如血脂控制不佳,再进行药物治疗。

降低低密度脂蛋白可显著减少冠心病发病与死亡。血脂水平除受遗传、性别、年龄等不易改变的因素影响外,还取决于和脂质代谢有关的可调整因素,如饮食及生活方式等。因此,饮食与生活方式治疗不仅是血脂异常防治关键,而且应是首选。美国国家胆固醇教育计划第 3 次报告除继续强化降低低密度脂蛋白是主要靶标外,又正式推荐治疗性生活方式改变作为血脂异常防治的首选方案。生活方式改变的基本特点是饮食控制、减轻体重和增强运动。

4. 治疗原则　血脂异常的治疗要结合具体的病情,因人而异,实现个体化。治疗期间必须监测安全性,依据患者的心血管病状况和血脂水平选择药物的起始剂量,首次用药 4~8 周复查安全性指标,以后每 3~6 个月复查上述指标,如果能达到目标,改为每 6~12 个月复查 1 次。如超过正常上限 3 倍,应暂停给药。用药过程中如果患者出现肌痛、肌压痛、肌无力、乏力和发热等症状,血的肌酸激酶升高超过正常上限 3~5 倍或有其他可能引起肌溶解的急性或严重情况,如败血症、创伤、大手术、低血压和抽搐等,应暂停给药。冠心病、糖尿病患者的合适血脂水平应较低于正常人,并尽早用药,控制其他危险因素。长效调脂药,宜每晚服用一次。低密度脂蛋白未达标时,他汀类加量或调整药物种类,对混合型高脂血症常需联合用药。如果血脂水平已经达标,应当长期坚持服用降脂药物,并坚持治疗的生活方式改变。对心血管病的高危患者,包括有多重危险因素的患者,冠心病及其具有冠心病同等危险患者,冠脉血供重建术后者,还要强化或更积极的降脂治疗。

(四)肥胖症

肥胖症指体内脂肪积聚过多和(或)分布异常、体重增加,是遗传和环境因素共同作用的结果。目前肥胖已成为全球范围内的流行病,肥胖已被世界卫生组织列为与癌症并列的 21 世纪威胁人类健康最严重的疾病。据不完全统计,全世界肥胖症正在以每 5 年翻一番的惊人速度增长。每年肥胖造成的直接或间接死亡人数已达 30 万,成为仅次于吸烟之后的第 2 个可以预防的致死危险因素,与艾滋病、吸毒、酗酒并列为世界性四大医学社会问题。

肥胖症中 95% 以上为单纯性肥胖,它是指无明显内分泌代谢疾病等病因可寻的肥胖者。肥胖症也可作为某些疾病的临床表现之一(如下丘脑、垂体的炎症、肿瘤、损伤,库欣综合征,甲状腺功能减退症,性腺功能减退等),称为继发性肥胖症。

1. 病因

(1)遗传因素:大多认定为"多因子遗传",父母的体质遗传给子女时,并不是由一个遗传因子,而是由多数的遗传因子来决定,所以称为多因子遗传,例如非胰岛素依赖型糖尿病、肥胖,就属于这类遗传。父母中有一人肥胖,则子女有 40% 肥胖的概率,如果父母双方皆肥胖,子女可能肥胖的概率升高至 70%~80%。

（2）社会环境的因素。

（3）心理的因素。

（4）与运动有关的因素。

2. 临床表现　无论是单纯性或继发性肥胖症患者都会出现一定的临床症状。除继发性肥胖症患者的原发病症状外，肥胖症患者临床最常见的症状就是体重增加，活动时呼吸急促以及不明原因的肌肉酸痛。某些轻、中度肥胖的单纯性肥胖症患者，就诊前可以没有任何"自觉症状"。重度肥胖症患者常常会出现乏力、气短、关节疼痛、全身或局部水肿及活动困难等症状。肥胖甚至可以造成患者失去生活自理能力，并因此导致患者出现抑郁、焦虑等心理障碍。单纯性肥胖症患者罹患糖尿病、高血压、冠心病、高脂血症、静脉曲张、痛风、关节炎及某些癌症的危险性明显高于正常人，病死率也随之增加。

单纯性肥胖是多种严重危害健康疾病（如糖尿病、冠状动脉粥样硬化心脏病、脑血管疾病、高血压、高脂血症）的危险因子，它也增加了胆石症、痛风性关节炎、某些癌症的危险。肥胖在其发病中起着或为病因、或为诱因、或为加重因素、或兼而有之的作用。肥胖症伴有较高的病死率，它与代谢综合征交织在一起，对心血管疾病病死率产生影响。引起肥胖的原因除部分遗传因素及前述原因外，绝大多数为不良生活方式所致，属常见的生活方式病，对人体的危害甚大，它与糖尿病、高血压、脂代谢紊乱、动脉粥样硬化、冠状动脉硬化性心脏病、高尿酸血症等密切相关；同时也易引起脂肪肝、胆石症、呼吸道疾病（肺泡低换气综合征及睡眠呼吸暂停综合征）、变形性关节炎、闭经、不孕、肿瘤（子宫肌瘤、子宫内膜癌、卵巢癌、乳腺癌、结肠癌、前列腺癌、胆囊癌）等。大量研究表明，肥胖是 2 型糖尿病、心血管疾病、高血压、胆石症和某些癌症的重要危险因素。

3. 预防措施　单纯性肥胖症是由遗传和环境因素的共同作用,使能量摄入与消耗失调引起的,因此减重治疗应顾及能量平衡的两端,即适当降低能量的摄入,增加能量的消耗。单靠医生告诫患者注意不要发胖并不能阻止肥胖症的流行,应加强普及教育,宣讲肥胖症的危害性。肥胖症的预防应从幼年开始,尤其是有肥胖家族史者更应从小注意,正确理解现代化健康概念应包括身、心、社会适应上的完好状态,坚持体力劳动和运动锻炼,合理安排饮食。肥胖是慢性疾病,从根本上讲,无法治愈,治疗停止后,体重肯定会反弹,这一点与高血压、糖尿病及高脂血症在停服降压、降糖和降脂药后反弹情况类似。

4. 治疗原则　肥胖症预防与治疗原则中首要一点,就是要尽量避免肥胖症的发生。从预防肥胖症的角度来讲,关键的一点就是在任何时候都要保证饮食中的能量不要超标。

单纯性肥胖症治疗的基本原则,就是要使肥胖者在较长的一段时间里保持体内能量供应处于一种负平衡状态,从而使肥胖者体内蓄积过剩的脂肪组织能够逐渐转化成能量,供机体使用,达到使体内脂肪组织减少、体重减轻的目的。对于单纯性肥胖症患者来说,最有效和最安全的防治方法就是控制或减少饮食中能量的摄入,坚持进行体育锻炼。

(1)饮食疗法。在膳食中可提供能量的主要营养成分是脂肪、蛋白质和糖类。脂肪是发胖的主要营养成分,在减少总热量时,消减脂肪摄入量是关键。对中老年肥胖者多采用低热量平衡饮食疗法,不主张半饥饿或绝食疗法。热量过低可能会引起衰弱、脱发、抑郁,甚至心律失常,应严密观察并及时处理。

(2)运动疗法。运动可增加代谢消耗、减轻体重,不但有益于健康,在有效减重的同时尚可降血压、降血糖、调血脂、增加外周胰岛素敏感性。肥胖症者应采用有氧运动的模式,有氧运动多为动力型的,并有大肌肉群,如股四头肌、肱二头肌等参与运动。例如:散步、骑车、爬山、打球、慢跑、跳舞、游泳、划船及滑冰。中等强度或低强度的有氧运动可持续的时间稍长,运动中主要靠燃烧体内脂肪提供能量。

(五)糖尿病

糖尿病是一组以高血糖为特征的常见代谢疾病群。高血糖是由于胰岛素分泌不足和(或)作用不足所致,慢性高血糖可导致各种器官尤其是眼、肾、神经、心脏及血管损害,引起功能不全或衰竭。其中,遗传及环境因素共同参与了发病过程。

中国糖尿病流行病学概况:1979－1980年第一次普查,成年人糖尿病的发病率仅为1％;1994－1995年第二次普查,成年人发病率为2.5％;目前糖尿病发病率约3.6％;预计到2010年,中国糖尿病的患病率将达14％。目前中国糖尿病的患病人口是4000万,而其中60％～70％却未被诊断;新诊断的病人许多已合并慢性并发症。2002年对拉萨市区藏族中老年人群患病率的结果显示,糖尿病的患病率已达6.8％,糖尿病早期(IGT)为11.6％。

1. 病因 目前,糖尿病发病的根本原因还未能完全明确。目前认为1型糖尿病病因主要来源于自身免疫系统缺陷。该系统缺陷可以损伤人体胰岛分泌胰岛素的B细胞,使之不能正常分泌胰岛素。2型糖尿病则主要为遗传因素,可能与基因遗传有关。这种遗传特性2型糖尿病比1型糖尿病更为明显。

2型糖尿病发病的一个重要因素可能就是肥胖症。遗传原因可引起肥胖,同样也可引起2型糖尿病。身体中心型肥胖病人的多余脂肪集中在腹部,他们比那些脂肪集中在臀部与大腿上的人更容易发生2型糖尿病。现代的生活方式和年龄也是2型糖尿病的发病因素。

2. **临床症状** "三多一少"症状是糖尿病的典型症状,即多尿、多饮、多食和体重减轻。但有60%的糖尿病病人没有症状,只有在筛查和体检的时候才被发现。糖尿病的其他症状还有:反复的皮肤感染,反复的泌尿系统感染、女性外阴瘙痒、皮肤感觉异常如麻木、针刺、蚁行感,出汗异常,视力下降,性功能障碍,餐前饥饿感、心悸、手抖等。当出现这些症状时,都应进行糖尿病的排查。

糖尿病之所以可怕,是因为它的并发症。糖尿病的急性并发症有糖尿病酮症酸中毒和糖尿病非酮症高渗性昏迷。慢性并发症有大血管病变(心、脑、下肢血管等)、微血管病变(视网膜、肾病变等)、神经病变。急性并发症可导致休克、昏迷,慢性并发症则可导致脑卒中、冠心病、下肢坏疽、肾衰竭、失明等。

3. **预防措施** 糖尿病是终身性疾病,一旦发生,将逐渐发展,并伴随病人的一生。糖尿病虽难以根治,但完全可以控制。国家对糖尿病进行三级防治,糖尿病的一级预防是预防糖尿病的发生,包括在一般人群中宣传糖尿病的防治知识,在重点人群中开展糖尿病的筛查,在高危人群如糖调节受损、肥胖的患者中,提倡健康的生活方式和适当开展的药物预防,减少糖尿病的发病率;糖尿病的二级预防即对已诊断的糖尿病患者预防糖尿病并发症,主要是慢性并发症。包括控制好病人的血糖、血压、纠正血脂紊乱、戒烟等;糖尿病的三级预防即减少糖尿病的致残率和病死率,改善糖尿病病人的生活质量。

营养治疗是治疗糖尿病的基本措施。饮食、运动、药物三者科学结合,再加上掌握糖尿病知识,就能有效的控制病情。

机体进入缺氧环境,糖皮质激素、醛固酮、甲状腺素分泌量增加,目的是提升机体尽快适应高原的能力,但同时也加速了体内糖原和脂肪组织的分解。机体可出现血糖浓度增高,加之缺氧情况下,组织对胰岛素受体的不敏感,部分病人可出现严重的高血糖状态或原有的糖尿病加重。我们建议,血糖控制欠佳的病人,尤其是随机血糖高于 15.0mmol/L 的病人应将血糖控制在 10mmol/L 左右再进入高原。进入高原请准备好相应的药物及监测血糖或尿酮设备,1 周内应坚持监测血糖,如有身体不适或恶心、呕吐等情况,必须检查尿酮体并及时到医院就诊。

4. 治疗原则　长期坚持规范治疗是最重要的,包括控制饮食,坚持适量运动锻炼,合理用药。当前医学专家则提倡高糖类物量,降低脂肪比例,控制蛋白质摄入的饮食结构,对改善血糖耐量有较好的效果。

(六)痛风

痛风是嘌呤代谢紊乱和(或)尿酸排泄障碍所致血尿酸增高的一组异质性疾病。该病的发病年龄多见于中、老年人,大多在40 岁以上。男性占 95％以上,女性多见于更年期后,所有年龄段的患病率为 0.84％。发病早期可无症状,仅有血尿酸持续性或波动性增高。

1. 病因　原发性痛风常与肥胖、糖脂代谢紊乱、高血压、动脉硬化和冠心病等聚集。由于高原世居藏族人群饮食中脂肪的摄入量相对较多,肉类食品中含有大量的嘌呤,加之喜好饮用啤酒和青稞酒,是导致高尿酸血症和痛风发生的重要原因。而高原低氧环境引致的机体红细胞增多,又是导致继发性痛风的主要原因。

2. 临床症状　痛风在临床上可分为 4 个阶段:第一阶段为高尿酸症期,病人除了血尿酸升高外,并未出现痛风的临床症状;第二阶段为痛风早期,血尿酸持续性增高,导致急性痛风性关节炎突然发作,多数首发部位常是脚的蹈趾,关节红肿、灼热发胀,但在几天或数周内会自动消失;第三阶段为痛风中期,由刚开始发病时的一个脚趾关节,痛风性关节炎反复急性发作,几次急性发作以后,逐渐波及指、趾、腕、踝、膝关节等全身关节,进而周围的软组织和骨质也遭到不同程度的破坏和功能障碍,尿酸结晶不断沉积,慢慢形成了结石一样的"痛风石";第四阶段为痛风晚期,患者关节畸形及功能障碍日益严重,痛风石增多,体积增大,易破溃流出白色尿酸盐结晶,由于关节永久性畸形,影响日常学习、工作和生活,给病人带来极大的身心痛苦。尿酸盐不断沉积到肾脏里,形成肾结石等,临床出现水肿、少尿、蛋白尿、夜尿增多、高血压、贫血等,提示肾功能受到损害,肾功能明显减退。病情进一步发展,则出现不易逆转的肾衰竭而危及生命。

3. 预防措施　该病属终身性疾病。也就是说,该病不能根治,只能控制。防治目的是:①控制高尿酸血症,预防尿酸盐沉积;②迅速终止急性关节炎的发作;③防止尿酸结石形成和肾功能损害,根据疾病阶段不同采取不同的治疗。

4. 治疗原则

(1)一般治疗:调节饮食,控制总热量摄入,限制高嘌呤食物。高嘌呤食物包括动物内脏、浓肉汤、海产品等,高原人群喜爱的血肠、生干牛肉等都是富含嘌呤的食物;严禁饮酒;适量运动以减轻胰岛素抵抗、防止超重和肥胖;由于高原空气干燥,痛风病人一定要注意多饮水,每天宜 2000 毫升以上;不使用抑制尿酸排泄的药物;避免诱发因素和积极治疗相关疾病等。

(2)急性痛风性关节炎期的治疗:绝对卧床休息,抬高患肢,避免负重。迅速给予秋水仙碱、非甾体抗炎药物,禁止服用两种或以上非甾体抗炎药物,5～7天后停用。如疼痛剧烈或不缓解,可考虑使用糖皮质激素,3～7天后迅速减量或停用,疗程不超过2周。可同时口服秋水仙碱以防止症状"反跳"。急性发作期不宜临时开始给予降尿酸药,以免产生恶化,但如已开始服用降尿酸药物,而出现发作者,则不需要停止给药。

(3)发作间歇期和慢性期的处理:目的是使血尿酸维持在正常水平。此期可选择排尿酸药物;也可选择抑制尿酸生成的药物。但都需要注意药物的不良反应。应该指出的是,高尿酸血症与痛风之间并无本质区别,并不代表其关节组织或肾脏未受到尿酸盐沉积的影响。

五、神经内科疾病防治

(一)脑卒中

1. 概念 脑卒中是指急性起病,由于脑局部血液循环障碍所导致的神经功能缺损综合征,症状持续时间至少24小时。脑卒中是导致人类死亡和致死致残的主要疾病,在国内已成为首要关注的原因。流行病学调查显示西藏是脑卒中的最高发地区,发病率、死亡率均为全国之首,患有脑卒中的患者到高海拔地区要在充分评估之后,且须非常谨慎。

脑卒中分为出血性脑卒中和缺血性脑卒中两大类型。

目前认为以下情况是脑卒中的危险因素(表4-5,表4-6),危险因素越多,患脑卒中的风险越高。

表 4-5　卒中风险评估量表

危险因素	评分
＜65 岁	0
65－75 岁	1
＞75 岁	2
高血压(有)	1
糖尿病(有)	1
心肌梗死病史(有)	1
其他心脏病史(除外心梗和房颤)	1
外周血管病	1
吸烟	1
既往有 TIA 或类似等位事件	1

0～3 分:低危;4～6 分:中危;7～9 分:高危

表 4-6　卒中患者再发风险评估量表

危险因素	评分
年龄大于 60 岁	1
血压＞ 140 / 90 毫米汞柱	1
临床特征	
偏瘫	2
语音障碍	1
症状持续时间	
10～59 分钟	1
60 分钟以上	2
有糖尿病	1

0～3 分:低危;4～5 分:中危;6～7 分:高危

　　2. 脑卒中常见临床表现　卒中最常见的症状包括:突发一侧肢体(伴或不伴面部)无力、反应迟钝、感觉沉重或麻木、一侧面部麻木或口角歪斜、失去平衡、步行困难、单眼、双眼视物模糊或向一侧凝视、缺乏平衡感、吞咽困难、言语困难(包括言语模糊、不能找到合适的单词表达或理解其他人的言语含义)、意识障碍或抽搐、既往少见的严重头痛、呕吐。

具有上述卒中的常见症状。如果以下三项之一有阳性表现,发生卒中的可能性是 72%(也称 FAST 试验),请立即就医。

(1)面瘫(F):微笑时表情异常,口角歪斜等。

(2)肢体瘫痪(A):抬起上肢困难等。

(3)言语困难(S):言语表达、理解困难。

(4)及时治疗(T):发现卒中的体征后应立即诊治。

3. 脑卒中治疗 卒中的治疗方式取决于:①卒中的类型;②你是否还有其他临床症状;③头部 CT 检查的结果。但不管如何一旦发生卒中"时间就是大脑",要尽快将患者送到有条件的医院(至少 24 小时能做 CT)接受专业治疗,尽可能挽救濒死的脑细胞。

4. 脑卒中预防 预防脑卒中从日常做起。

(1)了解自己的血压:如有高血压病史,请经常测量并控制好血压,一旦确诊为高血压病后,即应开始非药物治疗或遵医嘱药物治疗,并要持之以恒,及时调整药物。

(2)定期体检:40 岁以上的人定期体检是非常必要的保健措施,1 年 1 次为宜,了解心脏、血糖、血脂水平,发现异常及时治疗。

(3)改变不良生活方式:适当运动、规范作息、劳逸结合、合理膳食(西藏地区饮食为高热量、高盐、高脂肪的饮食模式,应多吃含蛋白质、纤维素较高的食物、蔬菜和水果等,少吃盐和高脂饮食。

(4)克服不良习惯:建议戒烟,适度饮酒。

已患缺血性脑卒中的患者就应该在控制四高一低(高血压、

高血糖、高血脂、静态生活方式)的同时,坚持定期在神经内科专科门诊就诊并坚持服用抗栓药物,如阿司匹林或氯吡格雷,85％患者可以避免卒中复发。

(二)癫痫

1. **概念** 癫痫是一组反复发作的、脑神经元异常放电所致的暂时性中枢神经系统功能失常的慢性疾病。流行病学调查显示西藏地区惊厥性癫痫的患病率为 2.5‰。既往有癫痫的患者要谨慎到高海拔的地区。

2. **癫痫的分类** 尽管癫痫可分成许多类型,国际抗癫痫联盟的分类法最常用。

(1)全面性癫痫。这种类型的癫痫异常放电起源于全脑并有意识丧失。有以下几种发作类型。

①全面性强直-阵挛发作(曾称为"大发作"):患者意识丧失、倒地、四肢抽搐、呼吸困难或伴小便失禁。

②强直发作:肌肉强直而没有阵挛。站立患者会倒地而有受伤的危险。

③失张力发作(也称跌到发作):突然的肌肉张力的丧失,引起站立的患者跌到。

④肌阵挛发作:肢体肌肉突然抽动。可以单独存在也可是全面性癫痫的其他形式。

⑤失神发作(曾称为"小发作"):除了可能有眼睑的扑动,没有任何体征的简短的意识中断,儿童中常见。

(2)部分性癫痫。这种类型的癫痫异常放电起源于脑的一侧。这类癫痫发作形式由累及到的局部脑功能决定。部分性癫痫也称作"局灶性癫痫"。有三种基本的类型:单纯部分、复杂部分和继发全面。

①单纯部分性发作：意识没有受损，发作局限在一个肢体或部分肢体的节律性抽动，或是躯体远段部分的麻木感，有些还有不寻常的味觉。单纯部分性发作有时发展成为其他类型的发作，此时也被称为"预警"或"先兆"。

②复杂部分性发作：有意识障碍。这种癫痫发作有意识的改变，伴有自动症，如无目的拽衣服或周边物品，意识模糊而无目的徘徊。

3. 癫痫的治疗

(1)单次癫痫发作的处理原则。

惊厥性癫痫单次发作：抽搐(惊厥)发作过程中防止拥挤。不要搬动患者除非他(她)处在危险的地方，不要试图限制惊厥运动；不要放置任何的东西在患者的嘴里。抽搐(惊厥)结束后，使患者处于侧卧位擦去分泌物。如果患者呼吸仍然有困难，检查是否有异物堵住，如假牙或食物。尽您所能清理可能使患者醒来后感到尴尬的场面，如尽可能快的处理患者失禁的大小便。陪伴患者直到他(她)完全的清醒。能记住病人发作持续时间将对病人今后有帮助，因此尽量记住癫痫患者抽搐(惊厥)发作的持续时间。

非惊厥性癫痫单次发作：这种癫痫发作有多种形式，旁观者有许多不同的反应。如果一位患者在发作中跌倒你必须确定他是否受伤，是否需要医疗救助。若发现患者意识模糊，则除了以下事项外不要自作主张的做其他任何处理。

用柔和的语调，告诉患者离开危险的地带，如在马路上徘徊的患者，避免围观和拥挤。帮助患者尽快地恢复定向力(包括时间、地点、人物)。不要用过激的语言或行为激惹患者。陪伴患者直到他(她)完全清醒。

如有以下事项请找医生救助：①癫痫发作中有严重受伤；②

发作之后仍有呼吸困难;③一个癫痫发作紧接着另一次发作,或癫痫发作超过 5 分钟,或你不知道患者以往的发作持续时间;④癫痫发作超过以往的发作时间。

(2)药物治疗:有 75%~80%患者单药治疗能控制癫痫发作;20%~25%患者需要多药治疗。每种发作类型有适用的药物。应该遵循专科医师的治疗。

(3)治疗疗程:癫痫是一种慢性疾病,就像高血压或糖尿病,要求长期的治疗,患者需要坚持记录"癫痫发作日志",记录每次的发作并定期向医生报告。一旦开始治疗,在癫痫完全控制的情况下,抗癫痫药物至少还要坚持服用三年。是否停药应听从专科医生的建议。

(4)为什么治疗失败。尽管尽了最大的努力,一些患者仍然对药物没有反应和发作难以控制。成为难治性癫痫。受以下因素的影响:不良的依从性,不适当的药物剂量,如血药浓度不够,无效药物,药物过期,选择药物不当,诊断错误,存在潜在的病因。

(5)其他治疗。饮食:不用限制饮食。对癫痫患者没有特殊的饮食限制。在某些农村地区主张食用"凉"的食物(如冰激凌)或水果(如香蕉)引起癫痫发作的说法是错误的。

(6)外科治疗。难治性癫痫如具有明确的局灶致痫部位,在充分的术前评估之后,在有资质的医院可实行手术治疗。

(7)心理治疗。心理治疗不能治愈癫痫,但能够帮助缓解患者的紧张或异常情绪。

(三)头痛

1. 概念　头痛是临床上常见的症状之一,通常是指局限于头颅上半部,包括眉弓、耳轮上缘和枕外隆突连线以上部位的疼痛。头痛通常分为原发性头痛和继发性头痛。高海拔头痛是西藏地区常见头痛类型。

2. **高海拔头痛** 高海拔头痛（high altitude headache，HAH）是高山地区的低氧分压导致的头痛。通常是进入高海拔地区数小时后发生，离开高海拔地区后缓解。大多数的高海拔头痛是可以忍受的，随着高原适应后缓解，少部分可能发展成为高原脑水肿。

3. **就诊** 若头痛病人有下述任何一项者应做检查：①意识水平下降或认知功能受损；②用力、性交、咳嗽、喷嚏等情况下疼痛加重；③疼痛进行性加重；④颈项强直；⑤局灶神经体征；⑥50岁以上首次发生头痛的病人；⑦你经历的最严重的头痛；⑧头痛不是原发性头痛的特定形式。

若病人同时满足下述中的5项者，可不做检查。过去有类似头痛史，生命体征正常，意识和认知功能正常，无脑膜刺激征，无阳性体征，头痛能自发缓解。

（四）睡眠障碍

1. **概念** 睡眠障碍是指睡眠量不正常以及睡眠中出现异常行为的表现，也是睡眠和觉醒正常节律性交替紊乱的表现。初到高原，特别是急进特高海拔地区的人都会出现不同类型的睡眠呼吸紊乱，主要表现在频繁性觉醒、周期性呼吸、低通气、周期性呼吸伴呼吸暂停、失眠及多梦等。这些表现随着对高原环境的习服（一般1～2周）逐渐消失，但个别人可持续几个月甚至更长。

2. **保证有效睡眠** 首先必须养成科学的睡眠习惯。每个人应根据自己的生活和工作时间，制定合理的作息规律，并准确地抓住身体发出的入睡信号，这样能够促使自己尽快入睡。其次，要有好的睡眠环境。一般来说幽静、清洁、舒适的环境，能使人心情愉快，有助于睡眠。还要保持适当的室内温度和合理的光线强度。一般认为卧室温度以保持在 18～20℃为宜。另外,大多数失眠是由心理因素引起的,对于这类失眠者来说,克服神经紧张至关重要。睡觉前的心理调节方法很多,如听音乐等。同时要经常运动,锻炼身体也是最有效的促进睡眠的良方。最好在睡前 4～5 个小时进行运动,诸如散步等有氧运动,每日至少 30 分钟以上,以微微出汗或心率提高为强度标准,都可以创造身体的动力效应,一夜好眠。同时,也可以配合食物调节法。如心绪不宁是失眠的原因,可能是大脑血清素不足而引起的,这时可以喝一杯热糖水,帮助睡眠。吃些苹果、香蕉,可以有效改善肌肉疲劳。桂圆、枸杞子、莲心等有安神的作用,对多梦也有一定作用。

3. 高原因素引起睡眠障碍的防治　高原性睡眠障碍主要与缺氧有关,所以氧疗是首要的治疗方法。其次,药物治疗可到专业医师处就诊。

六、眼部常见疾病防治

眼是人体十分重要的感觉器官,能够接受外部的光刺激,并将光冲动传送到大脑中枢而引起视觉,在人类感知和认识世界的活动中具有极其重要的作用。人通过感觉器官获得的外界信息中,大约 90％是由眼来完成的。人的视觉敏锐程度对生活、学习和工作影响极大。眼部结构精细,即使轻微损伤都可能引起结构改变,导致视功能的减退,甚至完全丧失,从而给个人、家庭和社会造成难以估量的损失。在高原紫外线辐射强、风沙大,角、结膜异物、急性细菌性结膜炎、雪盲症、年龄相关性白内障比较常见,作好防治工作具有极其重要意义。

(一)角膜、结膜异物的防治

在户外活动或在尘埃多的环境中工作,经常可发生异物进入眼内,最常见的是灰尘、沙子、铁屑、煤屑等。它往往贴附在眼球表面或藏于眼睑内,会引起不适,产生不同程度的眼磨痛、刺激症状。

1. 如异物只在角膜表层,会出现磨痛明显,怕光,流泪等症状;但异物取出后不留瘢痕。

2. 如果异物较大而深、损伤角膜较多,易形成角膜炎、角膜溃疡,眼痛加重,眼睑红肿,怕光,流泪加重,视力下降,角膜形成白斑,重者溃疡穿孔,预后较差。

3. 如细小煤屑、玻璃、砂石等长期留在角膜,不起化学作用,可不产生显著症状;如为金属性异物如铜、铁等,则可引起化学反应,在周围角膜组织上形成一坏死区,并有铁锈沉着。

4. 当眼内进入异物时,有以下应急措施。

(1)当灰沙、昆虫、铁屑等进入眼内,切勿用手揉擦眼睛,以免异物擦伤眼球或陷进组织,造成视力障碍或失明。应轻轻将上眼皮向前拉,使眼皮和眼球之间有一点空隙,让泪水向下冲刷,有时几秒钟后即可将异物排出。

(2)如果异物在眼球或上眼睑内,可让患者眼睛向下看,将上眼皮翻起,用棉签蘸上眼药水或盐水将异物取出;如果异物在眼球或眼睑下边,用手扒开眼睑即可发现异物,可以方便取出;如果找不到异物,而异物感却很强,则可能是异物嵌入了角膜(黑眼珠)上,这时就应该去医院眼科治疗。医生会在严格无菌的情况下将异物剔除,在高原,取出角膜异物后,一般不需做眼球的抗生素结膜下注射治疗,发生感染的概率很低,用抗生素眼膏涂患眼包扎1天,如无特殊不适,随后用抗生素眼药水滴眼防止感染。千万不要用手揉眼睛或自行取异物,这样做很容易发生意外或感染。一般角膜发生感染,病眼很疼痛,严重的可致失明。

(3)如果进入眼内的异物是石灰、强碱、强酸或是洗洁精等有刺激性的物质时,应立即用大量的清水仔细冲洗 15 分钟,然后请医生处置。

(二)急性细菌性结膜炎的防治

急性细菌性结膜炎是细菌感染所致的一种常见的传染性眼病,是细菌通过直接或间接接触而传染的,具有流行性,又称急性卡他性结膜炎,俗称"红眼病"。传染性强,多发于春秋季节。可散发感染,也可流行于集体生活场所。主要致病菌为肺炎双球菌,少部分病例由葡萄球菌或其他链球菌引起。每年春秋季高原地区大风、沙尘天气频繁发生,细菌性结膜炎的患者明显增加。多风天气沙尘扑面,很多人没有好的卫生习惯,喜欢用脏手揉眼睛,致使病菌进入眼内而发病。

细菌性结膜炎发病急,潜伏期 1～3 天,两眼同时或相隔 1～2 天发病。发病 3～4 天时病情达到高潮,以后逐渐减退。急性细菌性结膜炎最常见的症状是患眼有异物感、烧灼感、流泪;因分泌物多,常感到视物模糊,但清除分泌物后视力即恢复。晨起时,上下睑缘与睫毛常被分泌物粘着,结成干痂而无法睁眼。有时在结膜面上形成假膜,虽大多数被剥下,但易复发。重症者可并发角膜点状浸润,且视力降低。严重病例有眼睑水肿、球结膜水肿和结膜下出血。部分患者伴有体温升高、身体不适等全身症状。

急性细菌性结膜炎病人眼的分泌物有很强的传染性,所以必须及时治疗。根据病情的轻重可选择结膜囊冲洗、局部用药、全身用药或联合用药。

(1)冲洗结膜囊:先用湿棉签拭净睑缘分泌物,有假膜者清除假膜;再用生理盐水或 3％硼酸水冲洗,务必将结膜囊内集聚的分泌物冲洗干净。冲洗时避免损伤角膜上皮,勿使冲洗液流入健眼。

（2）充分滴用有效的抗生素眼液和眼药膏。

（3）不宜热敷或包盖患眼，惧光者可戴有色眼镜，以减少光线的刺激。

（4）如病情严重，可全身及时使用足量的抗生素，肌内注射或静脉给药。

由于各种病原微生物广泛存在于自然界，结膜又直接与外界接触，所以病原微生物常可通过手、物、水等媒介的直接接触传播，引起结膜炎。结膜炎传播的主要途径有两个：患眼—水—健眼；患眼—手或物—健眼。可见结膜炎传播方式简单、方便，而且广泛。

结膜炎多是接触传染，可通过毛巾、脸盆、游泳池水传播而使健康人患病，故应提倡勤洗手、不用手和衣袖拭眼。所用脸盆、毛巾、手帕等必须与他人分开，并应经常煮沸消毒。尤其我们地处高原，紫外线辐射强，可以充分利用这一大自然的优势，把煮沸过的毛巾在太阳光下暴晒，进行紫外线消毒。传染性结膜炎患者应进行隔离，更不允许到公共游泳池游泳。如一眼患结膜炎，必须保护健眼不受传染。

由于本病具有很强的传染性，可造成广泛流行，故应注意个人卫生，特别是眼的卫生。家中有红眼病病人时，洗漱用具必须严格分开。督促病人按医生要求按时点滴抗生素眼药水和眼膏。眼睛红肿时，不宜佩戴角膜接触镜，不宜眼部化妆。眼部分泌物要使用纸巾或一次性毛巾擦拭。

人们在日常生活中要养成良好的卫生习惯，杜绝脏手接触眼睛。要勤洗手，加强锻炼，多喝水，多吃蔬菜、水果，以增强机体抗病能力。凡工作环境多风、尘、烟及热等刺激者，应改善工作环境或戴保护眼镜以防引起结膜炎。对公共场所要进行卫生宣传、定期检查和加强管理。

附：滴眼药水的注意事项

(1)滴眼药水时手要清洁，滴药前将眼分泌物擦干净。

(2)滴眼药水时瓶口不要离眼太近，以免与睫毛、眼皮接触，造成药物污染。

(3)患者不与他人共用眼药水或眼膏。

(4)如眼药水为混悬液，用前将药液摇匀后再滴用。

(三)雪盲症的防治

高原紫外线辐射强，尤其在大雪之后，在太阳光照耀下，紫外线的照射量更强，闪烁刺眼，如不加防护，可发生高原雪盲症。它并非因雪本身致病，而是雪面反射了太阳光中的紫外线损害了眼部。虽名雪盲，一般强度照射下很少致盲，这些反射了的紫外线被角膜及结膜吸收后，引起局部损伤，而发生急性角结膜炎。

眼睛在受到伤害时到出现症状之间称潜伏期，通常雪盲的潜伏期为 0.5～24 小时，一般为 6～10 小时。发病初期眼睛可有剧烈灼痛、眼睑痉挛、畏光严重、视物不清，同时有虹视、头痛和视力减退等表现。发病数小时至 2 日内最重，一般 3～7 天基本恢复，严重损伤时视觉障碍可延续数周，病好后无后遗症。雪盲的症状为眼睛非常疼痛，眼睛感觉像充满风沙，眼睛发红，经常流眼泪，对光线十分敏感，甚至很难张开眼睛等。

如出现雪盲症，可将患者移至黑暗处或以眼罩蒙住眼睛用湿毛巾冷敷，不要用手揉眼睛，也可用新鲜母乳或鲜牛奶滴眼，每次五六滴，每隔三五分钟滴 1 次。若有条件先用盐酸奥布卡因滴眼液滴眼止痛，再用抗生素眼液滴眼预防感染。其次，以眼罩或类似物(干净的手帕、纱布等)轻轻敷住眼睛。尽量休息,避免勉强使用眼睛。

进驻高原的人要佩戴防紫外线的有色防护眼镜,尤其是通过或逗留在雪地的人更要注意,即使在阴天也不应轻易取下。如果暂时没有防护眼镜,可以用硬纸片切一水平缝隙,固定在眼前通过缝隙视物,或放低帽檐、缩小眼裂(眯眼),或用布条、有色玻璃纸、牛皮纸等剪成条,编成网状物遮于眼前。有条件者可选用全罩式灰色眼镜,并补充维生素 A、维生素 B 群、维生素 C 和维生素 E 等。

(四)年龄相关性白内障的防治

年龄相关性白内障又称老年性白内障,是在中老年人开始发生的晶状体浑浊,随着年龄增长,其患病率也明显增高,是多种因素作用的结果。环境、营养、代谢、内分泌变化、紫外线照射以及糖尿病阳性家庭史等均对白内障的形成有影响,再加上年龄增长导致的体内脏器组织发生的生理老化和新陈代谢改变等因素的共同作用,其发生机制比较复杂。

年龄相关性白内障分为皮质性、核性和后囊膜下 3 类,皮质性白内障最为常见。皮质性白内障的病程,一般可分为四期:初发期、未熟期、成熟期和过熟期。

年龄相关性白内障多为双眼同时发病,也可先后发病。其发病过程较长,要经过数月、数年,甚至数十年之久。如不及时防治,视力会逐渐减退,最终导致失明。其实,白内障多是从中年开始起病,到了老年只是症状更加明显罢了。在早期有其特殊的征兆:患者一般不感到眼睛痛痒,但常常发现眼前有一个或多个固定不动的黑点,严重者可影响视物而引起头晕、头痛及眼部不适等症状,在光亮的背景下更为显著;有的病人出现视物变形、视物成双或单眼多视等现象;有的人在晚上看电视、灯泡时会发现彩虹现象;原来已有老视的患者看书也不用戴眼镜,故自认为"返老还童"视力又再提高,这是白内障的发展改变了晶状体的屈光度所致,是值得警惕的信号。老年人一旦发现以上情况,应请眼科医生检查是否有白内障的早期征兆,做到早发现、早治疗。

白内障药物治疗没有确切的效果,目前国内外都处于探索研究阶段,一些早期白内障,用药以后病情可能会减慢发展,视力也稍有提高,但这不一定是药物治疗的结果,因为白内障的早期进展至成熟是一个较漫长的过程,它有可能自然停止在某一发展阶段而不至于严重影响视力。一些中期白内障患者,用药后视力和晶状体浑浊程度都未改善。近成熟期的白内障,药物治疗更无实际意义了。目前临床上常用的药物不下几十种,有眼药水或口服的中西药,但都没有确切的治疗效果。对于成熟期和过熟期的白内障患者,因为此时白内障已经影响工作和生活,最好采用手术疗法。通常采用白内障囊外摘除术或白内障超声乳化术联合人工晶状体植入术。

多年来,在临床工作中,发现在高原地区白内障的发病率,农牧区明显高于城镇地区,可能与城镇生活人群对眼部紫外线照射的防护措施得当、营养均衡及生活起居安排合理有关,所以白内障在早期做一些预防工作,可以延缓白内障的病情发展,提高白内障患者的生活质量。

(1)适当增加营养:多吃水果蔬菜等含维生素量多的食物,防止紫外线的照射,太阳光强烈时出门可戴防紫外线的墨镜。对患有糖尿病或其他分泌—代谢性疾病的患者应及时治疗,及早控制。

(2)平时注意保养眼睛:看书写字、看电视时间应适当控制。

每隔1～2小时到户外活动让眼睛休息一会儿,不在暗处看书。如有远视、近视或散光等屈光不正现象,应到医院检查验光或到正规专业眼镜店,佩戴合适的眼镜,以避免发生眼疲劳症。

(3)生活起居要有规律:控制自己的情绪和脾气,性格开朗,休息与运动应合理安排。

(4)合理安排饮食:每日三餐保证足够的营养外,应多吃富含维生素C、维生素E的食物,少吃油腻、过咸的食物,忌烟酒,避免暴饮暴食。

七、耳鼻咽喉科常见疾病防治

西藏高原地区人群多居住于3000～5000米,这一地带气压低,气候干燥寒冷,日照时间长,紫外线辐射强,缺氧、相对湿度低。人到高原有一个适应过程而这个过程受个体差异、年龄、健康程度的影响适应的能力、时间各有不同。高原的特殊环境对人体的正常活动和疾病状态有一定的影响,人体诸多器官如上呼吸道、耳、鼻、咽喉、气管等常受到不同程度的影响以至发生疾病;若进入高原前有上呼吸道疾病,如萎缩性鼻炎、鼻窦炎、慢性咽炎、喉炎等以及进入高原后患急性上呼吸道感染,则对高原的适应过程会迁延较长,原由疾病的症状会加重,同时也可能增加一些新的损害。现就高原常见的耳鼻咽喉科疾病在高原的特点及预防作一介绍。

(一)干燥性鼻炎

1. 病因　高原气候干燥寒冷、风沙大、昼夜温差大,这些特殊的气候对鼻腔黏膜刺激影响较明显,常易发生此病。

2. 临床症状　患者的主要感觉为鼻腔干燥不适、分泌物结痂不易排出、鼻阻塞、鼻腔刺痛、鼻出血等症状。初到高原以及重返高原的人症状较明显,发病率也较高,有时可影响到咽喉部发生干燥性咽炎、喉炎。检查可见鼻腔、咽壁的黏膜干燥,分泌物结痂,鼻中隔黏膜不同程度的糜烂。

3. 预防措施　初到高原的人应当注意休息,避免过强运动、戒除烟酒让呼吸道黏膜尽快适应环境。适当锻炼身体增强抵抗力,预防上呼吸道感染,使人体较好的适应高原气候。鼻腔滴用润滑剂及油质软膏,如薄荷油、抗菌素眼膏等。调整室内湿度地面洒水,使用加湿器增加空气湿度有助于鼻炎的恢复。

有学者观察发现,当湿度至 50%～60%,温度在 13～18℃时,是最适宜的气候条件,此时鼻腔及上呼吸道黏膜的循环改变最少。拉萨地区空气湿度,9 月份平均 65%,10 月份开始下降为48%,11 月份之后即低于 40%。平均气温九月份 12.6℃,11 月份为 7.5℃,以后逐渐下降,最低为 -12.4℃,且从 10 月份开始昼夜温差开始增大,相差在 25℃左右,至次年 4 月份温度可上升到7.8℃。可见拉萨地区各季的温度等气候条件不适宜鼻部循环,因此,常感到鼻腔干燥。

(二)高原鼻出血

有调查发现,在高原鼻出血疾病无论是移居或世居者发病率都很高,占鼻科疾病的首位,是耳鼻喉科常见病多发病。

1. 病因　在高原鼻出血发病的常见原因有,高血压、动脉硬化、高原红细胞增多症、鼻腔炎症、干燥性鼻炎、萎缩性鼻炎、鼻中隔偏曲、糜烂、鼻中隔血管扩张、鼻腔肿瘤等。在高血压鼻出血患者中世居居民多于移居居民,这可能是由于我区世居居民高血压患病率高有关。高原红细胞增多症和因气候引起的鼻腔局部血管扩张等鼻出血患者中,移居居民多见。高原红细胞增多症患者体内红细胞异常增多,血液黏稠度增高,血流缓慢,血管内压力增高,致使血管扩张、收缩不良,血管脆性增大,易破裂出血。本地区鼻出血多发生在冬季、秋末、春季气候湿度相对较低季节。

2. **临床症状** 一侧鼻腔出血较为多见少数患者可出现双侧鼻腔出血,出血部位多在鼻中隔前下区多见,鼻腔后部出血占10%～20%,出血严重者可导致休克,反复出血者可引起失血性贫血。笔者调查发现我区鼻出血患者中绝大部分为动脉性出血,表现为波动性或喷射性出血,且较凶猛出血量多。发病年龄平均41.6岁,中老年人患病较多见。

3. **鼻出血的防治** 少量的鼻出血可自行鼻腔填塞棉球压迫止血,或用手指将鼻翼向鼻中隔方向压迫5～10分钟止血。对于出血量多用一般方法不能自止,反复发作的鼻出血应及时去医院就诊,查找出血原因,积极治疗。临床上止血多采用鼻腔填塞凡士林纱条止血,此方法虽然效果较好但填塞带来的痛苦大,并发症多。目前有条件的医院采用了一些新的止血方法,如在内镜下应用微波、射频、等离子等方法进行止血,其疗效迅速,痛苦小不需填塞鼻腔,尤其对难治性鼻出血的治疗效果突出,彻底免除了鼻腔填塞所致的疼痛,呼吸不畅等并发症。

在高原鼻出血症于高原特殊的气候条件关系密切,为防止鼻出血的发生,因积极治疗高血压、高原病、鼻腔疾病,预防呼吸道疾病增强抵抗力。调节室内及工作环境的湿度,对鼻腔干燥者时常应用鼻腔润滑剂,如1%薄荷油、红霉素眼膏、四环素眼膏、鼻通膏等涂于鼻腔可预防和减少出血的发生。

(三)慢性咽炎

慢性咽炎是耳鼻咽喉科常见病之一,临床上分为慢性单纯性咽炎、慢性肥厚性咽炎和慢性干燥性咽炎。

1. **病因** 慢性咽炎的病因及诱因较多,如上呼吸道感染、扁桃体炎、鼻窦炎、阻塞性睡眠呼吸困难低通气综合征、长期张口呼吸、龋齿、烟酒刺激等。

在高原地区冬春两季气候干燥,风沙大,灰尘多,寒冷温差大。特殊的气候对人体呼吸道黏膜有直接影响,是高原慢性咽炎发病率高的一个因素,尤其是慢性干燥性咽炎。

2. 临床症状　表现为咽部干燥不适,疼痛、异物感,聚集较多黏痰,刺激性咳嗽、恶心等症状。

3. 预防措施　预防和积极治疗上呼吸道感染,戒除不良嗜好,如烟酒等,少吃刺激食物多吃蔬菜及含较多维生素的物质。在气候变化较大的季节,适当调节室内及工作环境的湿度和温度,对呼吸道黏膜是一个保护。

(四)慢性喉炎

1. 病因　慢性喉炎大多数是因急性喉炎治疗不彻底或反复发作演变而来,并且受职业因素,如长期用声职业、教师、演员等。环境因素,长期在粉尘环境中工作、空气污染、烟酒等可促使发病。邻近组织的慢性炎症扩展,分泌物刺激可影响到喉部的黏膜发生炎症。高原干燥寒冷的气候是促使本病发生的一个因素,尤其在冬春季节发病率较高。

2. 临床症状　慢性咽炎的主要症状为声音嘶哑、喉部不适、痰多、疼痛干燥等。局部表现为喉黏膜慢性充血,声带充血肿胀,边缘变钝。声带、室带增生肥厚,声门区分泌物结痂,亦可发生声带小结、息肉等改变。

3. 预防措施　积极治疗急性喉炎,预防呼吸道感染,戒除烟酒习惯。治疗邻近组织的疾病,如咽炎、鼻窦炎、扁桃体炎等。当喉部炎症时应注意声带休息,少讲话。应用超声雾化吸入,中医中药治疗,以及物理疗法对喉部炎症的治疗和吸收可起到良好的作用。在高原由于气候干燥、缺氧,对疾病的恢复不利,调整室内的湿度、减少户外活动,对喉炎的治疗会带来一定的帮助。

(五)耳气压伤

1. 病因　耳气压伤又称气压损伤性中耳炎,是由于鼓室内气压不能随外界大气压急剧变化而改变时,引起鼓室内外压力相差较悬殊所致的中耳损伤。飞行时因飞机从高空急速下降所致者称航空性中耳炎,在高原许多人选择乘飞机出、入藏,因此发生耳气压伤者较多见。

咽鼓管是沟通鼓室于鼻咽部的通道,主要调节中耳与外界的气压平衡。在一般情况下,咽鼓管处于关闭状态,当张口吞咽、打哈欠、用力擤鼻时开放。正常情况下由于咽鼓管的正常调节作用,大多数人不会引起耳气压伤。当患者有鼻炎、咽炎、鼻窦炎、鼻咽部肿瘤或上呼吸道感染时,咽鼓管黏膜受到影响发生充血肿胀,功能下降失调。当外界气压急剧增加时,如飞机骤降,鼓室内形成负压状态鼓膜内陷,中耳黏膜血管扩张,渗出或出血,黏膜水肿鼓室积液,严重者可致鼓膜破裂。

2. 临床症状　耳气压伤时会突感耳闷、耳内刺痛、耳鸣、听力下降,有时可有眩晕、恶心、呕吐。如鼓膜破裂鼓室负压消失,耳痛即可缓解。检查可见,鼓膜充血内陷,鼓室内积液,鼓膜表面血泡、瘀斑,鼓膜穿孔等。听力检查多为传导性耳聋。

3. 预防措施　积极治疗呼吸道疾病如鼻炎、鼻窦炎、扁桃体炎等。在呼吸道感染时因尽量避免乘飞机外出,乘坐飞机时在飞机下降时乘客不可入睡,并不断做吞咽动作,如嚼口香糖、打哈欠、喝饮料或擤鼻向耳内鼓气,促使耳咽管不断开放。还可使用鼻腔收缩剂滴鼻如1%麻黄碱滴鼻有助于耳咽管的开放。

(六)耳鸣

耳鸣是听觉功能紊乱所致的一种常见症状,通常有两种情况。一种是患者主观感觉耳内有声音而他人听不到,称为自觉性耳鸣;另一种是主观能听到异常声音,他人也能听到,称为他觉性耳鸣(较少见)。

1. 病因　耳鸣的病因较复杂发生在耳部的常见病因有耵聍栓塞、中耳炎、梅尼埃病、神经性耳聋、听神经瘤等。一些耳部相邻组织的病变或全身病变,内分泌功能紊乱,脑血管疾病,慢性肝、肾疾病,高原病如红细胞增多症均可引起耳鸣。尚有一部分耳鸣目前查不出实质性病变的依据,常与疲劳过度,烟酒刺激,情绪激动有关。耳鸣重者可影响生活和工作,长期耳鸣可导致听力障碍发生耳聋。耳鸣发病率较高,据美国卫生总署调查,成年人中有 20% 患有耳鸣,学龄前儿童约有 15%。我国国内虽没有认可的统计学数据,据估计患耳鸣的人群 1.2 亿,居人口总数的 10%。笔者曾在高海拔地区对地、县级干部体检中发现西藏地区耳鸣的发病率在 20%～30%,并且观察到耳鸣随海拔的升高发病也在逐渐增多,阿里地区的一次体检中发现耳鸣的发病占 30%。显然,耳鸣是一个直接影响人们正常生活的常见病症。

高原环境对耳的影响主要为缺氧,且主要影响内耳,有学者认为 5000～6000 米或以下,听力无显著减弱,而在此高度以上,听力减弱明显,听力减退常缓慢发生。笔者曾对 4500 米世居和移居 1 年以上的人群观察纯音听力测试,认为慢性缺氧对听力无明显影响。但海拔越高,耳鸣的患者也随之增多,说明高原地区耳鸣的发生与海拔高度及缺氧有密切联系。

2. 临床症状　耳鸣多为高音调如蝉鸣,低音调如机器轰鸣。耳鸣可发生在一侧或双侧耳。症状在安静、睡眠时明显,病史久者可引起失眠、神经衰弱、焦虑等症状。

3. 预防措施　目前对耳鸣仍然无有效和规范的治疗手段,因此预防耳鸣的发生就显得十分重要。尤其在高原养成良好规律的生活习惯,避免过度疲劳注意休息,积极治疗耳部疾病,如耵聍栓塞、中耳炎,治疗邻近组织器官疾病,如鼻炎、鼻窦炎、慢性扁桃体炎等。避免过强声音及噪声的刺激,对于缺氧引起的耳鸣,一旦发生,应避免去更高海拔地区。耳鸣常是某些疾病的重要信号,详细检查有利于治疗。

(七)突发性耳聋

突发性耳聋是耳鼻咽喉头颈外科的常见急症之一,多见于单耳。是指突然发生的,即在数分钟、数小时或3天以内出现原因不明的感音神经性听力损失。

1. 病因 大部分(85%～90%)突发性聋患者病因不明,临床上称之为特发性耳聋,可能与微循环障碍、病毒感染、变态反应、自身免疫、代谢紊乱及内耳压力变化等有关;少部分(10%～15%)突发性耳聋病因明确,与感染、外伤或药物中毒有关。突发性耳聋发病率为每年5～10/10万,30%～60%患者大约在发病后2周不需要任何治疗可自然恢复,但还有许多患者虽然得到精心治疗,效果不满意,出现永久性耳聋。在高海拔地区,高原红细胞增多症患者中发生突发性耳聋者也不少见,这是因为机体长期处于低氧状态下,导致红细胞增多,血管内红细胞凝聚,血液黏稠度增加,血流缓慢和淤滞,导致内耳缺氧,组织损伤。加之内耳的动脉细小,又无侧支循环,一旦血管阻塞,血供发生障碍,即可发生急骤的听力下降或丧失。

2. 预防措施 目前对突发性耳聋的治疗,仍以改善微循环和营养神经的药物为主,选择性使用糖皮质激素或纤溶治疗,辅以高压氧舱,中医中药等综合治疗。在高原应积极治疗高原病,如红细胞增多症。对居住在海拔较高的高原病患者应调整到海拔相对较低的环境中生活工作,以减少突发性耳聋的发生。

(八)变应性鼻炎

变应性鼻炎又称过敏性鼻炎,是发生在鼻黏膜的变态反应性疾病,有时和支气管哮喘同时存在。随着人们物质生活的不断丰富、环境的变化,近年来该病发病率显著增加。本病以鼻痒、喷嚏、鼻分泌物亢进、鼻黏膜肿胀等为主要特点。发病以青壮年为主,但发现儿童患者也较常见。变应性鼻炎分常年性和季节性变应性鼻炎,后者又称"花粉症"。变应性鼻炎的发病与遗传及环境密切相关。近 10 年来,西藏拉萨地区的变应性鼻炎患者发病率增加较快,尤其是"花粉症",每年 6～9 月份患者较为集中。占日门诊量的 20%～40%,这可能与近年来本地区植被品种的不断增加,环境的改变,人们生活中接触的丰富物质,如化妆品、化学制品、装修材料等有关。

1. 病因　变应性鼻炎的病因主要是吸入和食入变应原而发生,吸入性变应原主要有花粉、真菌、屋尘螨、动物皮屑、羽毛、室内尘土等;食入性变应原常见为牛奶、蛋类、鱼虾、坚果、水果等。笔者曾对拉萨地区"花粉症"患者空气中主要致敏花粉进行调查,发现蒿属花粉是本地区主要致敏花粉。

2. 临床症状　变应性鼻炎临床表现为鼻痒、阵发性连续喷嚏、大量清水样鼻涕、鼻塞、有时伴眼痒、外耳道及面部痒、嗅觉减退。检查见鼻黏膜苍白水肿,反复发作者鼻甲可呈桑椹状或息肉样改变。查找变应原:目前有激发实验、体外特异性 IgE 检测、花粉浸液的皮肤点刺试验等方法,确定患者对某种物质或花粉过敏,对下一步治疗和预防提供有利条件。

3. 预防措施　避免接触和暴露于致敏物质中是最有效的预防、治疗方法,"花粉症"病人在致敏花粉播散季节可离开花粉播散区,或提前给予预防性抗组胺药物局部或全身应用。变应性鼻炎的治疗主要有药物治疗、免疫治疗和手术治疗,药物治疗应在医师的指导下正确使用。免疫疗法是通过用反复递增变应原剂量的方法注射特异性变应原,提高病人对致敏变应原的耐受力,达到再次暴露于致敏变应原后不再发病或虽发病但其症状很轻的目的。

八、常见口腔疾病防治

(一)龋病的防治

1. 龋病概述　龋病是口腔常见病、多发病之一,它是在多因素作用下,发生于牙齿硬组织的慢性感染性疾病。龋病致病因素主要为细菌、食物、宿主、时间。在正常的口腔生理活动中,细菌与宿主之间保持着平衡状态,当某些因素使有关细菌发生异常的生态变化,就会出现平衡失调。失控的细菌毒素使牙体出现慢性病理性损害,而产生牙体破坏性疾病。

在高原海拔较高的地区,由于专业医护人员不足,加之人们的饮食习惯、口腔保健知识及卫生常识欠缺等因素,患龋率偏高。但病程进展与平原地区无明显区别。

2. 龋病的预防

(1)一级预防。①促进口腔健康:普及口腔健康教育,指定营养摄取计划,定期口腔检查。②实行特殊防护措施:在正规医院在口腔专业医生的指导下,合理使用各种氟化物防龋措施,进行窝沟封闭等。

(2)二级预防。早期诊断:包括定期检查,X线片等辅助诊断,在检查诊断基础上做早期充填等治疗。

(3)三级预防。①防止龋的并发症。对龋病引起的牙髓及根尖周病的牙体行牙体牙髓治疗以保护自然牙列,阻止炎症向牙槽骨、颌骨深部扩展,对于严重破坏的残冠残根应拔除,防止牙槽脓肿及颌面化脓性感染及全身感染。②康复。修复牙体组织的缺损和牙的缺失,以修复牙颌系统的生理功能,保持身体健康。

3. **龋病的预防方法**

(1)牙菌斑的控制。①机械清除牙菌斑:是指使用牙刷、牙膏、牙线、牙间清洁器等保健用品,清除口腔内牙菌斑。正确的刷牙法,即竖刷法,顺牙齿的长轴,由龈缘向切缘拂刷并利用腕部的力量略将牙刷转动,将每个牙齿的颊、舌、颌面都刷到,这样才能保证将各牙面及牙间隙中的细菌和食物残渣刷除干净。②化学方法:洗必泰(又名氯己定)有二价阳离子活性,对细菌表面有亲和力,对革兰阳性、阴性菌均有强的抑菌作用,对变形链球菌、放线菌作用显著。防龋制品有漱口剂、牙膏、防龋涂漆及缓释装置等。

(2)糖代用品。蔗糖的致龋性最强,但从营养及经济上考虑,目前还没有一种糖代用品可以完全代替蔗糖。现有的糖代用品,只能起到限制蔗糖食用的辅助作用。如山梨醇、甘露醇、木糖醇等可使致龋菌的葡聚糖产生减少。目前已广泛使用木糖醇防龋。果脯糖的防龋作用,还未被更多的人认识,但从实验室、动物实验、临床效果得到验证,有很好的防龋作用。

(3)增强牙的抗龋能力。在工业发达国家,应用氟化物防龋已有半个世纪的实践经验。从 1982－1994 年在龋病国际会议上,对龋病发病率下降(下降 50％以上,个别地区达到 75％)原因的分析中,一致认为,应归于氟化物防龋方法的应用,其中主要是公共饮水氟化措施,其次是含氟牙膏的广泛使用。另外部分国家和地区提出了氟片、氟凝胶、含氟漱口剂、含氟食品的使用等,均是普及防龋的有效方法。

(二)口腔癌的防治

1.**口腔癌概述** 口腔癌是指发生于口腔的恶性肿瘤,其中以鳞状细胞癌为多,包括舌癌、颊癌、牙龈癌、腭癌、唇癌、上下颌骨癌、口底癌、口咽癌、涎腺癌和上颌窦癌以及发生于颜面部皮肤的癌症。口腔癌的发病率占全身恶性肿瘤发病率的 2%～5%,全球每年口腔癌的发病人数为 41.3 万,其中 27 万例死亡。口腔癌比其他部位的癌易转移,治疗花费大,预后差。口腔癌病人经过手术、放疗、化疗后,5 年生存率 50%。生存者又多因口腔癌造成毁容,心理负担大而精神痛苦。但口腔癌是可以预防的,预防口腔癌重要而有意义。

2.**口腔癌的致病诱因** 在致癌因素中,使用烟草及饮酒会明显增加口腔癌的危险性,烟草是最大的癌症诱发物。饮酒和咀嚼槟榔也会大大增高患口腔癌的概率,不良修复体、残根和残冠等长期刺激口腔黏膜也可诱发癌变。

3.**公众对口腔癌警告标志的认识** 口腔癌的早期症状不明显,绝大多数患者没有明显的自觉症状。有下列情况者必须高度警惕,应及时到正规医院接受检查。口腔癌警告标志如下。

(1)口腔溃疡若 2 周以上仍未愈合的溃疡者。

(2)口腔内和面颈部任何部位不明原因出现肿胀或淋巴结肿大,包括无疼痛及任何不适的包块患者。

(3)口腔黏膜颜色或外表形状发生改变:注意观察口腔黏膜出现的颜色改变,如有白色、红色和发暗的斑,特别是这些色斑出现表面粗糙、溃烂、硬结、边缘凸起或突发面积增大等,这是典型的危险信号。

(4)口腔反复出血,出血原因不明。

(5)面部、口腔、咽部、颈部有不明原因的麻木及疼痛或运动障碍,如舌运动受限、言语不清、说话和吞咽时感到疼痛,或舌体半侧知觉丧失、麻木等,应及时到正规医院接受检查治疗。

4. 口腔癌的预防措施

(1)避免吸烟、饮酒和咀嚼槟榔,尤其是已有口腔癌前病变者更应戒除烟酒。

(2)避免长时间直接日照,以减少唇癌和面部皮肤癌的发病率。尤其在高原地区,紫外线强烈,更应注意加强防护。

(3)避免吃过热过烫的食物或饮料,少吃或不吃辛辣刺激性食物,减少对口腔黏膜组织刺激。

(4)避免不良刺激,及时调磨义齿锐利边缘,防止对软组织摩擦、压迫和创伤。

(5)平衡饮食,增加蔬菜、水果,提高维生素 A、维生素 B、维生素 C、维生素 E 和微量元素硒的摄入量,如鱼类、肉类、麦片、芦笋、蘑菇、大蒜等。尤其西藏地区,海拔高,蔬菜水果缺乏,更应加强维生素的补充。

(6)保持良好的口腔卫生,拔除残根、残冠,及时调磨锐利牙尖;避免反复咬颊、咬舌。

5. 提高口腔癌的早期治愈率如何进行自我检查

(1)对头颈部进行对称性观察:注意皮肤颜色的变化。

(2)手示指触摸面部:面部如有疼痛或肿块增大,2 周内就医检查。

(3)触摸颈部:从耳后触摸至锁骨,注意触摸疼痛与肿块,检查左右两侧颈部。

(4)上、下唇:先翻开下唇,观察唇红部与唇内侧黏膜,用示指与拇指从内向外,从左向右触摸下唇。

(5)对上唇做同样的检查,触摸是否有肿块,观察是否有创伤。

(6)牙龈与颊部:用示指拉开颊部,观察牙龈,并用示指与拇指夹住颊部,进行触摸。

(7)舌与口底:伸出舌,观察颜色与质地,观察舌边缘部位。触摸舌体,注意是否有肿块。

(8)检查口底需用舌舔上腭部,以观察颜色与形态的变化,然后用示指触摸口底。

(9)上腭部:检查上腭部有时需用牙刷柄压住舌,头略后仰,观察软腭与硬腭的颜色与形态。

(三)牙周病的防治

1. **牙周病概述** 牙周病是口腔常见的疾病之一,是由多种微生物引起的感染性疾病。牙菌斑是牙周病的始动因子,其局部因素包括:牙石、创伤颌、食物嵌塞、不良习惯、不良修复体、错颌畸形;全身易感因素如内分泌因素、遗传因素、宿主的免疫反应等也促进牙周病的发生和发展。

在高原地区除了以上因素,还有由于海拔高,人体长期处于缺氧状态,这将导致牙周组织的血供量减少,同时牙周的厌氧菌群将更易生长、繁殖,从而加重牙周组织的炎症。

2. **牙周病的主要症状** 牙周病的病程进展缓慢,导致牙齿松动,牙周益脓,造成部分或全部牙列缺损,破坏咀嚼器官功能和完整性。因此,预防牙周病的发生,可以防止牙齿过早松动、脱落,使牙齿坚固、耐用。

3. **牙周病的预防保健措施** 牙周病的预防主要目的是消除此病的始动因子以及促进疾病发展的危险因素。

(1)注意口腔卫生,养成良好的刷牙习惯。牙周病的发病与口腔卫生状况关系密切,故消除细菌、食物残渣是预防牙周病的重要措施之一。保持良好口腔卫生的主要措施是刷牙,正确的刷牙方法之一,即巴斯刷牙法,又称水平颤动法。刷牙要领:手持刷柄,刷毛指向根尖方向(上颌向上、下颌向下),与牙长轴平行,然后稍作旋转,与龈缘呈 45°。把牙刷刷毛放在直指龈沟的位置,刷毛约与牙长轴呈 45°。勿使刷毛屈曲,轻度加压使刷毛端放入龈沟,以短距离水平颤动牙刷,勿使毛端离开龈沟,至少颤动 10 次。重新放置牙刷以此类推,至少刷 3～5 分钟。刷牙不仅是机械性去除菌斑和牙垢最常用的有效方法,刷牙还能起到按摩牙龈、增进牙龈组织血液循环、促进龈上皮角化的作用,从而提高牙龈对有害刺激因子的抵抗力,增强牙龈组织的防御能力,维护牙龈健康。

(2)药物防治。在机械性控制菌斑的基础上,配合药物可更好地控制菌斑,达到预防和治疗牙周病的目的。药物必须依靠一些载体,如含漱剂、牙膏、口香糖等才能被传递到牙周局部,起到控制菌斑的作用。控制菌斑的药物很多,多主张局部用药、使药物直接达到病变部位而达到预防和治疗目的。

(3)纠正不良习惯。吸烟对牙周健康的影响是一个普遍问题。目前普遍认为吸烟影响局部的血液循环,影响体液免疫、细胞免疫和炎症过程,尤其是削弱口腔中性粒细胞的趋化和吞噬功能。因此戒烟或减少吸烟量也是预防牙周病的重要手段。

对于有𬌗创伤、牙齿拥挤、错位、带有不良修复体者,应及时到医院接受专业治疗,使我们拥有一口健康、坚固的牙齿。

(四)牙龈出血的防治

1. **牙龈出血概述**　牙龈出血是口腔科常见的症状之一。一般情况下,牙龈出血常见于牙周炎的早期—牙龈炎。牙龈出血不仅仅出现于口腔科的疾病,它还会出现于全身的其他疾病,可能预示着其他系统的疾病,如白血病、遭遇放射性辐射后、自身免疫性疾病等。

在高原偏远地区,口腔保健知识及卫生常识欠缺,人们往往没有良好的口腔卫生习惯,牙周疾病引起的牙龈出血较常见,大多不引起重视,最后发展为牙周炎,严重者引起患牙松动脱落。

2. 牙龈出血的主要症状　牙龈出血常伴有口臭,有碍病人工作及社交活动,有的会给病人带来精神负担。

造成牙龈出血的病因很多。养成良好的口腔卫生习惯,可以预防牙龈炎、牙周炎的发生。坚持早晚刷牙,饭后漱口,清除污物和食物残渣,可防止牙垢和牙结石的形成。定期到医院进行牙周洁治(洗牙)是最好的牙齿保健方法。

(1)局部疾病中最常见的是牙结石刺激因素。附着在牙颈部的牙结石,会经常不断刺激牙龈,引起牙龈发炎而出血。其次是牙周病。由于牙齿周围组织病变,使牙龈水肿、发炎、毛细血管扩张充血,一旦遇咀嚼或刷牙不当等刺激,也常引起牙龈出血。

(2)龋洞刺激。牙颈部的龋病不及时治疗,任其发展到牙龈缘下,形成棕黑色的龋洞后,由于其边缘不整齐而且锐利,常会刺激牙龈,导致溃疡而出血。

(3)选择和使用的牙刷不正确,对牙龈的机械性刺激大,造成牙龈出血,应选用新型保健牙刷,采用竖刷法。

(4)残冠,不合适的义齿(假牙)等刺激,可造成黏膜糜烂和出血,要拔除残冠,调磨或更换义齿。

(5)有些女性在经期表现为牙龈充血和自发性出血现象,通常在经期过后可缓解。

(6)有些全身系统疾病,可导致牙龈出血,要查明原因及时处理。经常检查口腔,保持口腔卫生,防止牙龈出血。

3. 牙龈出血的预防保健　预防牙龈出血要注意以下几点。

(1)如果是由于口腔卫生不良,有大量牙垢、牙石导致的刺激出血(这种情况最常见),可到口腔科请医生清洁牙齿,去除牙垢、牙石(俗称洗牙,医学上称洁治、刮治),并口服抗生素 1 周,牙龈炎症会很快消除,出血也就随之停止。一般来讲,就是不发生牙龈出血,也应半年到 1 年洗牙 1 次。

(2)如果是由于残根、残冠引起的牙龈出血,应拔除残冠、残根,以后镶义齿;如果是制作不良的牙套或不良修复体导致的牙龈出血,应重新制作牙套或重新补牙。

(3)女性月经期、妊娠期要有注意保持口腔卫生,通常在经期及妊娠期过后,牙龈出血就可明显减轻。

(4)选用新型保健牙刷,避免用力横刷牙齿,采用竖刷法,以防刺激牙龈造成出血。

(5)遇有原因不明的大范围自发性牙龈出血时,应及早到医院检查,以便确定其是否存在血液系统疾病。尤其是隐蔽的血液病。要高度注意,多方面查找原因并及时处理。

九、常见皮肤病防治

高原地区除海拔高、缺氧等特点外,强烈的日照也是高原地区的一大特点,长期居住在高原的人们普遍肤色较黑,这是对长期较强日光照射的一种适应性改变。由于高原地区日光照射强、高寒、缺氧等气候特点,一些皮肤病在高原地区的发病率较其他地区高,如日光性皮炎、慢性光化性皮炎、光线性角化病、黄褐斑、冻疮等。

(一)日光性皮炎

日光性皮炎又称日晒伤、晒斑,是强烈日光照射后引起的急性红斑、水疱性皮肤炎症。是由于日光中 290～320 纳米的中波紫外线过度照射后使皮肤发生的光毒反应。由于高原地区日光强烈,本病在高原地区多发。初到高原者及皮肤白皙者的皮肤对强紫外线的耐受力较差,因此初到高原者及皮肤白皙者在高原地区好发此病。

1. 病因 紫外线对血管有直接而短暂的扩张作用。紫外线通过真皮吸收后,在毛细血管周围的芳香蛋白质发生氧化改变,其产物导致红斑发生;另一方面,表皮细胞受紫外线损伤后可能生成各种介质,并扩散到真皮中,引起红斑反应。

2. 临床表现 日晒数小时至数十小时后暴露部位皮肤上发生弥漫性红斑,肿胀。自觉灼烧感或有刺痛,触之更痛。红斑渐消退后遗留褐色色素沉着,轻者 2～3 天痊愈。重者除红斑、肿胀外可发生水疱,可伴发热、心悸、恶心、呕吐等全身症状。水疱破裂后糜烂、结痂,1 周后恢复,遗留色素沉着。

3. 治疗

(1)局部治疗:以局部外用药物疗法为主,轻者外用炉甘石洗剂,重者可先用冰牛奶或生理盐水湿敷,后用 2.5% 的吲哚美辛溶液或皮质激素霜剂。

(2)全身治疗:刺痒明显者可选用抗组胺药。疼痛明显者可选用镇痛药。严重的日晒伤需系统应用糖皮质激素。

4. 预防

(1)避免烈日暴晒,外出时应撑伞,戴宽边帽着长袖衣,露出部位皮肤上可于外出前 15 分钟涂布防晒霜。到高原地区旅游或居住之前,应做好防晒用品的准备。

(2)在强烈日光下工作时间不宜过长,最好避免日光照射最强的时间(上午 10 点至下午 2 点)在室外工作。

（3）经常外出锻炼，增强皮肤对紫外线的耐受性是预防本病的关键。

（二）光线性角化病

光线性角化病又称日光性角化病、老年性角化病，是日光长期暴晒损伤皮肤所引起的一种癌前期损害。由于高原地区有极强的紫外线照射，气候又相对寒冷，喜好以晒太阳的方式取暖，因此本病发病率较其他地区高。

1. 病因　尚不清楚。日光照射、紫外线及放射能、辐射热、电离辐射，以及接触沥青、煤提炼产物等均可诱发本病。本病多发生于老年人，可能与老年皮肤损伤后修复功能低下有关。

2. 临床表现　肤色较白者及中老年男性易患此病。皮损多见于日光暴露部位。为淡红色或肤色的扁平丘疹或小结节，轻微隆起，表面粗糙，上覆黏着性鳞屑，鳞屑不易去除，若强行揭去，可见轻度出血。皮疹常单发，有时多发。慢性经过，一般无自觉症状。如皮损增长迅速，发生糜烂、溃疡、出血，往往是发生癌变的前兆，应及早检查、治疗。

3. 治疗

（1）局部治疗：可用冷冻、CO_2激光、电灼等治疗。外用药请遵医嘱。

（2）全身治疗：多发性损害用药请遵医嘱。发现有恶变时应及早彻底切除。

4. 预防　本病与中波紫外线的照射有直接关系，因此注意避光是预防本病的重中之重。外出时应撑伞，戴宽边帽，着长袖衣，露出部位皮肤上可于外出前 15 分钟涂布防晒霜。加强在高原地区防晒意识的宣传教育。

（三）慢性光化性皮炎

慢性光化性皮炎是指某些已知或未知的光敏物质所产生的

慢性光变态反应性皮肤病,包括光敏性皮炎、光敏性湿疹、光线性类网织细胞增多症、持久性光反应。

1. 病因　本病病因不明。多认为与接触过敏原有关,也可能是由于化学或药物的光线过敏。另外,免疫调节功能紊乱、色氨酸代谢障碍、过敏体质及细胞敏感性增高等机制均可能参与。

2. 临床表现　好发于老年男性,皮损好发于日光暴露部位,严重者泛发全身,皮疹为小片或融合的红斑,上覆少许渗出、鳞屑、结痂,重者为浸润性斑块。皮损边界清楚,反复搔抓后局部可浸润肥厚,呈苔藓样变。瘙痒明显,病程多大于 3 个月。

3. 治疗

(1)局部治疗:外用皮质类固醇激素制剂,如丁酸氢化可的松软膏、地塞米松软膏等,应注意长期局部应用激素后的副作用,也可用氧化锌软膏。

(2)全身治疗:一般可选用烟酰胺或小剂量氯喹,并辅以抗组胺药和 B 族维生素。

4. 预防　严格防晒,高度敏感患者需避免日光灯、闪光灯等。外用遮光谱较宽的遮光剂。尽量找到、避免接触或服用可能的接触致敏原,尽量避免接触或服用各种含有光敏物的用品和药品。

(四)黄褐斑

黄褐斑是一种好发于颜面部,呈对称性分布的局限性淡褐色至深褐色斑片。本病也称肝斑,是面部黑变病的一种。在高原地区的发病率相对较高,可能与高原地区的强紫外线照射有直接关系。

1. 病因　病因复杂,可能的内因有妇科疾病、肝病、慢性酒精中毒、甲状腺功能亢进、结核、口服避孕药等,外因除劣质化妆品外,日光照射是一大病因。

2. 临床表现 好发于青壮年妇女。皮疹为淡褐色至深褐色，形状不规则的斑片，对称分布于颊、额、鼻、唇等处，表面光滑无鳞屑。无自觉症状，慢性病程。

3. 治疗 目前无满意的治疗方法。有病因者尽量去除病因，治疗原发疾病。

(1) 局部治疗：外用脱色剂等。

(2) 全身治疗：内服维生素 C，中药治疗。

4. 预防 饮食合理。多食蔬菜水果，有效补充维生素 C。避免日光暴晒，使用广谱遮光剂，注意选择适合自己肤质、优质的化妆品。

若因口服避孕药、其他药物或原发疾病引起，应停药或治疗原发疾病。

(五) 冻疮

冻疮是由于寒冷引起的局限性皮肤炎症损害。病程缓慢，气候转暖后自愈，易复发。高原地区冬季寒冷加之缺氧气候，因此本病发病率较高。

1. 病因 长期处于寒冷潮湿环境中，小动脉收缩，久之血管麻痹而扩张，静脉淤血，使局部血液循环不良而发病。鞋袜过紧、长期静止不动可加重局部血液循环障碍。营养不良、贫血、慢性消耗性疾病、慢性中毒或感染、自主神经功能紊乱等均可诱发或加重冻疮。

2. 临床表现 常发生于初冬、早春季节，多发于妇女、儿童、缺少活动及外周循环不良者。好发于手足、面颊、耳郭及鼻部等处，部分肥胖女性可见于臀部。皮疹为红色或紫红色淤血性红斑，界限不清，压之可褪色。痒感明显，遇热加剧。严重时皮损表面发生水疱、糜烂、溃疡，此时可伴疼痛。

3．治疗

（1）局部治疗：请遵医嘱。

（2）全身治疗：应用血管扩张剂，以解除血管痉挛，改善末梢血液循环。中药治疗。

4．预防　加强体育锻炼，促进血液循环。

（1）入冬注意全身及局部干燥、保暖，手套、鞋袜、衣裤不宜过紧。

（2）受冻的部位不宜立即烘烤和热水浸泡。

（3）外擦防护油，治疗贫血及慢性消耗性疾病。

（4）复温即将冻伤部位浸泡于 38～42℃ 水中 5～7 分钟，用无菌温盐水冲洗干净，冻伤肢体应抬高或制动。

（六）恶性黑色素瘤

恶性黑色素瘤是一种高度恶性的肿瘤，多发于皮肤，易转移，是威胁人类生命的恶性肿瘤之一。

1．病因　本病病因仍未完全阐明，已发现与种族、局部创伤和刺激、日光照射、免疫功能下降等有关。

2．临床表现　此病的早期表现是在正常皮肤上出现黑色损害，或原有的黑痣在近期内明显增大、色素加深、表面溃破、易出血。随着肿瘤增大，损害可隆起呈斑块状，或结节状，或蕈状，或菜花状，表面易溃破出血。随着病情进一步发展，可出现皮下结节或包块，肿瘤周围出现卫星状损害。组织病理检查是此病诊断的重要步骤。

3．治疗　目前治疗方法仍不理想。应根据病理分型和临床转移情况等决定采用手术、化疗、免疫及放疗等治疗方案。其中以早期手术切除为最佳方案。

4．预防

（1）要避免过度日晒和接触煤焦油类物质。尤其在高原地区要注意防晒。

（2）发生在手掌、足跖或外阴部的色素痣一般为交界痣，为活动性色素痣，有恶变的可能，要定期观察，如果有恶变倾向，应尽早切除。恶变的标志是原有的色素痣在短期内出现明显增大、色素加深，表面脱屑、糜烂、溃破、易出血等变化，或表面团块状发展，痣旁出现卫星状损害。此时应及时行活体组织检查，以进一步确诊。

（3）巨大先天性色素痣，恶变的可能性较大，因此对易摩擦部位的巨大先天性色素痣应予切除并植皮。直径小于 1.5 厘米的先天性色素痣可以长期观察。

（4）所有的色素痣应严禁不必要的刺激，如经常抓挠、用药物腐蚀等，这些不良刺激可促使色素痣恶变。

第四节　高原常见传染病防治

高原地区不但有常见的传染病发生，还有特殊的传染病发生。

一、传染病的概念及特征

传染病指由病原体引起的（细菌、真菌、病毒和寄生虫），能在人与人之间和人与动物之间传播的疾病，如流行性感冒、疟疾、蛔虫等。病原体通过一定方式在人群中传播称为传染病流行。从传染病在人群中的发生、传播到终止的全部过程称为传染病的流行过程。

（一）传染病的基本特征

1. 有病原体　每种传染病都有其特异的病原体，包括病毒、立克次体、细菌、真菌、螺旋体、原虫等。

2. **有传染性** 病原体从宿主排出体外,通过一定方式,到达新的易感染者体内,呈现出一定传染性,其传染强度与病原体种类、数量、毒力、易感者的免疫状态等有关。

3. **有流行性、地方性、季节性**

(1)流行性。按传染病流行病过程的强度和广度分为散发、流行、大流行、暴发。①散发:是指传染病在人群中散在发生;②流行:是指某一地区或某一单位,在某一时期内,某种传染病的发病率,超过了历年同期的发病水平;③大流行:指某种传染病在一个短时期内迅速传播、蔓延,超过了一般的流行强度;④暴发:指某一局部地区或单位,在短期内突然出现众多的同一种疾病的病人。

(2)地方性:是指某些传染病或寄生虫病,其中间宿主,受地理条件,气温条件变化的影响,常局限于一定的地理范围内发生。如虫媒传染病,自然疫源性疾病。

(3)季节性:指传染病的发病率在年度内有季节性升高。此与温度、湿度的改变有关。

4. **有免疫性** 传染病痊愈后,人体对同一种传染病病原体产生不感受性,称为免疫。不同的传染病、病后免状态有所不同,有的传染病患病一次后可终身免疫,有的还可感染。可分为下几种感染现象。

(1)再感染:同一传染病在痊愈后,经过一定时间后,被同一种病原体感染。

(2)重复感染:某种疾病在发病中,被同一种病原体再度侵袭而受染。血吸病、丝虫病、疟疾最为常见。

(3)复发:发病过程已转入恢复期或接近痊愈,而该病原体再度出现并繁殖,而原症状再度出现。伤寒最为常见。

(4)再燃:临床症状已缓解,但体温尚未正常而又复上升、症状略见加重者。见于伤寒。

(二)传染病的传播

病原体从已感染者排出,经过一定的传播途径,传入易感者体内而形成新的传染的全部过程。传染病得以在某一人群中发生和传播,必须具备传染源、传播途径和易感人群三个基本环节。三个环节缺一不可,缺少任意一个环节,新的传染不会发生,也不可能形成流行。

1. **传染源**　在体内有病原体生长繁殖,并可将病原体排出的人和动物,即患传染病或携带病原体的人和动物。

患传染病的病人是重要的传染源,其体内有大量的病原体。患病动物也是人类传染病的传染源。人被患病动物(如狂犬病、鼠咬热病兽)咬伤或接触患病动物的排泄物、分泌物而被感染。

2. **传播途径**　指病原体自传染源排出后,在传染给另一易感者之前,在外界环境中所行经的途径。

3. **易感人群**　是指人群对某种传染病病原体的易感程度或免疫水平。新生人口增加、易感者的集中或进入疫区,部队的新兵入伍,易引起传染病流行。病后获得免疫、人群隐性感染,人工免疫,均使人群易感性降低,不易传染病流行或终止其流行。

(三)传染病的临床特点

1. **传染病病程发展的基本规律**　急性传染病的发生、发展和转归具有一定的规律性,通常分为以下几个阶段。

(1)潜伏期:从病原体侵入人体至出现临床症状之前的时期称为潜伏期。每种传染病都有自己的一个相对恒定的时间范围。有的很短,比如细菌性食物中毒;有的很长,比如狂犬病,可达到数月甚至数年；大多数为数日，如细菌性痢疾，猩红热等。潜伏期是传染病检疫期的重要依据，还可以帮助医生诊断。

（2）前驱期：从起病到症状明显之前的时间称为前驱期。主要症状有头痛、发热、乏力、肌肉酸痛、食欲缺乏等，是许多传染病的非特异性表现，一般持续 1～3 天。

（3）症状明显期：前驱期的症状在此期进一步加重，并出现该传染病所特有的症状和体征，如特征性皮疹，脑膜刺激征和肝、脾增大等。

（4）恢复期：随着病人免疫力增强，体内病理破坏过程终止，症状和体征基本消失，体力和食欲逐步恢复称为恢复期。但有的病人在恢复期病情突然转变加重，出现并发症，如伤寒肠穿孔。

这里还要提到两种情况。①复发：发病过程已转入恢复期或接近痊愈，而该病原体再度出现并繁殖，而初发病的症状再度出现。伤寒最为常见。②再燃：临床症状已缓解，但体温尚未正常而又复上升、症状略见加重者。见于伤寒。

2. 传染病常见症状与体征

（1）发热：是许多传染病所共有的最常见症状。各种传染病发热类型都具有自己的一些特点，有助于诊断。较常见的类型有以下几种。

①稽留热：体温持续保持在 40℃左右，达数日或数周，24 小时内体温相差不超过 1℃，见于伤寒、斑疹伤寒等。

②弛张热：体温常在 39℃以上，24 小时内体温相差超过 2℃，但最低点未达到正常，见于流行性出血热、败血症等。

③间歇热：24 小时内体温波动于高热与正常温度之间，或高热与无热期交替出现，见于疟疾。

④波状热：体温逐渐上升达 39℃或以上，数天后又逐渐下降

至正常水平,持续数天后又逐渐上升,周而复始,见于布氏杆菌病。

⑤回归热:高热骤起,持续数日后骤退,间歇无热数日,高热再起,如此反复,见于回归热。

⑥马鞍热:发热数日,退热一日,又发热数日,见于登革热。

⑦不规则热:每日热度高低不等,呈不规则波动,常见于流行性感冒。

(2)发疹:许多传染病在发热过程中伴有发疹,称为发疹性感染。发疹包括皮疹(外疹)和黏膜疹两大类,对诊断有重要价值。

(3)中毒症状:病原体及其产生的毒素或代谢产物进入机体,引起许多脏器组织损害和功能紊乱,包括物质代谢及内分泌失调改变,引起发热、头痛、肌肉酸痛、乏力、厌食等症状。严重者可有意识障碍、脑膜刺激征、呼吸和循环衰竭等,有时可有肝、肾损害及功能改变。

二、传染病的预防原则

坚决贯彻预防为主的卫生工作方针,针对构成传染病流行的三个基本环节,根据各种传染病的特点抓住主导环节,采取综合性措施,切实做好预防工作。

(一)管理传染源

根据中华人民共和国传染病防治法及其实施细则规定,管理传染源应包括对传染病患者的控制,对接触者检疫,对病原携带者进行治疗、教育和随访,对动物传染源进行处治。

1. 控制患者 早发现、早治疗、及时报告。截止到 2009 年 4 月 30 日,防治法规定有 39 种传染病为法定传染病,需要按时向卫生防疫机构报告。

甲类——鼠疫,霍乱(2种)。

乙类——传染性非典型性肺炎、人感染高致病性禽流感、病毒性肝炎、细菌性和阿米巴痢疾、伤寒和副伤寒、艾滋病、淋病、梅毒、脊髓灰质炎、麻疹、百日咳、白喉、新生儿破伤风、流行性脑脊髓膜炎、猩红热、流行性出血热、狂犬病、钩端螺旋体病、布鲁菌病、炭疽、流行性乙型脑炎、肺结核、血吸虫病、疟疾、登革热、甲型H1N1流感(26种)。

丙类——流行性和地方性斑疹伤寒、黑热病、丝虫病、包虫病、麻风病、流行性感冒、流行性腮腺炎、风疹、急性出血性结膜炎,以及除霍乱、痢疾、伤寒和副伤寒以外的感染性腹泻病、手足口病(11种)。

2. 报告时限 责任疫情报告人发现甲类传染病及乙类传染病中的肺炭疽、传染性非典型性肺炎、脊髓灰质炎病人及疑似病人,城镇2小时内、农村6小时内通过网络报告,同时应以最快的方式向当地区县级疾病预防控制机构报告。

对其他乙类传染病人、疑似病人和伤寒副伤寒、痢疾、梅毒、淋病、白喉、疟疾的病原菌携带者时,城镇应于6小时内、农村应于12小时内通过网络报告。

对丙类传染病和其他传染病应当在24小时内通过网络报告。

甲型H1N1流感、传染性非典型肺炎、人感染高致病性禽流感采取甲类传染病的预防、控制措施。

(二)切断传播途径

切断传播途径是预防消化道传染病、呼吸道传染病、虫媒传染病和许多寄生虫病的主要措施,可分为两个方面。

1. 一般性卫生措施 注意饮食卫生、环节卫生、个人卫生,大力开展除四害(老鼠、臭虫、苍蝇和蚊子)和爱国卫生运动,这是切断传染病传播途径的重点。

2. 消毒与杀虫　消灭或清除污染环境的病原体及其传播媒介。

(三)保护易感人群

1. 提高机体的非特异性免疫力　改善生活和居住条件,增加营养及参加体育锻炼等。

2. 提高人群的特异性免疫力　有计划地预防接种,提高人群的主动和被动特异性免疫力是最重要的保护措施。特别是对儿童进行有计划免疫接种是整个免疫工作的重要环节。

三、病毒性肝炎防治

病毒性肝炎是由许多种肝炎病毒引起的一组以肝损害为主的传染病,可以通过粪、口、血液、体液等途径传播。根据其不同的病原,分为甲型、乙型、丙型、丁型和戊型病毒性肝炎。有资料显示,高原地区中小学生中,乙型病毒性肝炎的感染率明显高于全国自然人口感染率。高原地区由于卫生条件相对落后、居民喜欢聚餐、喜食生冷食物,容易造成病毒性肝炎的感染与传播。

(一)病原学

1. 甲型肝炎病毒　在外界的抵抗力较强,在干粪中 25℃ 能存活 30 天,能耐受 56℃、30 分钟,但加热 100℃、5 分钟全部灭活;70% 乙醇 25℃、3 分钟可部分灭活病毒。

2. 乙型肝炎病毒　为环状双链 DNA 病毒,抵抗力很强,能耐受 60℃、4 小时和一般浓度的化学消毒剂,−20℃ 可保存 15 年,但高压蒸汽消毒和加热 100℃、10 分钟可将其灭活。对 0.5 过氧乙酸和新洁尔灭均敏感。

3. 丙型肝炎病毒　属于黄病毒科丙型肝炎病毒属，10%氯仿和加热 100℃、5 分钟可以灭活。

4. 丁型肝炎病毒

5. 戊型肝炎病毒

(二)流行病学

1. 甲型肝炎　主要以粪-口途径为主，尤其是日常生活中接触经口传播。

2. 乙型肝炎　传播途径比较复杂，主要是以下 3 种。①血液途径：输入被 HBV 污染的血制品，针灸、文身、器官移植、血液透析等。②家庭内密切接触：主要指性接触、接吻、乳汁、日常生活密切接触(同用毛巾、牙刷、碗筷、喝水杯等)，均可受 HBV 感染。③母婴垂直传播：我国 HBsAg 阳性者高达 1 亿多人，其中 85% 通过母婴传播。垂直传播是我国乙肝蔓延和高发的主要原因。

3. 丙型肝炎　主要经血和血制品传播。

4. 丁型肝炎　与乙型肝炎传播途径基本相同，性传播相对多见，母婴传播少见。

5. 戊型肝炎　与甲型肝炎传播途径相同，以粪-口为主。

(三)临床表现

5 种肝炎病毒都可引起急性肝炎，临床表现有差异。急性起病、淤胆型肝炎大多是甲型和戊型，慢性肝炎仅见于乙型、丙型及丁型肝炎。甲型肝炎少数可迁延或复发。

甲型肝炎潜伏期：5～45 日(平均 30 日)；乙型肝炎潜伏期：30～180 日(平均 70 日)；丙型肝炎潜伏期：15～150 日(平均 50 日)；丁型肝炎潜伏期尚未确定；戊型肝炎潜伏期：10～70 日(平均 40 日)。

1. 急性肝炎　分急性黄疸型肝炎和急性无黄疸型肝炎。

(1)急性黄疸型肝炎:病程分为三期,阶段性比较明显,总病程 2～4 个月。

①黄疸前期:病程数日至 2 周。多数症状缓慢出现,多数病人最早的感觉是全身乏力,继而食欲缺乏、厌油、恶心、呕吐、腹胀,甚至不能进食。有的病人表现为以消化道症状为主的消化不良型;以发热、头痛、上呼吸道症状开始的流感型;以上腹部剧烈疼痛伴寒战、高热、黄疸、白细胞增高起病的胆道疾病型。

② 病程 2～6 周:主要表现为黄疸的出现和加深。首先出现尿色黄染,继之见巩膜及皮肤的黄染。黄疸加深在 1～2 周达高峰。随着黄疸的加深,部分病人还会继续明显存在 2～6 周,然后才逐渐消失。此时多数病人不再发热。患者大便色泽变浅,肝增大并有叩痛,皮肤瘙痒和心动徐缓。某些患者可有短期梗阻性黄疸表现,大便呈陶土色,肝功能多有明显损害。黄疸达高峰并开始消退,消化道症状表现改善,如食欲开始恢复,其他症状也开始减轻。

③恢复期:黄疸开始逐渐消退,就进入了恢复期。2 周至 4 个月,平均 1 个月。以上各种症状多在 2 周左右开始消失,儿童病程较短,恢复快,1～2 个月即康复。成年人中约 5% 长期留有肝区痛,或不适感、食欲缺乏及乏力,常称之为肝炎后综合征。

(2)急性无黄疸型肝炎:此型远较黄疸型肝炎多见。多数起病缓慢,症状与黄疸型肝炎相似,但较轻,无黄疸出现。病程长短不一,多数在 3 个月内恢复,少数演变为慢性肝炎。

2. 重型肝炎 5 型肝炎均可导致重型肝炎,但甲、丙型少见。本型占全部病例的 0.2%～0.5%,但病死率高达 70%～80%。

(1)急性重型肝炎:又叫爆发型肝炎。典型病例应包括两部分:肝脏疾病及肝性脑病的临床表现。肝脏疾病的临床表现,查体除黄疸、肝缩小外,不同病期有不同体征,早期轻度腹胀,进入肝昏迷则以神经系统症状为主。肝性脑病的临床表现:早期表现为烦躁不安、性格改变、谵妄、狂躁或抑郁、扑翼样震颤等神经症状,很快转入昏迷,如不及时治疗可形成脑疝。

(2)亚急性重型肝炎:临床表现与重型肝炎相似,多于病后15~24日出现上述症状,但肝性脑病多出现于病程的后期。

3. 慢性肝炎　慢性肝炎多是从急性病毒性肝炎转变而来,机体自身免疫功能紊乱、长期应用损害肝脏药物、机体对药物过敏、酗酒以及某种酶的缺乏、代谢紊乱等均可导致本病的发生。可分为轻度、中度、重度慢性肝炎。慢性肝炎尽管远比急性肝炎少见,但持续时间可长达数年,甚至数十年。本病通常表现较轻,不产生任何症状或明显的肝损害,但有些病例,持续的炎症会缓慢地损伤肝脏,最终导致肝硬化和肝衰竭。

4. 淤胆型肝炎　又称毛细胆管型肝炎。临床表现类似急性黄疸型肝炎,但自觉症状较轻,主要表现为黄疸、皮肤瘙痒、陶土色大便、肝增大等。黄疸持续数月至1年以上,多数可恢复,少数发展为胆汁性肝硬化。

(四)治疗和预防原则

病毒性肝炎的临床表现错综复杂,目前还缺乏可靠和特效的治疗方法。应根据不同临床表现和不同病期采取不同的治疗方法。急性肝炎经适当休息和合理营养,绝大多数可恢复健康。慢性肝炎和重型肝炎的治疗还存在很多困难。总的治疗原则是给予足够的休息、合理营养、辅以适当药物,避免饮酒和损肝药物。

预防措施主要包括:管理传染源,积极治疗病人;切断传播途径,加强卫生宣传;保护易感人群,接种疫苗等。

四、鼠疫防治

鼠疫是由鼠疫耶尔森菌所致的一种自然疫源性疾病,经染菌的鼠蚤传染给人。本病传染性强、病情重、病死率极高,列为国内法定报告甲类传染病之首,属国际检疫的烈性传染病之一。有资料表明,青海高原现染疫动物有 14 种,主要是喜马拉雅旱獭、达乌尔鼠兔、五趾跳鼠、灰仓鼠、小家鼠、根田鼠等。

(一)病原学

鼠疫耶尔森菌属肠杆菌科耶尔森菌属。革兰染色阴性,两端浓染的卵圆形短杆菌。鼠疫杆菌为需氧及兼性厌氧菌,最适温度为 27～28℃,对外界抵抗力强,在寒冷、潮湿的条件下,不易死亡,在−30℃仍能存活,于 5～10℃条件下尚能生存。可耐直射日光1～4 小时,在干燥咳痰和蚤粪中能存活 4～5 个月,但对一般消毒剂、杀菌剂的抵抗力不强。

(二)传播途径

人鼠疫流行前,先有鼠间鼠疫流行。

1. 经鼠蚤传播　蚤为传播媒介,构成"鼠-蚤-人"的传播方式。

2. 经皮肤传播　接触病鼠皮、肉、血、粪便和病人的脓血、痰,可通过皮肤伤口侵入。

3. 呼吸道传播　肺鼠疫病人的呼吸道中含有大量鼠疫耶尔森菌,可借飞沫和尘埃构成"人-人"间的传播。

(三)临床表现

1. 共同表现　起病急骤,未寒发热,体温达 39～40℃,伴有头晕、头痛、四肢痛、颜面潮红、结膜充血、呼吸急促、脉搏加快、皮肤黏膜出血等。重者出现精神症状、嗜睡、谵妄、狂躁等。极重者出血大出血、循环衰竭等,数日内死亡。

2. 腺鼠疫　最常见,多发生于流行初期,起病急骤、高热寒战、全身疼痛及局部淋巴结红肿、剧痛并与周围组织粘连成团块。

3. 肺鼠疫　病死率极高。分为原发性及继发性肺鼠疫。人与人之间经呼吸道感染者为原发性肺鼠疫。腺鼠疫扩散者为继发性肺鼠疫。

4. 败血症型鼠疫　原发败血症型鼠疫是鼠疫中最凶险的一种类型,可发展为感染性休克、DIC 及皮肤广泛出血坏死。因严重循环衰竭,皮肤呈紫黑色,故有"黑死病"之称。

(四)治疗

治疗有一般治疗和对症治疗;针对病原菌应早期、足量、联合注射抗菌药物,可降低病死率。高效价鼠免疫血清在治疗上有效,可与抗生素并用。

(五)预防

1. 严格控制传染源　严格执行检疫制度,隔离可疑病人或患者;疫区要禁止接触喜马拉雅旱獭和鼠类;特别是疫区自然死亡的旱獭和鼠类,要一定远离,或立即焚烧、深埋,要禁止用肢体直接接触动物尸体。

2. 切断传播途径　疫区居民室内以及饲养的动物身体要定期灭鼠、灭蚤。

3. 提高人群免疫力　定期预防接种鼠疫无毒活疫苗,加强个人防护。

五、细菌性痢疾防治

细菌性痢疾简称菌痢,是由志贺菌属引起的肠道传染病,又称志贺菌病。以发热、腹痛、腹泻、里急后重和黏液脓血便为主要临床特点,严重病例可出现感染性休克和中毒性脑病。本病常发病,流行于夏秋季节。

(一)病原学

志贺菌属是一类革兰阴性杆菌,是人类细菌性痢疾最为常见的病原菌,通称痢疾杆菌。大小为(0.5～0.7)微米×(2～3)微米,无芽胞,无荚膜,无鞭毛。多数有菌毛。根据生化和抗原结构的不同,目前将痢疾杆菌分为 4 群 48 个血清型。A 群为痢疾志贺菌,B 群为福氏志贺菌,C 群为鲍氏志贺菌,D 群为宋内志贺菌。本菌对理化因素的抵抗力较其他肠道杆菌为弱。对酸敏感,在外界环境中的抵抗力能以宋内菌最强,福氏菌次之,志贺菌最弱。一般 56～60℃经 10 分钟即被杀死。在 37℃水中存活 20 天,在冰块中存活 96 天,蝇肠内可存活 9～10 天,对化学消毒剂敏感,1%石炭酸(苯酚)15～30 分钟死亡。

(二)流行病学

1. 传染源　为患者和带菌者。

2. 传播途径　本病通过粪-口途径传播。粪便中的病原菌污染食物、水或手,经口感染。

3. 易感人群　人群对此病普遍易感。

4. 流行特征　遍布全世界,经济欠发达地区发病率高。全年发病,尤以夏秋季节多发。我国目前以福氏志贺菌感染为主。

(三)临床表现

临床上将病程在 2 个月以内者称为急性细菌性痢疾,分 3 型,即普通型、轻型和中毒型。普通型表现为发冷发热、腹痛、腹泻,伴里急后重。腹痛以左下腹为主,呈阵发性,大便后减轻。大便每日十几次至几十次,典型者为黏液脓血便伴有里急后重感。中毒型急性细菌性痢疾起病急骤,变化迅速,可表现为高热、头痛、呕吐、烦躁、嗜睡,甚至血压下降,意识改变。

(四)治疗及防治原则

1. 治疗

(1)急性菌痢:应用抗生素和其他辅助药为主。

(2)急性中毒型菌痢:抗生素联用,积极治疗高热、惊厥、循环衰竭和呼吸衰竭。

(3)慢性菌痢:抗菌药联用、加强支持治疗和合并症治疗的综合治疗。

2. 预防

(1)搞好环境卫生,加强厕所及粪便管理,消灭苍蝇孳生地,发动群众消灭苍蝇。

(2)加强饮食卫生及水源管理,尤其对个体及饮食摊贩做好卫生监督检查工作。

(3)对集体单位及托幼机构的炊事员、保育员应定期检查大便,做细菌培养。

(4)加强卫生教育,人人做到饭前便后洗手,不饮生水,不吃变质和腐烂食物,不吃被苍蝇沾过的食物。

(5)不要暴饮暴食,以免胃肠道抵抗力降低。

(6)做好消毒隔离工作,食具要煮沸 15 分钟消毒,病人的粪便要用 1% 漂白粉液浸泡后再到入下水道。

(7)保护易感人群,近年来使用志贺菌减毒活菌苗口服,可产生 IgA,以防止菌毛贴附于肠上皮细胞,从而防止其侵袭和肠毒素的致泻作用。

菌痢主要是通过痢疾杆菌污染的水、食物经口进入人体感染,引起结肠化脓性炎症,发生全身中毒症状。因此,预防菌痢的关键是注意饮食卫生,把住病从口入关。急性菌痢应做到早诊断、早治疗,预防发展为慢性菌痢。中毒型菌痢急骤起病,病情发展快,病情凶险,菌痢症状很不典型。因此,要高度警惕,及时进行抢救治疗,切勿贻误病情。是值得医、患家属切记。

六、细菌性食物中毒防治

细菌性食物中毒是进食被细菌或细菌毒素污染的食物而引起的急性感染中毒性疾病。以进食同种食物者在短期内突然集体发病为特点。根据临床症状分为胃肠型与神经型两大类,以胃肠型多见。

(一)胃肠型食物中毒

1. *病原学*　引起胃肠型食物中毒的细菌较多,常见有沙门菌属、副溶血性弧菌、大肠埃希菌、金黄色葡萄球菌、蜡样芽胞杆菌等。

(1)沙门菌。最常见的食物中毒病原菌之一,为肠杆菌科沙门菌属,该菌为革兰阴性杆菌,需氧,不产生芽胞,无荚膜,绝大多数有鞭毛,能运动。对外界的抵抗力较强,在水和土壤中能活数月,粪便中能活 1～2 个月,在冰冻土壤中能越冬。不耐热,55℃、1 小时或 60℃、10～20 分钟死亡,5％石炭酸或 1：500 升汞 5 分钟内即可将其杀灭。细菌由粪便排出,污染饮水、食物、餐具以及新鲜蛋品、冰蛋、蛋粉等,人进食后造成感染。致病食物以肉、血、内脏及蛋类为主,值得注意的是该类细菌在食品中繁殖后,并不影响食物的色、香、味。

(2)副溶血性弧菌(嗜盐菌)为革兰阴性、椭圆形、荚膜球杆菌。菌体两端浓染,一端有鞭毛,运动活泼。本菌广泛存在于海水中,偶亦见淡水。在海水中能存活 47 日以上,淡水中生存 1～2 日。对酸敏感,食醋中 3 分钟即死。不耐热,56℃、5 分钟即可杀死,90℃、1分钟灭活。对低温及高浓度氯化钠抵抗力甚强。

（3）大肠埃希菌。为两端钝圆的革兰阴性短杆菌,多数菌株有周鞭毛,能运动,可有荚膜。体外抵抗力较强,在水和土壤中能存活数月,在阴凉处室内尘埃可存活1个月。本菌为人和动物肠道正常寄居菌,特殊条件下可致病。

（4）葡萄球菌。主要是由能产生血浆凝固酸的金黄色葡萄球菌引起,少数可由表皮（白色）葡萄球菌引起。该菌为革兰阳性,不形成芽胞,无荚膜。在乳类、肉类食物中极易繁殖,在剩饭菜中亦易生长,在30℃经1小时后即可产生耐热性很强的外毒素（肠毒素）,引起食物中毒。此毒素对热的抵抗力很强,经加热煮沸30分钟仍能致病。常因带菌炊事人员的鼻咽部黏膜或手指污染食物致病。

（5）蜡样芽胞杆菌。为革兰阳性、需氧、有芽胞的粗大杆菌。广泛分布于土壤、水、尘埃、淀粉制品、米、面以及乳和乳制品等食物中。因有芽胞,耐高温。产生的催吐毒素和腹泻毒素可分别引起呕吐型和腹泻型食物中毒。

2. 流行病学

（1）传染源:被致病菌感染的动物或人。

（2）传播途径:进食被细菌或其毒素污染的食物而传播。

（3）人群易感性:人群普遍易感,并可重复感染。

（4）流行特征:多发于夏秋季节,可暴发流行或散发。

3. 临床表现　一般由活菌引起的感染型细菌性食物中毒多有发热和腹泻。如沙门菌食物中毒时,体温可达38～40℃,还有恶心、呕吐、腹痛、无力、全身酸痛、头晕等。粪便可呈水样,有时有脓血、黏液。副溶血性弧菌食物中毒,起病急、发热不高、腹痛、腹泻、呕吐、脱水、大便为黄水样或黄糊状,1/4病例呈血水样或洗肉水样。细菌毒素引起的细菌性食物中毒,常无发热。葡萄球菌肠毒素食物中毒的主要症状为恶心、剧烈反复呕吐、上腹痛、腹泻等。肉毒中毒的主要症状为头晕、头痛、视物模糊、眼睑下垂、张目困难、复视,随之出现吞咽困难、声音嘶哑等,最后可因呼吸困难而死亡。患者一般体温正常、意识清楚。

4. 治疗及预防原则

(1)治疗。①病情严重者应选用有效抗生素抗感染。②对症治疗:卧床休息,流食或半流食,宜清淡,多饮糖盐水。补液,及时纠正电解质紊乱。高热者用物理或药物降温。

(2)预防。认真贯彻食品卫生法,加强食品卫生的管理与监督室预防本病的关键。要加强卫生宣教,教育人们不暴饮暴食,不吃腐败、变质的不洁食品,不吃未经合理烹调制作的食物。饮食行业人员要定期体检,发现腹泻、皮肤化脓性感染和带菌者应停止其工作并进行相应治疗。

(二)神经型食物中毒

神经型食物中毒是由进食被肉毒杆菌产生的外毒素所污染的食物而引起的中毒性疾病。临床上以神经系统症状为主要表现,出现眼肌、舌咽肌、甚至呼吸肌的麻痹,病死率较高。

1. 病原学　肉毒杆菌又称肉毒梭状芽胞杆菌,为革兰阳性专性厌氧菌,有鞭毛,无荚膜。肉毒杆菌芽胞抵抗力很强,干热180℃、5~15 分钟,湿热 100℃、5 小时,高压蒸汽 121℃、30 分钟,才能杀死芽胞。肉毒毒素对酸的抵抗力特别强,胃酸溶液 24 小时内不能将其破坏,故可被胃肠道吸收,损害身心健康。肉毒杆菌致病,主要靠强烈的肉毒毒素。肉毒毒素是已知最剧烈的毒物,毒性强;纯化结晶的肉毒毒素 1 毫克能杀死 2 亿只小鼠。由于此毒素的毒性强,且无色、无臭、无味、不易察觉,必须注意防范。

2. 流行病学

(1)传染源:肉毒杆菌存在于动物的肠道内,随粪便排出,以芽胞形式广泛存在于外界环境中,仅在缺氧条件下才能大量繁殖。

(2)传播途径:主要通过肉毒毒素污染的食物传播。如罐头、香肠、腊肉、和发酵食物制品臭豆腐、豆瓣酱、面酱等。

(3)易感人群:普遍易感。病后不产生免疫力,病人也无传染性。

3. 临床表现 潜伏期长短与进入毒素量有关,潜伏期愈短,病情愈重。但潜伏期长者也可呈重型,或者轻型起病,后发展成重型。临床表现轻重不一,轻者仅轻微不适,无需治疗,重者可于24小时内致死。起病急骤,以中枢神经系统症状为主,早期有恶心、呕吐等症状,继之出现头晕、头痛、全身乏力、视物模糊、复视。当胆碱能神经的传递作用受损,可见便秘、尿潴留及唾液和泪液分泌减少。

4. 治疗及预防原则

(1)治疗。

①清除胃肠内毒:由于肉毒梭菌外毒素在碱性液中易破坏,在氧化剂作用下毒性减弱,故确诊或疑似肉毒中毒时,可用5%碳酸氢钠或1:4000高锰酸钾溶液洗胃,清除摄入的毒素。对没有肠麻痹者,可应用导泻药和灌肠排除肠内未吸收的毒素,但不宜使用枸橼酸镁和硫酸镁。因镁可加强肉毒梭菌毒素引起神经肌肉阻滞作用。

②抗毒素治疗:精制肉毒抗毒血清可中和体液中的毒素。一般主张早期、足量使用。在毒型未能鉴定之前应给予多价抗毒素

一次肌内注射或静脉注射,6 小时后重复给药。重症病例,减量或停药均不宜过早。当毒素型别明确时,应采用同型抗毒素血清注射。抗毒素血清注射前,应做皮内过敏试验,如为阳性,必须由小剂量开始、逐步加量脱敏注射,直到病情缓解为止。婴儿肉毒中毒的治疗,由于患儿血中很少有毒素,故一般不建议使用抗毒素,主要采取对症治疗。

(2)预防。与胃肠型食物中毒相似。

①严格执行食品管理法,对罐头食品、火腿、腌腊食品的制作和保存应进行卫生检查,对腌鱼、咸肉、腊肠必须蒸透、煮透、炒透才能进食。罐头食品顶部膨出现象或有变质者均应禁止出售。

②禁止食用腐败变质的食物。

③同食者发生肉毒中毒,未发病者可考虑给予多价血清1000~2000 单位作预防,并进行观察,生活中必须经常食用罐头食品者,可用肉毒梭菌类毒素预防注射,1 毫升/次,皮下注射,1 次/周,共注射 3 次。

④散布肉毒毒素气溶胶,或肉毒毒素结晶污染水源,必要时对有关人员,应进行自动免疫。

七、霍乱防治

霍乱是由产生霍乱毒素的霍乱弧菌引起的急性肠道传染病,两种甲类传染病之一。临床上以起病急骤、剧烈泻吐、排泄大量米泔水样肠内容物、脱水、肌痉挛少尿和无尿为特征。严重者可因休克、尿毒症或酸中毒而死亡。在医疗水平低下和治疗措施不力的情况下,病死率很高。如能及时有效治疗,本病病死率已由过去的 25%~50%下降到目前的 1%以下。

1. 病原学 霍乱弧菌新鲜标本涂片镜检,排列如"鱼群"样,又似"流星"样。革兰染色阴性,无芽胞和荚膜。菌体一端有单鞭毛,运动活泼。培养需氧,耐碱不耐酸,各群弧菌的鞭毛抗原大多相同,仅菌体抗原不同。根据菌体抗原将弧菌分成 O1~O6 群(现已增至 200 个以上的血清群)。

霍乱弧菌对温热干燥抵抗力不强。耐碱不耐酸,在正常胃酸中仅存活 4 分钟,0.5%石炭酸中数分钟可致死。每立升含 1 毫克余氯的水中 15 分钟致死,对常用浓度的肠道传染病消毒剂均敏感,1%漂白粉液内 10 分钟致死。对多西环素、链霉素、四环素、复方新诺明、诺氟沙星及氧氟沙星等药物均敏感。

霍乱弧菌产生三种(Ⅰ~Ⅲ型)毒素。Ⅰ型毒素为内毒素,耐热,不能透析,系多糖体,存在菌体内部,能引起豚鼠、小白鼠死亡,对鸡胚及组织细胞具毒性,是制作菌苗引起抗菌免疫的主要成分。Ⅱ型毒素为外毒素,即霍乱肠毒素或称霍乱原。不耐热,56℃、30 分钟可灭活,不耐酸,有抗原性,可激发机体产生中和抗体,经甲醛作用后产生类毒素。霍乱肠毒素使机体水和电解质从肠腺大量分泌,形成霍乱腹泻症状,是霍乱弧菌在体内繁殖中的代谢产物。

2. 流行病学

(1)传染源:霍乱的传染源是病人和带菌者。轻型病人、隐性感染者和恢复期带菌者所起的作用更大,隐性感染者可多达59%~75%。

(2)传播途径:本病为消化道传染病,可经污染的水源及食物、日常生活接触及苍蝇的媒介引起传播;其中水源被污染经水传播是最主要的传播途径,常暴发流行。1972 年曾有国际民航机上食物被污染引起 40 余名乘客患霍乱的食物型暴发事例。海南省山区,曾因山民办丧事聚餐,发生过由霍乱弧菌引起的食物中毒。日常生活接触及苍蝇的传播作用也不可忽视,但其传播能力远不及前两个因素。

(3)易感人群:缺乏对本病免疫力的男女老幼皆易感。病后可获得一定免疫力,但再感染的可能性也存在。

(4)流行特征:霍乱流行有地方性、季节性及外来性,在我国夏秋季节为流行高峰季节。霍乱有沿江沿海分布并远程传播的特点,鱼类、软体动物、甲壳类生物均可大量染菌且可携带到其他沿海港湾。近年来由于采取积极的预防措施,已使埃尔-托生物型霍乱疫情得到控制,发病率逐年下降。

3. 临床表现　除少数病人有短暂(1～2 日)的前驱症状表现为头晕、疲倦、腹胀和轻度腹泻外,为突然起病,病情轻重不一,轻型占有相当数量(埃托型约有 75% 的隐性感染者和 18% 的轻型病例)。

(1)潜伏期:绝大多数为 1～2 日,可短至数小时或长达 5～6 日。

(2)泻吐期:大多数病例突起剧烈腹泻,继而呕吐,个别病例先吐后泻。腹泻为无痛性,亦无里急后重。每日大便可自数次至十数次,甚至频频不可计数。大便性质初为稀水便,量多,转而变为米泔水样。少数病例出现血水样便。呕吐为喷射状,次数不多,也渐呈米泔水样,部分病例伴有恶心。肛温可达 37.2～38.5℃。此期持续数小时,多不超过 2 日。

(3)脱水虚脱期:由于严重泻吐引起水及电解质丧失,可产生以下临床表现。

①一般表现:神态不安,表情恐慌或淡漠,眼窝深陷,声音嘶哑,口渴,唇舌极干,皮肤皱缩、湿冷且弹性消失,指纹皱瘪,腹下陷呈舟状,体表温度下降。

②循环衰竭：由于中度或重度脱水，血容量显著下降及血液极度浓缩，因而导致循环衰竭。患者极度软弱无力，神志不清，血压下降，脉搏细弱而速，心音弱且心率快，严重患者脉搏消失，血压不能测出，呼吸浅促，皮肤口唇黏膜发绀。

③电解质平衡紊乱及代谢性酸中毒：严重泻吐丢失大量水分及电解质后，可产生血液电解质的严重丧失。缺钠可引起肌肉痉挛（以腓肠肌及腹直肌最常见）、低血压、脉压小、脉搏微弱。缺钾可引起低钾综合征，表现为全身肌肉张力减低，甚至肌肉麻痹，肌腱反射消失，鼓肠，心动过速，心音减弱，心律失常，缺钾还可引起肾损害。严重酸中毒时可出现神志不清，呼吸深长，血压下降。

（4）反应期及恢复期：脱水纠正后，大多数病人症状消失，逐渐恢复正常，病程平均3～7日，少数可长达10日以上（多为老年患者或有严重合并症者）。部分患者可出现发热性反应，以儿童为多，这可能是由于循环改善后大量肠毒素吸收所致。体温可升高至38～39℃，一般持续1～3日后自行消退。

4. 治疗及预防原则

（1）治疗。①补液疗法：早期、快速、足量补充液体及电解质、纠正休克及酸中毒，是抢救治疗本病的关键。对老幼、心和肺功能不全的患者，则应严格掌握静脉补液的量及速度。补液的方式有口服补液、静脉补液（先快后慢、先盐后糖、见尿补钾、适时补碱）。②病原治疗：目的是缩短腹泻时间，减少腹泻量及缩短排菌时间，抗菌治疗仅为补液疗法的辅助治疗。③并发症处理 急性肺水肿、心力衰竭、低钾综合征、急性肾衰竭等的处理。

（2）预防。①管理传染源：严格按照甲类传染病强制管理，严密隔离治疗至症状消失后6天、连续2次大便培养阴性才能解除隔离；控制密切接触者。②切断传播途径：按消化道疾病执行"三管一灭"，即管理饮食、水源与粪便，消灭苍蝇；加强卫生宣教，大力开展爱国卫生运动，不饮生水。③保护易感人群：目前接种的霍乱菌苗，免疫效果不够理想，保护期仅 3～6 个月，疫苗的运用不能作为预防本病的唯一措施。

八、伤寒、副伤寒防治

(一)伤寒

伤寒是由伤寒杆菌引起的急性消化道传染病。主要病理变化以回肠下段淋巴组织增生、坏死为主要病变。典型病例以持续发热、相对缓脉、神情淡漠、脾大、玫瑰疹和血白细胞减少等为特征，主要并发症为肠出血和肠穿孔。

1. 病原学　伤寒杆菌为沙门菌属中的 D 群，革兰染色阴性，无荚膜，不形成芽胞，有鞭毛，能活动，普通培养基上可生长。菌体裂解时释放的内毒素是致病的主要元凶。伤寒杆菌在自然环境中抵抗力强，耐低温，水中可存活 2～3 周，在粪便中可维持 1～2 个月，冰冻环境可维持数月，但对热和干燥的抵抗力较弱，60℃、15 分钟或煮沸后即可杀灭。本菌不耐酸。对一般化学消毒剂敏感，消毒饮水余氯 0.2～0.4 毫克/升时迅速死亡。

2. 流行病学　1907 年，厨师玛莉·马龙造成"伤寒玛莉"事件，可说是医学史上有名的案例。玛丽这名妇女是位厨师，她所到之处都引发了伤寒的蔓延，尽管她本人并未患病，但却把所携带的病菌传染给了吃她食物的人。当最终被证实为传播病菌的人后，她被扣留并终生隔离。19 世纪 50 年代的克里米亚战争，因伤寒而死亡的士兵是因战伤而死亡的 10 倍。由此可见伤寒对人类的严重危害。新中国成立以来，我国的伤寒得到了有效控制，目前病例多为散发，偶有局部地区的流行。

(1)传染源:病人和带菌者是本病的传染源,病人从潜伏期就能通过粪便排菌,病后 2～4 周排菌最多。有的甚至排菌超过 3 个月。

(2)传播途径:本病主要经过粪-口途径传播。暴发的流行的主要原因是水源的污染。食物污染也可引起本病的流行。散发病例一般以日常生活接触传播为主。

(3)人群易感性:人对伤寒普遍易感,病后可获得持久免疫力,第二次发病者少见。

(4)流行特征:世界各地均有本病发生,以热带、亚热带地区多见。

3. 临床表现　潜伏期 7～23 日,平均 10～14 日。其长短与感染菌量有关。典型伤寒的临床表现分为下述四期。

(1)初期:病程第 1 周。多数起病缓慢,发热,体温呈现阶梯样上升,5～7 日高达 39～40℃,发热前可有畏寒,少有寒战,出汗不多。常伴有全身不适、乏力、食欲缺乏、腹部不适等,病情逐渐加重。

(2)极期:病程第 2～3 周。出现伤寒特有的症状和体征。①持续高热,热型主要为稽留热,少数呈弛张热或不规则热,持续时间 10～14 天;②消化系统症状:食欲缺乏明显,舌苔厚腻,腹部不适,腹胀,可有便秘或腹泻,下腹有轻压痛;③心血管系统症状:相对缓脉和重脉;④神经系统症状:可出现表情淡漠,反应迟钝,听力减退,重症患者可有谵妄,昏迷或脑膜刺激征(虚性脑膜炎);⑤肝脾大:多数患者有脾大,质软有压痛。部分有肝大,并发中毒性肝炎时,可出现肝功异常或黄疸;⑥玫瑰疹:于病程第 6 天胸腹部皮肤可见压之退色的淡红色斑丘疹,直径 2～4 毫米,一般在 10 个以下,分批出现,2～4 日消退。

(3)缓解期:病程第 3～4 周,体温逐渐下降,症状渐减轻,食欲好转,腹胀消失,肝脾回缩。本期可出现肠穿孔、肠出血等并发症。

(4)恢复期:病程第 5 周,体温正常,症状消失,食欲恢复,一般在 1 个月左右完全康复,但在体弱或原有慢性疾病者,其病程往往延长。

4.并发症

(1)肠出血:为最常见的严重并发症,多见于发病后 2～3 周,发生率 2%～15%,常以饮食不当,腹泻为诱因。

(2)肠穿孔:发生率 2%～4%,为最严重的并发症,多发于发病后 2～3 周,常发生于回肠末端,多为一个。穿孔前常先表现为腹痛或腹泻、肠出血。穿孔时突发右下腹剧痛,伴恶心、呕吐、冷汗、呼吸急促、脉搏加速、提问与血压下降。继而出现明显腹胀、腹部压痛、反跳痛、腹肌紧张等。

(3)中毒性肝炎:发生率 20%～60%,常见于发病后 1～2 周。

(4)中毒性心肌炎:常见于发病后 2～3 周伴有严重毒血症的患者。

5.治疗及预防原则

(1)治疗。①一般治疗:隔离与休息、护理与饮食。②对症处理:高热者物理降温;烦躁不安者给予镇静药;便秘者灌肠,禁用泻药。③病原治疗:应根据具体情况选用适当抗生素。以前将氯霉素作为首选药,目前已将喹诺酮类药物作为首选药。

(2)预防。①管理传染源:及时发现、早期诊断、隔离并治疗患者和带菌者,隔离期应自发病日起至临床症状完全消失、体温恢复正常后 15 日为止,或停药后连续大便培养 2 次(每周 1 次)阴性方可出院。对带菌者应彻底治疗。连续大便培养 4 次阴性可恢复与食品、儿童有关的工作。②切断传播途径：搞好"三管一灭"（管水、管饮食、管粪便，消灭苍蝇），做到饭前便后洗手，不进食生水和不洁食物。③保护易感人群：流行区内的易感人群可接种伤寒菌苗。目前使用的有伤寒、副伤寒甲、乙三联菌苗，用伤寒杆菌变异株制成的口服活菌苗等，可根据条件选用。

（二）副伤寒

副伤寒包括分别由甲型副伤寒杆菌、乙型副伤寒杆菌、丙型副伤寒杆菌感染引起的副伤寒甲、乙、丙 3 种，其发病原因、流行环节、临床表现、治疗及预防等与伤寒基本相同。我国成年人的副伤寒以副伤寒甲为主，小儿副伤寒以副伤寒乙常见。副伤寒甲和副伤寒乙病情较轻，病程较短。副伤寒丙病情可轻可重，比较复杂。

副伤寒甲和副伤寒乙潜伏期为 2～15 日，平均 8～10 日，肠道病变表浅，肠出血或穿孔少见，常见症状是腹泻、腹痛、呕吐等急性胃肠炎症状。发热可为弛张热。皮疹出现早、较多、较大、颜色深。副伤寒丙以败血症为主，其次为伤寒型或胃肠型。

（唐中伟）

第五节　高原地方病防治

地方病也称地球生物化学性疾病，具有严格的地方性区域特点，局限于某些特定地区发生或流行的疾病，或是在某些特定地区经常发生并长期相对稳定的疾病。地方病按其致病原因可分为 5 类（表 4-7），地球化学性疾病、自然疫源性疾病、地方性寄生虫病、与特定生产生活方式有关的疾病和原因未明的地方病，其中原因未明的地方病，一旦查清病因，也将归入上述四类中。

表 4-7　地方病分类及其主要病种

分类	主要病种
地球化学性疾病	碘缺乏病、饮水型地氟病、饮水型地砷病、地方性硒中毒、地方性急性钡中毒（瘴病）等
自然疫源性疾病	血吸虫病、鼠疫、森林脑炎、布鲁菌病等
地方性寄生虫病	疟疾、丝虫病、包虫病等
与特定生产生活方式有关的疾病	燃煤型氟中毒、饮砖茶型氟中毒、燃煤型砷中毒、库鲁病（食死人脑所致）、烧热病（食用棉子油致棉酚中毒）、肉毒中毒（主要食用自制豆制品和其他发酵食物中毒）
原因未明地方病	克山病、大骨节病、趴子病、乌脚病等

　　我国地方病分布广，罹患者多，受威胁人口更多。全国各省、自治区、直辖市都有不同的地方病发生，有的地区可多达五、六种，受威胁人口多达 4.2 亿多。尤其是广大农村、山区、牧区等偏僻地区，是地方病主要病区。如除上海市外的省、自治区、直辖市都有地方性甲状腺肿、地方性克汀病和地方性氟中毒。截止 1992 年底，地方性甲状腺肿病人仍有 700 多万，地方性克汀病人 25 万多，重病区 7-14 岁儿童智力低下发生率 15%，亚临床克汀患者达 1000 万左右，受威胁人口达 4.2 亿。地方性氟中毒病人中氟斑牙患者 4186 万，氟骨症 200 万左右，受威胁人口 3.7 亿。全国 10 多个省、自治区、直辖市有大骨节病（14 个省、自治区、直辖市）、克山病（15 个省、自治区、直辖市）及鼠疫（17 个省、自治区）。大骨节病受威胁人口达 1 亿，患者 200 多万，克山病受威胁人口 8290 万，患者近年来已明显减少。

　　在上述各类地方病中，国家曾纳入重点地方病防治管理的有 8 种，分别是血吸虫病、克山病、大骨节病、碘缺乏病、地方性氟中毒、地方性砷中毒、鼠疫和布鲁菌病。

目前,在这8种地方病中有3种已经不被纳入重点地方病防治管理范围,包括血吸虫病、鼠疫和布鲁菌病。上述重点地方病是我国主要的地方病,其病情严重,危害极大,病区面积广泛,我国31个省、自治区、直辖市都不同程度地存在地方病的流行,受威胁人口超过5亿,各类病人数千万,不仅给社会带来巨大经济负担,还成为当地居民因病致贫、因病返贫的主要原因之一。由于目前我国地方病重病区主要分布在西部地区,地方病亦成为拉大东西部差距,阻碍西部经济发展的主要原因之一。

发生化学元素性地方病的地区称为地方病病区,发生生物源性地方病的地区称为地方病疫区。两者基本特征相同。

1. 地方病的发病特点

(1)地方性,即地域的特异性。在地方病病(疫)区内,地方病发病率和患病率都显著高于非地方病病(疫)区,或在非地方病病(疫)区内无该病发生。

(2)地方病的发病与病区环境中人体必需元素的过剩、缺乏或失调密切相关,或在疫区存在着病原微生物、寄生虫及其昆虫媒介和动物宿主的生长繁殖条件。当地居住的人群均可患病,患病率一般随年龄而升高。

(3)健康人与病区居民同样生活一定时间后也会发病,且属于危险人群。

(4)迁出病区的患者,其症状可不再加重,并逐渐减轻甚至痊愈。

(5)病区易感动物也可发生和人类相似的地方病。

(6)病区根除致病因子后可转变为非病区。

2. 地方病的流行规律

（1）地球化学性疾病的流行规律为深山区高于半山区，高原高于平原，内地高于沿海，沟里高于沟口，河流上游高于中下游，农村高于城市。

（2）人群的发病无民族、年龄、性别等的选择性。

（3）老、少、边、穷地区发病严重。

3. 西藏地区地方病概况　西藏是我国地方病多发地区，也是流行较为严重的地区，在西藏广泛存在的地方病主要有碘缺乏病、地方性氟中毒、大骨节病、克山病以及布鲁菌病和鼠疫，尤其是西藏是我国最严重病情的碘缺乏病病区、大骨节病病区和饮茶型氟中毒病区，严重影响了当地群众的身体健康，影响了经济发展和社会文明进步。因此了解西藏地方病的类型、特点与预防控制措施对于干部保健很有必要。

一、碘缺乏病

(一)病因

碘是人体不可缺少的一种营养素。碘缺乏病是指自然环境缺碘而对人体所造成的损害，可表现出各种疾病形式，如地方性克汀病，地方性亚克汀病及影响生育而出现的不育、早产儿、死产，先天畸形儿等，这些病统称为"碘缺乏病"。碘缺乏病主要发生于特定的碘缺乏地理环境，具有明显的地方性，在我国被列为地方病之一。由于分布广泛，受害人群众多和危害严重，已从单一的疾病问题上升到严重的公共卫生问题，成为社会关注、国家限期消除的疾病之一。

(二)对人体的危害

生活在缺碘环境中的人，长期得不到足够的碘，导致甲状腺激素的合成分泌减少，引起一系列的损伤。不同时期和不同程度的缺碘,会造成不同的危害。

胎儿期,缺碘最大危害是对下一代智力的损伤。孕妇缺碘将影响胎儿发育,会导致胎儿发育不良,流产、早产、死胎畸形,胎儿及出生后0-2岁是大脑发育的重要时期,此时碘营养不良,脑发育将受到不可逆的损伤,其严重后果就是克汀病(傻子、呆小病);轻的也可能使智力发育达不到最佳状态。因此,保障孕妇、哺乳期妇女、0-2岁婴幼儿的碘营养充足最为重要。

儿童期和青春期,儿童青少年对碘缺乏比较敏感,会出现甲状腺肿(粗脖子),青春期甲状腺功能低下,会对生长发育特别是智力发育造成损害,碘缺乏地区的儿童智力发育没有达到应该有的水平。如果以智商表示,碘缺乏使儿童智力商数丢失 10～15个百分点。体格发育落后(侏儒)。

成人期,出现甲状腺肿,甲状腺功能低下,甲肿俗称"大脖子"严重可压迫气管和食管,影响呼吸和吞咽。地方性甲状腺肿在成人中的特点是缺乏典型的临床甲状腺功能减低症(甲低)症状,除了颈部肿大之外一般无明显症状,只有当甲状腺肿发展到一定程度时或压迫气管、食管和周围神经时才会出现呼吸困难,吞咽障碍或声音嘶哑等症状。尽管大多数人无明显临床表现,但实验室检查常常发现甲状腺激素水平偏低,少部分人可能有症状轻微的甲状腺功能低下的表现。这些人表现为表情淡漠、无力、疲劳,体能下降和生活适应能力差。这可能影响当地居民的主动性和创造性。

(三)在西藏的流行特征

碘缺乏病主要流行于山区,我国除上海市以外的省、自治区、直辖市都有该病流行,山区多于平原,内陆多于沿海,尤以西北、东北、西南等地区病情比较严重。西藏地处世界四大严重缺碘地带之一的喜马拉雅地段,该区域的饮用水源、农作物及农副产品中碘的含量极低,碘缺乏病在西藏的流行历史久远。据我国卫生部 2004 年全国碘盐监测结果显示,西藏是我国病情最严重的碘缺乏病病区,也一直是消除碘缺乏病的难点地区。病区几乎遍及整个西藏自治区,主要分布在雅鲁藏布江流域,喜马拉雅-横断山区。

(四)预防

由于外环境缺碘,人类需要长期适量补碘。人体碘的来源有 80%～90% 来自食物,10%～20% 来自饮水,5% 左右来自空气。食物中的碘化物在消化道内几乎完全被吸收,因此,防治碘缺乏病的最根本措施是食盐加碘。这是被许多国家近一个世纪的防治工作所证实的,是世界公认的各种补碘办法中最安全、有效、方便和价格便宜的补碘方法。

食盐加碘是我国主要的预防措施,除此之外还有以下补碘措施方式可以作为全民食用碘盐的补充或临时替代措施。

(1)口服或注射碘油:这是一种长效补碘制剂,在有效剂量下,1 次注射可保证 3 年有效供碘。1 次口服给药有效期大约为 1 年。它主要用于尚未供应碘盐、碘盐不合格或重度缺碘地区的重点人群(妇女和儿童)。

(2)水源加碘:指饮水或灌溉水加碘,可以直接加入碘剂,也可以制成缓释器,缓慢释放碘。

(3)吃含碘药物:如碘酸钾、含碘中草药。

(4)推广碘茶,即茶叶中加碘,用于有饮茶习惯的居民,特别是蒙、藏等少数民族群众。

(5)提倡吃富碘的食物:如海产品(海带、紫菜、贝类)。

(6)含碘保健品和碘强化食品。

(五)合理补碘

碘作为人体必需的微量元素,少了不行,过多也不行,并不像有些人所希望的越多越好。盲目过量地补碘同样可引起甲状腺疾病。如美国中西部地区食盐加碘后,甲状腺功能亢进病人明显增加。日本和冰岛居民碘摄入量 500～1000 微克/天,是世界上碘摄入量最多的国家,他们的甲状腺癌发病率高于其他国家。另外,碘过量可引起碘过敏和碘中毒。

根据流行病学调查资料和考虑到发达国家的碘营养水平,一般认为每人每天摄入量在 100～1000 微克这个范围内都是安全的。说 100 微克是为了预防碘缺乏,1000 微克是为了防止高碘的可能危害。

我国规定的食盐含碘的标准,在加工厂出厂时碘浓度为每公斤碘盐不低于 40 毫克,销售部门不得低于 30 毫克,用户不得低于 20 毫克。食用这种碘盐即可保证每日对碘的需要量。如果每人每日吃进 5～15 克(平均 10 克)的碘盐,每天即可获得 100～300 微克(平均 200 微克)的碘,足以满足人体的生理需要量。这种剂量既不会造成浪费,又不会造成任何不良反应。防治实践证明,碘盐防治碘缺乏病。

二、大骨节病

(一)病因

大骨节病是一种变形性、多发对称性、地方性骨关节病,国内又叫矮人病、算盘珠病等,处于生长期的少年儿童,最容易被侵害,儿童一般在 7－8 岁开始发病,在重病区两三岁即可发病,在轻病区可迟至 10 岁以后,男孩和女孩都可发病。本病导致关节软骨坏死,轻者关节粗大、疼痛、活动受限,重者可致身材矮小、畸形、丧失劳动能力和生活自理能力,终生残疾,是严重危害病区人民身体健康的地方病,但成年人中基本不会出现新发病人。

大骨节病的病因至今尚不清楚。基本有以下两种观点。

1. 病区的粮食及饮水中毒。病区中的粮食如小麦和玉米受镰刀菌污染。镰刀菌本身的毒素及被污染谷物所产生的分解产物胺类可引起骨及软骨病变。通过调查发现我国东北及西北病区的粮食常有镰刀菌污染,但两地区污染镰刀菌的种属有所不同。前者为尖孢子镰刀菌,后者为串珠镰刀菌。所谓饮水中毒是指病区饮水中的腐殖质酸含量过高,较非病区高 6～8 倍。腐殖质酸可引起硫酸软骨素的代谢障碍,导致软骨改变。

2. 病区土壤、饮水及粮食等的常量化学元素与微量化学元素比值失调。近年来,对于微量元素硒在大骨节病发病中的作用予以极大的关注。调查发现,病区的水、土壤及粮食均呈低硒状态;儿童的头发及尿中硒含量明显低于非病区;应用亚硒酸钠防治大骨节病取得了较好的效果。实验证明,缺硒可影响软骨细胞生物膜的完整性及稳定性,使之容易受有害因子的损伤。硒还可促进硫的代谢和利用,对软骨基质也有一定的保护作用。

总之,病因尚未清楚,低硒、粮食和饮水中毒以及营养缺乏等可能对大骨节病的发病有重要作用。

(二)临床表现

少年儿童初患大骨节病时,可能出现手、腕或踝、膝关节活动轻度受阻或疼痛,双手指末节对称性弯曲,摄 X 线片有手指骨关节出现病变。

病人成年以后,多数会出现四肢关节对称性增粗、变形、屈伸困难和疼痛、四肢肌肉萎缩、关节活动障碍、关节摩擦音、关节游离体(关节鼠)、短指(趾)及短肢畸形等。

(三)在西藏的流行特征

大骨节病主要分布在我国东北到青藏高原的狭长地带内,受累病区省份共计 14 个,受威胁人口达 3000 万以上。西藏是中国大骨节病最严重、最活跃的病区之一,病区范围广大、病情重、其活跃程度已超过青海,居国之首。大骨节病已成为整个自治区经济发展的严重障碍,病区主要集中在海拔 2000～5000 米农耕的沟谷地带,牧区无大骨节病,部分半农半牧区有大骨节病,且病情随海拔的升高而严重。

1999 年西藏大骨节病流行于 7 个地(市)的 34 个县、114 个乡,病区总人口达 120 万人,现症病人 18 000 多人。因病致残 2000 多人,现症病人中 25 岁以下的青少年约占 50%。其中全国新发现的 1508 个例病人中,西藏就有 464 例,占 30% 以上。全区 33 个县,108 个乡,10 多万农牧民群众受到大骨节病的威胁,许多人因病致残,因病返贫。其中边坝、丁青、尼木、洛隆、工布江达等 7 个县为大骨节病高发县。尤其是昌都地区大骨节病的严重程度则位居全国之首。据 1998 年的统计报告,昌都地区共发现大骨节病乡 72 个。

西藏大骨节病病区外环境均处于低硒水平,病区人群处于低硒营养状态。

(四)预防控制策略

虽然大骨节病病因至今没有权威说法,但医学界普遍认为大骨节病的流行与病区的环境密切相关。而且大骨节病是不可修复的致残性疾病,大骨节病患者出现的关节改变是无法治愈的,目前给予的一些治疗药物主要是减轻疼痛症状,因此不可期望得病以后用治疗的办法解决,关键是要防止大骨节病的发生。

西藏地区大骨节病的预防必须彻底贯彻预防为主的方针,预防儿童发生大骨节病主要对病区群众实施搬迁,远离大骨节病的原发区,搬至生存条件更好的地方是目前最有效、最彻底的预防控制措施。归纳为"一补四改",即"补硒、改善粮食卫生学质量、改良水质、改善居住环境和改变生活习惯与卫生观念"。因地制宜的可行措施主要有以下几点。

1. 补硒(口服亚硒酸钠片、亚硒酸钠强化食盐、粮食喷硒等)后,可促使大骨节病发病率显著下降,患者骨骺端病变修复,改旱田为水田,改主食为大米。

2. 换粮:一方面提高粮食卫生学质量,突出强调快收、快打、快运、避免谷物落地,粮食储存要通风、干燥、防雨、离地。另外,一次小量加工,防止过久贮藏。另一方面换食非病区粮,由市场购入食粮。最好是换食大米,换粮比重应达到 60% 以上。

3. 退耕还林或退耕还牧,可还林的地区还林;可还牧的地区还牧;交通发达或靠近城镇的居民可改种经济作物。

4. 推广科学种田,干燥储存,降低粮食的真菌污染程度。

5. 在不适宜人类居住的地区,实施由病区到非病区的搬迁。

6. 积极治疗现患:可镇痛、理疗,但严禁滥用激素类药物。应加大藏医药对大骨节病治疗的研究工作力度。

7. 提倡合理膳食,营养搭配,增强体质,提高防病能力。

8. 加强卫生健康意识的宣传教育工作。在预防的同时应积极开展以减轻病痛、改善功能为目的治疗措施。向群众广泛地宣传大骨节病防治知识,动员群众行动起来,改革不适宜、不卫生的生产生活习惯,自觉地为消灭大骨节病作贡献。

"十五"期间,西藏全区组织对昌都、林芝、山南、拉萨、日喀则的 7 个县 20 个乡 182 个病区自然村进行以搬迁、换粮、补硒、改水及病情监测为主的大骨节病综合防治试点工作,大骨节病区群众搬迁 2.5 万户、15 万人。安居工程实施以来,3095 户地方病群众搬进新居。使大骨节病发病率显著下降,对预防控制大骨节病起到了积极作用。

三、地方性氟中毒

(一)病因

地方性氟中毒是由于人们通过空气、食物、饮水长期摄入过量的氟,引起以骨骼和牙齿损害为主的全身慢性蓄积性中毒。

地方性氟中毒根据其氟的来源不同,分为饮水型、燃煤污染型和饮茶型。饮水型氟中毒是长期饮用含氟较多的泉水、沟水或井水所致;燃煤污染型氟中毒就是有些地方(特别是产煤山区)长期敞灶燃烧含氟较高的煤烘烤食物和取暖,煤燃烧释放的氟便污染了食物和室内空气,人们吃了被污染的食物、水和吸入污染的空气,摄入了过量的氟,长期如此,即发生氟中毒;饮茶型氟中毒多发生在我国西部地区少数民族,由于长期大量饮用高氟砖茶水所致的一种地氟病,砖茶是粗老茶叶所制,茶树具有天然富氟功能,茶叶越老含氟越高,砖茶的氟含量是普通茶叶的几倍至几十倍。

(二)临床表现

氟中毒最突出的表现是骨骼和牙齿受损害。骨骼损害引起氟骨症,出现全身关节疼痛,四肢或躯干麻木,手足抽搐、僵硬,严重时还有关节活动困难,弯腰驼背,胸廓变形,甚至不能直立行走,丧失劳动能力。牙损害发生氟斑牙,也叫氟牙症,表现为牙齿表面粗糙、没有光泽,出现白垩、黄色、棕黑色的花纹、斑点或缺损,尤以门牙损害最严重。7－8岁以前摄入氟过多可引起氟斑牙,8岁以后摄入氟过多可引起氟骨症。氟斑牙一旦形成,可遗留终生。此外,摄入过多的氟还会损害身体其他重要器官并影响一些重要的代谢活动,致使体力、脑力和抗病力等功能下降,身体发育较差。

(三)在西藏的流行特征

地方性氟中毒分布广泛,全球五大洲50多个国家和地区有该病存在,但以亚洲的中国和印度分布最广,全球报道氟斑牙病例7000多万,中国占4000万,中国除上海市和海南省没有病区外,其余省(市、区)均有病区存在,饮水型氟中毒在西藏的芒康、昌都、左贡、察隅、波密等地存在,加之藏族居民有饮茶的习惯,且多饮用由质地较差的老茶叶及枝加工所得的含氟量很高的粗制砖茶,因此藏族地区饮茶型氟中毒也较为严重。目前,西藏有我国最严重病情的饮茶型氟中毒病区。

(四)预防

地方性氟中毒目前尚无有效的治疗手段,关键在于预防。减少氟的摄入量是根本性的预防措施。应针对不同的原因,采取不同的措施预防地方性氟中毒,进行防氟健康教育,改变不良生活习惯,改善营养,增强体质等。结合环境监测和人体健康检查早期发现、早期诊断、早期治疗。

在燃煤污染型氟中毒病区,应以改灶防污染为主。主要是改变烘烤食物和烤火的方法,如提倡不直接在煤火上烘烤和保存食物(主要指玉米、辣椒、腊肉),不敞炉取暖;改良炉灶,安装烟囱把炉灶燃烧煤产生的烟尘排出室外;要勤打扫室内卫生,防止高氟扬尘落入熟食中;玉米和辣椒要用日晒或屋外晾干,腊肉应使用柴火熏烤,保存时应避开煤烟,食用前淘洗,坚决不吃"扬尘辣椒"。

饮水型氟中毒病区,应以改水降氟为原则,如打建新的低氟水源井、引用低氟的江、河、湖、泉水以及物理化学方法除氟。主要的除氟剂有硫酸铝、氯化铝、碱式氯化铝、骨炭、羟基磷灰石等。

饮茶型地氟病的防治主要是供应低氟砖茶为主,同时提倡喝淡茶水、多喝牛奶、多吃新鲜蔬菜、多食用汤菜,减少高氟砖茶水的摄量,改善营养也不失为有效的防治方法。

高氟煤烟污染食物和空气的病区做好预防不仅能控制新发,而且对原有的氟骨症患者也可起到一定治疗作用。常用的方法有:人工降氟(沉降)法,包括明矾法、三氯化铝法、过磷酸法及骨炭法等;改用低氟水源,如引用江、河、水库的地面水,打低氟的深井以及收集、储备天然降水等;在低氟地区可因地制宜采用水中加氟。

四、克山病

(一)类型

克山病是一种原因未明的地方性心肌病,临床上分四种类型:急型、亚急型、慢型和潜在型。该病主要侵犯心肌,表现为心肌实质的变性、坏死、修复等。

(二)症状体征

通常表现为全身不适,心脏难受、胸闷、恶心、脸色苍白、下肢水肿等症状体征,多数患者心脏呈不同程度扩大。急性克山病可见心源性休克,急性肺水肿,急性左、右心力衰竭;亚急性克山病和慢性克山病可见慢性充血性心力衰竭;潜在性克山病心功能代偿,无明显症状体征。

(三)在西藏的流行特征

急性克山病主要发生在我国北方地区,以 20-45 岁生育期妇女多发;亚急性克山病主要发生在我国西南地区,以 2-7 岁幼儿多发。西藏克山病主要分布在拉萨—江两河区的堆龙德庆县、尼木、曲水等地的世居藏族中;昌都、林芝、日喀则等地区均存在可疑的潜在型及慢型克山病患者,病区主要在荒僻山丘、高原及草原地带的农村。城镇地区较少发病。

(四)治疗

急性克山病治疗的关键是要做到"三早,一就地",即早发现、早诊断、早治疗,就地静脉推注大剂量维生素 C 并采取升压、扩容、亚冬眠、纠正心律失常等对症治疗措施,多数病人均能缓解症状。

亚急型小儿患者可按急性与慢性治疗方法进行治疗。

慢型克山病要注意治疗充血性心力衰竭。要抓住强心、利尿、扩张血管、纠正心律失常、营养心肌及对症治疗 6 项原则。

(五)预防控制策略

克山病是可以预防的,主要预防控制策略包括提高生活水平,减少发病诱因等。具体如下。

1. 注意休息,控制体力活动,降低心脏负荷。

2. 改善膳食结构,增加营养,多食新鲜水果、蔬菜和富含蛋白质的食物,纠正偏食,防止过饱;在土壤和水中含硒量少的地区应当多选择食用含硒量高的食物以满足机体的需要量。

3. 多食富硒食物。含硒物:动物内脏＞鱼类＞肉类＞谷类。大蒜、洋葱、黄芪中含硒量丰富。现在还人工培养出了富硒酵母、富硒香菇。维生素 E、维生素 C、维生素 A 可促进硒的吸收利用,汞、砷、镉、钯、铁、锌、铜等元素和产生超氧离子的药物均可降低硒的利用率。

4. 补硒。大面积预防可投放硒盐,小面积预防可投放硒片。但在补硒时也要防止过量引起高硒中毒。

5. 预防和控制感染,已经感染者,要选用有效抗生素。

6. 慢型克山病患者一般不易怀孕,如果已怀孕,要严密观察病情变化,必要时中止妊娠。

7. 在生活中应该防止情绪过分激动,严防精神刺激。

8. 注意个人卫生,搞好室内外环境卫生。

五、布鲁菌病

(一)病因

布鲁菌病是由布鲁杆菌引起的一种严重危害人民健康和影响畜牧业发展的人畜共患的乙类传染病,简称布病,俗称"羊杆菌"。感染布病的家畜(羊、牛、猪等)是人间和畜间布病的主要传染源。人在没有任何防护下接触病畜的分泌物、代谢物、接产、剪毛等,布鲁杆菌可以经过体表皮肤、黏膜、消化道、呼吸道等途径侵入机体而引起感染或发病。

(二)主要症状

感染布鲁杆菌后,经过 1～3 周的潜伏期后开始发病。起病缓慢者出现全身困倦,四肢无力、头痛、失眠、食欲缺乏、关节肌肉疼痛、微热等类似感冒的前驱症状。起病急剧者发病一开始就表现得较为典型:发热、多汗、疼痛、神经痛、乏力、骨关节痛、肝、及睾丸肿大。

布鲁杆菌侵入机体后、能引起几乎所有器官和组织的损害,其中最常见的有肝、脾和淋巴结等器官,运动、生殖、血管和神经等系统损害也较为明显。人患此病常因误诊误治而转成慢性,反复发作长期不愈,少数患者导致死亡。

(三)在西藏的流行特征

布病在西藏地区分布面积广,主要分布在牧区、半干旱和干旱区、草甸地区与草甸地带和高山草原地区,西藏有 40 多个县为布鲁杆菌病源县,虽然经过多年防治,布病基本得到控制,但目前引起该病流行的因素依然存在,严重影响了畜牧业的发展和人群健康。

(四)诊断

对有不明原因的发热并伴有关节、肌肉疼痛及全身乏力等表现,且用药不见效者,要警惕布病的可能,应及早到县疾控中心检查。依据国家制定的诊断标准,凡具备牲畜接触史或生活在疫区、有上述临床表现和血清学检查阳性者,即可确诊为布病。布病病例多不典型,因此易误诊为感冒、肝炎、结核、风湿和肿瘤等疾病。

(五)防治策略

1. 预防

(1)消灭传染源:在未感染畜群中,控制布病传入的最好办法就是自繁自养;必须买入时,要进行严格检疫,检出的病畜已没有治疗和利用价值,应一律屠宰做无害化处理,不得外卖。

(2)切断传播途径:要注意饮食卫生,各种乳和乳制品,要加热消毒后食用,切记不要生食拌肉或未熟透的肉;从事畜牧饲养、兽医、乳肉皮毛加工、收购人员等、必须做好个人防护,工作时应穿戴工作服、口罩、手套、围裙、胶鞋等,并配有脸盆、肥皂、消毒药品、毛巾等。禁止将工作服等穿出工作场所或拿回宿舍去,可用煮沸、蒸汽或来苏水浸泡消毒。应建产羔室,禁止赤手助产、抓羊羔、胎盘等。

（3）做好环境消毒：对病畜和死畜的肉、内脏、皮毛等污物要集中消毒和深埋等无害化处理；要定对牛羊群集中饲养和用具进行清理和消毒，在清理和消毒疫区时要注意个人防护，避免自感染。

2. 治疗　请遵医嘱。

（刘运胜　吴　玉）

第5章　高原常见自然灾害防护

灾害是指自然或人为因素造成人员伤亡和物资财产破坏的事件。由自然因素引起的灾害称为自然灾害，如地震、泥石流、雪崩等；由人为因素引起的灾害称为人为灾害，如交通事故、空难、火灾等。现将高原地区常见自然灾害的脱险与求生简要介绍如下。

第一节　地震的脱险与求生

地处高原的西藏自治区以及新疆的南部，因同处喜马拉雅山脉地带，属地震多发区。从新中国成立以来，在西藏自治区境内已发生大小地震百余次，其中林芝、墨脱、米林、拉萨、昌都地区是地震高发区。

地震灾害来势凶猛，强烈地震可使建筑物倒塌，人畜丧生。高原地震有以下特点：①高原地区人口稀少，人员伤亡相对较少；②建筑物普遍强度不够，倒塌数量多，损失大；③特殊的高原气候，使内地到高原抢险救灾的人员体力消耗过大，容易产生高原反应，甚至造成生命危险。总之，高原经济发展相对落后，高原气候恶劣，使抢险救灾的难度大大增加。

一、注意地震先兆

通常地震是有先兆的。一般来说,强烈地震发生前都会出现地下水、动物、气象及地形等宏观异常效应。由于这些宏观异常现象在空间上分布比较广泛,出现时间相对集中,种类也较多,所以容易被我们识别和利用。如出现狗一起狂叫,挖坑饲养的兔子突然跑出,鸡不进窝,鸟不进林,鱼缸里的鱼往外跳,街道路灯周围各种虫子特别多等现象,就应引起警觉,并互相转告,同时注意收集当地发布的各种预报信息。

二、善用自然预警

不少震例显示震前瞬间会出现地声、地光、初动等变异现象,这些临震现象的出现能给我们警告。从开始出现预警现象到房屋倒塌,一般有一个短暂的过程,这个过程所经历的时间被称为自然预警时间。自然预警时间短则数秒,长则一二十秒,随着烈度的增高而递减。实践证明,自然预警时间虽短,但只要人们善于利用,求生的成功率是相当高的。

利用自然预警时间自防求生的效果,取决于避震时机的选择和避震方法的科学性,以及对平时所处生活环境及其避震性能的了解。科学而充分地利用周围有利条件避震,才能取得最佳效果。

一般来说,住平房的人若发现预警现象较早,当机立断跑到室外是完全可能的;若发现预警现象较晚,则应采取室内避震方法,躲到坚固的家具下面或墙角。

食堂、影剧院、会议厅等公共场所,由于人多,出口既少又窄,遇到地震时不便跑出。因此,地震时除部分离房门较近的人可伺机跑出外，一般采用室内就近避震的方法更为安全。

住在楼房内的人要想跑出房间避震是不可能的，一般而言，应迅速躲到容易形成三角空间的地方避震。选择面积小、整体性相对较好的厕所、厨房、小开间的房子以及墙角、坚固家具下都是较好的避震场所。

地震时迅速跑到室外的人，一定要注意远离高层建筑物，以免被砸埋。一般大震之后常有余震发生，不要轻易靠近那些还未完全倒塌的建筑物。途中不要靠近有崩塌滑坡危险的山体地段。

三、巧妙离开险境

在地震中被压埋者只有怀着强烈的求生欲望，敢于向死神挑战，才能顽强地生存下来。对于被压埋者来说，必须在精神上要有压倒一切困难的气概，保持冷静才能充分发挥你的聪明才智，想出各种求生办法，最终战胜死神。

地震中被压埋者除了要有良好的精神状态外，在脱险技术上也应该寻找最佳方案，注意一些关键性的细节问题。如被压埋在废墟下，应注意用手巾、衣服或手捂住口鼻。先从头部开始清除压埋物，以便呼吸和观察。如果埋压物主要是灰土时，不宜盲目乱动，应先把面前的土清一清，喘气时灰尘才不致于向口鼻里钻。若是被其他杂物压埋时，要想办法将手和脚挣脱开来，清除压埋在头部的各种物体，然后把胸部周围掏出一些空洞，并可用砖头、木头等支撑住可能塌落的重物。如果床、窗户、椅子等旁边还有空间的话，可以从下面爬过去，或者仰面蹭过去。倒退时要把上衣脱掉，把皮带解下来，以免中途被阻碍物挂住。最好朝着有光线和空气的地方移动。头朝下往下滑行时，双手前伸，防止身体失去平衡。当几个人被压在一起，而周围的建筑物等随时有再倒塌的危险时,不要拥挤,应有顺序地一个接一个出来,迅速脱险。被压埋期间,要想方设法寻找水和食物。若要生存,要学会"饥不择食",以保持体力。等待外面救援的遇险者要冷静观察自身所处环境,不宜长时间大声呼喊,用敲击物品的方法使外界听到,是达到呼救的最好方法。只有听到外面有人时再大声呼喊最科学。

第二节　泥石流的脱险与求生

泥石流是高原山区的一种严重的自然灾害,它是由暴雨、冰雪融化等水源激发,含有大量泥沙石块的特殊洪流。其特征是突然暴发,浑浊的流体沿着陡峭的山沟前推后拥,奔腾咆哮而下,短时间内将大量泥沙石块冲出沟外,在宽阔的堆积区横冲直撞,常常给人类生命财产造成很大危害。藏东南是我国泥石流灾情最严重的地区之一。泥石流的物源主要来自山坡风化层、坡积物、河流阶地、老泥石流堆积,由于物源物质结构疏松,特别是缺少黏土物质的胶质,对水流冲刷的抵抗和对小粒物质的保护作用降低,因而物源的抗冲蚀能力差,易被水流冲蚀搬运而形成泥石流。

一、成灾特点

1. **突发性**　泥石流从形成起动到停息活动,短则几分钟,长则几个小时。大的泥石流暴发时,浑浊的泥石流体以高大的"龙头"为前导,倚仗陡峻的山势,穿越峡谷深涧,破山而出。泥石流质体黏稠,石块密集,大漂砾像航船一样,随泥浆漂浮而下,因此,具有极大的冲击力。

2. **季节性**　泥石流活动的季节,主要受气候条件的影响,暴雨区和冰川区的泥石流大都发生在每年的 5～9 月份,其中 7～8月份活动最频繁。

二、主要伤害

泥石流灾害除毁坏村庄、农田、水利、工厂和各种建筑物之外,也常伤害人畜。人们在泥石流灾难中多因不能进行适当的躲避与撤离而发生伤亡。泥石流造成人体各部位的主要伤害有外伤、挤压伤和掩埋,以及窒息、死亡等。

三、求生技术

当泥石流发生时,必须遵循泥石流的规律采取应急措施。泥石流的特点就是流动,泥石流不仅能够流动,而且它的搬运能力、浮托能力非常强大,因此,求生应采取下列紧急措施。

1. 当处于泥石流区时,应迅速向泥石流沟两侧跑离,切忌顺沟向上或向下跑动。如被泥石流卷入,切忌慌张,应想法抓住身边大的漂浮物,如大的树木等,或奋力爬向岸边或大的突出物,力争爬上高处。抢救卷入人员时其他人员不得进入泥石流区,应用绳索、木棒、竹竿等物向面前拉,以免同时卷走。一般黏性泥石流比稀性泥石流容易躲离和逃生,上面所提的即为在黏性泥石流中逃生的典型实例。

2. 上游有泥石流时要加强泥石流下游沟谷管理,要酌情限制车辆和行人通行,组织危险区群众迅速撤离等。

3. 密切关注泥石流灾害可能引发的某些生命线工程(如水库、铁路、公路、发电厂、通讯设施、电台、渠道等)的破坏,防止引发第二次灾害。

第三节 雪崩的脱险与求生

高山上的积雪在一定条件下,受重力作用向下滑动或崩落,并与下方积雪发生连锁反应,引起大量雪体崩塌的现象,称为雪崩。喜马拉雅山、念青唐古拉山、横断山脉北部等,是严重的雪崩分布区。

一、雪崩的危害

雪层在雪崩裂点处断裂下滑,挟带沿途冰雪、岩石等,形成巨大雪崩体,高速冲泻而下,其前沿可激起巨大气浪,冲击力很大。巨大雪崩体到达堆积区而停止运动时,可堆积起高达数十米的雪崩堆,埋没遇难者、建筑物和道路。

二、雪崩的分类

(一)干粉雪崩

干粉雪崩在干燥冬季最常见,伴有强大冲击力。遇难者除受气浪冲击外,吸入雪尘是常见的死因。

(二)湿雪雪崩

湿雪雪崩在有融雪条件时发生,特别是大雪后天气转暖,发生的危险性更大。大型湿雪崩犹如巨大推土机,横扫沿途树木、灌木、岩石,破坏力很大。雪崩堆可高达几十米,而且停下来后立即结成混凝土样的坚硬雪堆,被埋者很难救出,幸存机会极少。

(三)软雪板雪崩

软雪板雪崩冬季最常见,通常在大量降雪伴较强风力作用时,背风山坡迅速堆积大量新雪,日久上层板结,由于其基脚不牢,稍有触动就可发生雪崩。多数软雪板雪崩是由于遇难者在其上活动而引起的。

(四)硬雪板雪崩

硬雪板雪崩为山地最大危险之一,发生较频繁。大风结合严寒有利于在背风山坡形成硬雪板,由于其表面上覆新雪,下却悬空,不易被觉察。硬雪板断裂时,常伴有尖锐的破裂声,裂断成锯齿状带棱角雪板,许多大块在下落过程中也不破裂。大型的硬雪板雪崩破坏力极大。

三、雪崩区活动守则

(一)雪崩易发期间谨慎行动

在降雪、化雪、大雾、暖风及其后 2 天内,行人车辆最好不要进入雪崩危险区。通过危险区的行人,应组成小组,带有安全保护装备,设立监视哨,每人身佩雪崩带,保持一定距离。在雪崩危险区不得单独行动,如必须外出时,应事先探测好预定要走的路线。

(二)学会不扰动易崩雪层

高山滑雪或旅游者所遭遇的雪崩,多数是由于登山者自己所激发的,所以应充分了解如何尽量不去扰动易崩雪层。翻越雪山时,应尽量在山坡的脊部走。当在有问题的山坡上开路时,通常要在雪面踢出台阶,并采取"之"字形路线前进,有条件时要在牢固的岩石露出部拴安全保护绳通过。

(三)学会判断易崩地区

向阴山坡的雪易在冬季中期积雪过厚时滑落,向阳山坡的雪在春季或阳光强的日期易崩塌。由于风吹雪的作用,在背风侧山脊处会形成几乎悬空的雪板,背风侧山坡雪层多较厚,易于发生雪崩。在山地活动时,可以通过观察山脊,了解雪檐出现高度、位置及大小,要注意寻找雪檐的断裂线。在有雪檐的山顶行走时,勿越过断裂线。有新雪崩塌的地方,雪崩危险性大。如常有小或大的雪球从变暖的松雪区自动滚落出来,往往表示深层的雪已不稳定,发生雪崩的危险性更大。

(四)做好个人防护

在通过雪崩危险区时,应衣着暖和,戴上手套,必要时口、鼻也要防护,以备被埋时不至于很快发生体温降低或吸入雪尘。身上所有器材要系得较松,以便于随时抛弃。背囊应提着,以便随时甩开。

四、求生技术

如果脚下发生雪崩,应赶紧向旁边猛冲,若有幸则可能逃开。如已被卷进去,应立即将冰镐插入深雪层固定,如遇到树木、岩石、灌木等坚固物时应尽快紧紧抱住。但这些只是在雪崩刚开始时有用。如已卷入雪崩流中,这时口要紧闭,尽量面朝上,头朝山顶方向,四肢用力作滑水动作,力争能处于雪流的面上。在雪流停止时,两臂交叉于胸前,并以手护面部,力求在面前留一些空间。一旦被埋之后,要保持安静,以保留能量待救,也有利于节省氧气。这时要注意听传来的救援者呼喊声,不宜长时间大声呼救,可用随身物品敲打发出呼救信号。

第四节　其他自然灾害防护

一、山　洪

高原上的山洪灾害相比其他地区来说,发生的频率不算很高,但由于坡度大,地质条件不稳定,危害也非常大。每年的5～9月,从印度洋北上的海洋热带暖湿气流与南下冷空气汇合,易形成暴雨,造成高原上的山洪灾害。这里的山洪一般发生在山区的深沟地带,主要包括高原强降水山洪、融雪山洪和冰川消融山洪。由于高原地区山高坡陡,强降水形成的洪水汇流时间短,所形成的洪水虽然短暂,但强度很大,经常形成山洪灾害,破坏建筑物,淹没农田,并造成人、畜伤亡。

防护同泥石流。

二、雷电与冰雹

高原上辐射强,对流旺盛,经常出现雷暴和冰雹天气。雷电常与暴雨、冰雹、大风等灾害性天气伴生,给当地农牧民的生产生活带来很大的影响。雷电伤人一般比较偶然,但如果伤及病情会较重,多无救治机会,病死率高。冰雹虽然出现范围较小,持续时间短,但来势凶猛,强度大。从年平均冰雹日数的分布来看,青藏高原是我国冰雹发生最多、范围最大的地区,降雹会使农作物受到损伤,破坏作物正常生长或打落果实,造成减产甚至绝收。冰雹对牧草的危害也非常大,严重时会影响牧草再生。同时,冰雹过后,会使土壤严重板结,造成草原植被损伤,破坏生态平衡,诱发草原病虫害。还会破坏生活设施,危及出行群众和家畜的安全。

1. **雷电的防护**　要加强雷雨天气自我防护意识,雷雨天在室内时要关好门窗,尽量不打电话、不收看电视、不操作电脑,以防雷电磁脉冲、雷电波侵入,造成人身伤害;在室外工作的人员应躲入建筑物内,若是装有金属门窗(已良好接地)或装设避雷针的建筑物则更安全。身处开阔地无处躲藏时,不要使自己身体成为当地的尖端,要尽量降低自己的高度。更不要让铁锹、雨伞等金属物体高于头顶,这样会增加雷击接电概率。也不可大步奔跑,以缩小跨步电压,尽量缩小与大地的接触面积。最好是找一个沟、谷、凹地,或在平地上双脚并拢蹲下。在大树下、高楼旁躲雨是不安全的,因为高大物体更易遭受雷击。山洞、汽车内是雷雨天良好的避雷所,金属车身可有效地屏蔽雷电。在密林中时应该选择四周无大树木的地方,空旷地最好,双脚并拢蹲下身体即可。

2. 冰雹的防护 在多雹灾地区的降雹季节,外出时要随身携带防雹器具。有雹灾迹象时应暂停户外活动。正在户外作业人员应暂停作业,到安全地方暂避。在室内时应关好门窗,防止冰雹砸人。

三、汽车交通事故

汽车交通事故是当今世界上的一个重大社会问题。高原的交通运输主要依靠公路,其特点是路线长、路面窄、坡度大、弯道多、路况差、沿途自然灾害多,是汽车事故高发生地区。汽车是现代物质文明的标志之一,它在人们生活中起着不可估量的作用。但由于高原的特殊环境,气候高寒缺氧,汽车驾驶员的大脑反应速度比平原大大降低,若驾驶不当,则可能造成车祸。事故虽难以完全避免,但行人和乘员如果都提高警惕,按规则行车与走路,则事故即可降到最低限度。即使发生事故,如采取恰当的求生措施,也可以减少和减轻伤亡。

(一)人体损伤常见原因

汽车交通事故引发的外伤多数是机械性损伤,主要因行驶中的车辆具有的前冲力所造成。这种前冲力的大小随车辆行驶速度而变化,车速慢,前冲力小;车速快,前冲力大。损伤大致可分为撞击伤、挤压伤、穿刺伤、撕裂伤、摔伤、碾压伤以及烧伤、溺水等。人员损伤可分为乘车人和车下人两大部分。

1. 乘车人受伤常见原因　①高速行驶的车辆因种种原因撞击其他物件，或驾驶员遇到突然情况，采取紧急制动时，车速在极短的时间内锐减至零，车上乘员在惯性作用下，或撞击到车辆部件、行李上，或被抛向车外，造成撞击伤、摔伤。②车辆受到突然而猛烈的撞击，其构件往往变形，车厢内狭小的空间被变形的构件充斥，乘员受到挤压，造成挤压伤。变形的车辆构件或其他利器（金属、玻璃等）可能会刺入乘员体内，造成穿刺伤。③车辆着火、爆炸，车上乘员可能被烧伤；吸入燃烧产生的有害气体，将引起窒息；乘员慌不择路跳车，可能造成摔伤或坠河溺水。④翻车，如果车内乘员无防护措施，则人体将随翻滚的车辆发生移位和翻转，全身各处都可能被碰撞挤压，而且反复多次直至车辆不再翻滚，乘员在短时间内多次、多处受伤。

2. 车下人受伤常见原因　车下人的身体处于相对稳定状态，当受到车辆猛烈撞击时，先是突然倒地摔伤。有的接着受到碾压，人体在瞬间受到撞击、摔伤、碾压三种损伤。不论是撞击或碾压，都可能造成人体皮肤、肌肉等软组织挫伤、骨折、脏器破裂出血等。

（二）人体损伤常见部位

汽车交通事故引起的受伤为多部位伤。有人统计了 259 例交通事故死亡者，他们共计有 1919 处损伤，平均每个死者有 7.8 处。有学者对 1000 起车祸伤员进行研究的结果表明，有头部伤的占 72%，有胸部伤的占 37%，有上肢伤的占 29%，有下肢伤的占 47%，有腹部、骨盆、腰椎伤的占 15%，有颈部伤的占 7%。由此可见，当发生汽车交通事故时，现场抢救者在注意伤者头部、下肢、胸部及上肢的同时,更要警惕多处伤(复合伤)的存在;除了抢救已发现明显的外伤外,还要注意未被发现的内脏损伤。

(三)防护措施

防护措施中最重要的一点就是大家都必须共同遵守道路交通规则。

1. 行人　横过马路时,附近有人行斑马线或天桥时一定要走斑马线或天桥;无斑马线时,要左右观察,确定两侧都没有来往车辆时再通过;在公路中间有双实黄线的地段,可选择观察自己侧面无来往车辆时先半边通过公路,站到双实黄线中间后再观察另半边有无来往车辆,择机通过;要坚决禁止在机动车道上停留和玩耍;在马路上工作者,一定要穿上反光衣服。施工者要在工程段车辆来的方向50米处放置警示牌(筒)等。

2. 驾驶员　在高原开车要特别注意以下几点:一是严禁开快车,高原现有多条公路,路好车少,驾驶员容易加速,但高原是缺氧环境,可使人的思路、动作反应减慢,故容易应急处置不当,而引发事故;二是严禁占道行驶,高原公路暗弯多,不各行其道容易造成事故;三是遇暗弯必须响喇叭,提示来往车辆别占道;四是严禁疲劳驾驶,本来高原地区人人都有反应,如再休息不好,就更容易疲劳。

3. 乘车人

(1)使用好安全带。撞击伤及摔伤都是在惯性作用下乘员突然离开座位造成的。使用安全带,乘员可相对固定于座位上,减少撞击力,避免被抛掷。据资料报道,佩戴安全带后伤亡可减少20%~40%。

(2)科学的姿态。当有迹象表明或意识到即将发生交通事故时,乘员要立即双手抱住头部;若空间够大,应立即蹲到放脚处或侧躺下;或双手紧紧抓住车内的固定构件,双腿用力前蹬,防止弹跳、翻滚和被甩出车去。

(3)机智逃离车体。遇到车辆撞击着火时,不要在车内大喊大叫,以免过多吸入燃烧产生的有毒有害气体,应迅速砸碎车窗玻璃外逃;下车人多时不要拥挤,越是争先恐后急于下车,下车速度则越慢;车落入水中时,要在车未能被淹没前逃出车厢,要防止坠入水中淹溺。

(4)乘车不要睡觉。乘汽车打瞌睡,身体易失去自我控制和平衡,一旦发生交通事故,往往自救不及时,伤势会较严重。

(5)少坐前排座位:有统计报道,副驾驶位置是最不安全的,应尽可能不安排坐人。当车辆正面相撞时,首先发生危险的是前排座的人,因此更要做好自我防护,特别是一定要系好安全带。如发现撞车事故不可避免时,应迅速判断可能撞击的部位,身体向对应方向倾斜,想法固定住身体,保护好头部,以免在车辆撞击时头部撞到挡风玻璃上或被抛出窗外。

(四)求生技术

车事故一旦发生,车上乘员首先要镇静,应马上采取求生措施,不要完全指望和等待专业救护人员的到来。具体措施有以下几点。

1. **迅速报警**　未受伤者、轻伤员或附近群众,要利用一切手段迅速向就近的公安、消防、急救站或医疗卫生部门报警,请求救援。报警时说明事故的确切地点、事故性质(撞车、翻车、车辆失火)、车辆损坏程度及伤亡概数。报警人若用电话报警,要向对方说明自己所有电话的号码,以备对方与你联系。若事故现场远离上述机构,救护人员短时间内不能赶到时,应一边报警,一边拦截过往车辆将经过自救互救的伤员转送医院。

2. 立即展开自救互救　从事故发生到专业救护人员赶到现场,在这段时间内自救互救是唯一的、具有极其重要作用的救护手段,它不但可以挽救伤者生命,还可为后续治疗奠定基础。包括制止大出血、伤口包扎、骨折的简单固定和脱离险境等。

3. 除去危险因素　有些因素若不及时除去,则可能会引起连锁反应,加重事故后果。要注意发现事故现场的危险因素,及时将其去除。如车内存放有油类、塑料制品、可燃性气体等易燃品,在条件允许的情况下要立即移出车外;熄掉引擎,切断电源,阻止吸烟,以免发生火灾;已经翻车的要观察车辆是否还有再翻的可能,如果有,要尽可能设法使其不再翻滚。

4. 配合救护人员施救　当救护人员赶到现场时,应如实诉说负伤原因,负伤时的身体姿势,伤后已得到了哪些救护,当前的自我感觉等,这样做有助于医师判断伤情和决定采取何种救护措施。伤员切不可出于某些私念,有意夸大、缩小或隐瞒有关伤情,那样做是不明智的,而且是危险的。

(李婵娟　李维民)

第6章 高原有毒有害动植物的防治

对人类生活健康带来危害的动物和植物,在医学上简称有毒有害动植物。高原地区有毒有害动植物品种众多,在一定条件下,对当地人的生活、生产甚至生存产生一定危害,积极做好有毒有害动植物防治工作十分重要。

第一节 医学昆虫的防治

医学昆虫是指骚扰人类安宁,吮吸疾病与病原体的昆虫,广义的医学昆虫还包括其他节肢动物,如蚊、蝇、蠓、蚋、蛉、蚤、蜘蛛、恙螨、革螨、蚂蟥、蜈蚣等。本文泛指广义的医学昆虫。

医学昆虫的危害主要分为直接危害(包括骚扰、损伤和失血,毒质危害,变态反应或过敏性,侵害供血和寄生)和间接危害(传播虫媒病)。医学昆虫的防治方法主要有环境改造,生物防制,利用热、电、光、声和机械等物理方法杀灭或驱赶,使用杀虫剂等。

一、蚤

(一)分布
我国高原均有分布。

(二)习性
高原蚤的种类有多种,常见的蚤类有人蚤、猎蚤、印鼠客蚤、和缓慢细蚤。蚤类呈赤褐色,善跳跃,寄生在人和畜的身体上,吸血液为生。蚤喜暗,随宿主走动,亦散落于宿主住宿及活动场所附近。雌、雄都吸血,夜间吸血频繁。其发育过程为卵、幼虫、蛹、成虫4期。

(三)危害

跳蚤能叮人吸血,是传播鼠疫、地方性斑疹伤寒等传染病的主要媒介,可传播细菌、立克次体、病毒、原虫和蠕虫等各种病原体。

(四)防治

1. 控制或消除孳生条件。

2. 堵洞灭鼠、管好家畜:鼠和猫、狗、兔等是跳蚤的宿主,也是跳蚤的主要来源。因此必须搞好防鼠灭鼠,严格管理猫、狗、兔,以防将跳蚤带入室内。

3. 加强个人防护

(1)穿戴防蚤服、防蚤袜、防蚤帽。

(2)于裤脚、袖口、领口等处喷涂杀虫剂,使局部成10～20厘米宽的保护带,防止跳蚤钻入衣内。亦可在上述部位涂搽驱避剂或系浸有驱避剂的布带,用以驱避跳蚤,防止接近人体。

二、蚊

(一)分布

我国高原海拔4000米以下潮湿地区均有分布。

(二)习性

高原蚊种类很多,主要分布在藏东南一带的水沟、池塘、树洞、竹筒、石窝等处。雄的吸植物汁液,雌的吸人畜血液,蚊虫发育分卵、幼虫、蛹及成虫4期,其中前3期发育均需在有水的环境中。

(三)危害

蚊虫是危害人体健康的害虫。蚊叮人吸血,影响工作,妨碍休息,叮咬可引起局部感染,在自然情况下蚊虫可传播多种疾病。在我国由蚊虫传播的疾病主要有:疟疾、乙型脑炎、丝虫病、登革热等。此外,黄热病(非洲、中南美洲)、东方马脑炎(美洲)、西方马脑炎(美洲)、委内瑞拉马脑炎(美洲)、基孔肯雅(非洲,亚洲南部)、里夫特山谷热(非洲)等亦都是通过蚊虫传播的。

(四)防治

1. 搞好环境卫生,清除死水塘等蚊滋生地。

2. 采用网兜法和驱蚊法灭蚊;用诱虫黑光灯或诱虫紫外线灯来诱杀蚊。大环境用化学药物喷洒杀蚊;室内用电灭蚊片,蚊香杀蚊。

3. 使用纱门、纱窗、蚊帐防蚊。野外作业时穿长袖衣服,或涂搽驱避剂。晚上可点燃荆叶、麻叶、苦楝子、除虫菊等植物驱蚊。

三、蝇

(一)分布
我国高原均有分布。

(二)习性
蝇在高原均有分布。在适宜温度范围(32℃)内,蝇白昼活动,夜晚静伏。当它在接触或摄取人所食用的各种食物时,将身体内外的病原体污染食物。蝇的发育期分为卵、幼虫、蛹及成虫4期,喜产卵于粪便、垃圾、动物尸体或腐烂的食物上,幼虫称"蛆"。

(三)危害
苍蝇通过机械携带传播的疾病主要有如下几类。

1. **细菌性疾病**　伤寒、副伤寒、菌痢、霍乱、细菌性食物中毒、炭疽、破伤风、气性坏疽及化脓性球菌感染等。

2. **病毒性疾病**　脊髓灰质炎、病毒性肝炎、沙眼等。

3. **原虫性疾病**　阿米巴痢疾。

4. **其他寄生虫病**　囊虫病、蛔虫感染等。

(四)防治

1. 搞好厨房食堂、厕所、马厩、猪圈、垃圾箱等场所的环境卫生,消除蝇滋生条件。

2. 通过水淹或药物(中草药百部、苦楝树叶等,或化学药物如1‰敌敌畏溶液)等方法消灭蝇的幼虫。

3. 采用捕打、粘蝇纸、扑蝇笼等物理方法捕杀,或用药物喷洒,或熏杀成蝇。

4. 室内安装纱窗、纱门;搞好厨房、食堂卫生,使用防蝇罩、餐具柜等。

5. 在野外条件下,保护好外伤伤口,做好消毒工作,防止蝇产卵污染。

四、蜱

(一)分布

蜱在我国高原海拔 4000 米以下潮湿地区均有分布。

(二)习性

蜱又名壁虱、扁虱,分硬蜱和软蜱两大类。多孳生在荒芜的野外,如山沟、森林等较潮湿的草丛地区或畜舍、墙缝及洞穴等处。喜食血液。蜱的发育分为卵、幼虫、若虫和成虫 4 期,后 3 期都需要吸血才能成长。春秋季是蜱的活动高峰,夏天较活跃,冬天基本不活动。

(三)危害

蜱叮人后可引起过敏、溃疡或发炎等症状,更为严重的是蜱可传播多种疾病。已知蜱可携带83种病毒、14种细菌、17种回归热螺旋体、32种原虫,其中大多数可致重要的自然疫源性疾病和人畜共患病,如森林脑炎、出血热、Q热、蜱传斑疹伤寒、野兔热等,给人类健康带来很大危害。

(四)防治

1. 搞好住地卫生,清除杂草,清理禽畜圈舍,搞好环境卫生清除蜱的孳生地,可有效预防蜱类的孳生。

2. 药物灭蜱。

3. 做好个人防护。进入山林、草丛等蜱孳生地区时,应扎紧"裤脚、袖口、领口";或用驱蜱溶液喷涂"裤脚、袖口、领口";不在草地上坐卧,脱下的衣帽禁止放在草地上;发现有蜱叮咬时不可硬拔,可用烟头烧烫使其自动松脱,或用酒精涂在蜱身上,使蜱头部放松或死亡,再用尖头镊子取出蜱,或用烟头、香头轻轻烫蜱露在体外的部分,使其头部自行慢慢退出。叮咬的伤口应用碘酒或酒精消毒。

4. 如有蜱叮咬史或野外活动史,出现发热、叮咬部位发炎破溃及红斑等疑似症状或体征时,应及时就医。诊断是否患上蜱传疾病,避免错过最佳治疗时机。

五、螨

(一)分布

螨广泛分布世界各地,以温暖潮湿的地区尤甚,又以阴暗潮湿的古老大屋为多。

(二)习性

世界上已发现螨虫有5万多种。螨体形细小,长度只有30~

300 微米,体形较大的肉眼勉强可以见到小点点在移动。高原螨类有沙螨和革螨两大类,常见的有格氏血历螨、厩真历螨、茅舍血历螨、纳氏历螨等。其中,革螨分布最广,主要寄生在鼠体、鼠窝草和稻草堆等潮湿阴暗的地方,地面也有发现,以血液、皮屑和腐败的有机物等为食。

(三)危害

由螨引起人类疾病大致可以分为三大类:一类为病因性疾病,即螨作为应变原引起人体各种过敏性疾病,如湿疹、哮喘、鼻炎等;另一类为病原性疾病,即活螨直接侵入人体引起的疾病,如肺螨症、尿螨病、肠螨病、中枢神经螨病和其他皮肤病等。第三类是传播疾病,螨可传播森林脑炎、Q 热、地方性斑疹伤寒、鼠疫、野兔热、黄疸型钩端螺旋体病、传播流行性出血热等疾病。

(四)防治

1. 消除孳生地 搞好室内外卫生,堵塞鼠洞,清除住宅区周围的灌木杂草。

2. 灭鼠 以药物灭鼠为主,不要挖鼠窝,死鼠要深埋。

3. 灭螨 用药物喷洒营区、院落、住室铺草、草垫。

4. 个人防护 在有革螨地区作业时,不在草堆上坐;扎紧"裤脚、袖口、领口"或在衣服上喷洒驱螨溶液。在野外宿营时要挖防鼠沟。

5. 家庭防护 经常打开门窗,保持室内通风、透光、干燥。被褥、枕芯和床垫要勤洗、勤晒,家里不宜过多储存食品和粮食。

六、蠓

(一)分布

蠓在我国高原海拔 4000 米以下潮湿地区均有分布。

(二)习性

蠓主要分布于藏东南一带荫蔽、半荫蔽的湿地、水沟、沼泽、树洞、畜舍、粪堆处,成虫多栖息在干草坪、树洞或树皮裂缝等地。夏秋两季繁殖最快,7～8 月数量最多,常于白天成群出现,活动在树林、洼地等荫蔽地方。

(三)危害

蠓对人除了吸血骚扰外,在叮咬处能引起局部痛痒、发疹,感染后形成溃疡。有的蠓可能是流行性乙型脑炎的传播媒介。

(四)防治

1. 搞好环境卫生,在住房周围使用杀虫剂,防止蠓的孳生。

2. 树林阴湿地区可用烟熏。

3. 涂搽防蚊油,或在室内点蚊香防蠓叮咬。

4. 蠓叮咬后可涂清凉油等。避免抓破皮肤,防止感染。

七、恙　虫

(一)分布

恙虫在我国高原海拔 4000 米以下潮湿地区均有分布。

(二)习性

高原常见的恙虫有 2 种地里恙虫和红恙虫,主要孳生于藏东南一带的野外山林、杂草丛生且鼠类较多的地方。

(三)危害

恙虫是恙虫病的传播媒介,借幼虫叮咬在恙虫和鼠类之间传播恙虫病。人只是偶然被恙虫叮刺而感染疾病。

(四)防治

1. 搞好环境卫生,清除恙虫孳生地。

2. 通过理化方法灭鼠。

3. 药物杀恙虫。可用杀虫剂喷洒草地、铺草。

4. 个人防护。不在草地上坐卧和晒衣服,不用鲜草搭棚或做个人伪装,在草地、树丛活动时,要扎紧"裤脚、袖口、领口",裸露部位涂驱避剂。

八、毒 蜂

(一)分布

全高原均有分布。

(二)习性

常见的有胡蜂(也称黄蜂、马蜂)和排蜂等,常作窝于树木、屋檐或岩洞中。平时蜂不主动蜇人,但触动蜂窝时,会成群飞出蜇人。

(三)危害

蜂蜇刺后可引起局部红肿、剧痛,有时引起面部水肿、头晕、心悸和虚脱等症状,严重者可危及生命。

(四)防治

1. 在穿林行军中,尽量避免接触蜂窝。不能避让时,不要用棍棒或石头去捣动,用火烧为上,力主全歼。

2. 遇蜂群袭击时,切勿惊慌乱跑,更不要用手或树枝驱赶,可就地蹲下,用衣服或雨衣等的处理防治蜇伤。

3. 被胡蜂蜇伤后,可用食醋洗敷;也可用蛇药片、紫金锭、六神丸蘸水涂敷,或用紫花地丁、半边莲、七叶一枝花、毛果算盘子等捣烂外敷。全身症状严重者,可皮下注射 1:1000 肾上腺素或 1% 麻黄碱 0.5～1.0 毫升,同时内服蛇伤解毒药片。

九、蚂　蚁

(一)分布

全高原均有分布。

(二)习性

蚂蚁体内含有蚁酸,它是蚂蚁作为保护自己的毒素。蚁酸分泌物中还含有其他有毒物质,也会使人发生过敏性休克。

(三)危害

蚂蚁叮咬人的皮肤,把含蚁酸的蚂蚁毒素注入人体内,使人的肌肤产生红肿和痛疹,蚂蚁常骚扰人体不得安宁,蚂蚁能传带病菌,使人害病。

(四)防治

1. 被蚂蚁咬后,皮肤出现发痒或痛疹,可内服季德胜蛇药片,每次 5 片,1 日 4 次,或用季德胜蛇药片研细木,用开水调敷患部;或用复方炉甘石洗剂搽患部。已化脓的搽 0.5% 新霉素糠馏油糊剂,有全身症状的,酌情加用抗过敏制剂及抗生素。

2. 居室蚂蚁的防治多采取阻隔法和毒饵诱杀法。在户外筑巢而侵入室内的蚁群,可以在建筑物四周墙脚撒施杀虫剂阻止蚁群侵入;在室内筑巢的蚁群,可以用毒饵诱杀。

十、蚂　蟥

(一)分布

蚂蟥又名水蛭,属吸血环节动物,全世界共有 500 种。按其习性可分为旱蚂蟥、水蚂蟥和寄生蚂蟥三类。藏东南地区较多。

(二)习性

吸血蚂蟥是以吸取人和动物的血液为生,人们常在水田作业时遭受其伤害。

(三)危害

蚂蟥对人体的危害主要是叮咬吸血,被叮咬处常流血不止,可持续1~2小时。寄生在人体体腔里的蚂蟥,可使寄生部位化脓、溃烂。蚂蟥寄生于人体的鼻腔后,可经常流血、头痛,日久可出现面黄肌瘦、呼吸不畅等症状。如寄生于尿道,可引起尿血、疼痛、尿闭等症状。但蚂蟥无毒,也不传染疾病,所以对蚂蟥不必过于害怕。

(四)蚂蟥叮咬的处理和预防

一旦发现被蚂蟥叮咬住,可按如下方法处理。

1. 千万不要硬性将蚂蟥拔掉,因为越拉蚂蟥的吸盆就吸得越紧,一旦蚂蟥被拉断,其吸盆就会留在伤口内,容易引起感染、溃烂。

2. 可以在蚂蟥叮咬部位的上方轻轻拍打,使蚂蟥松开吸盘而掉落。也可以用烟油、食盐、浓醋、酒精、辣椒粉、石灰等滴撒在虫体上,使其放松吸盘而自行脱落。

3. 蚂蟥掉落后,若伤口流血不止;可先用干净纱布压迫伤口1~2分钟,血止后再用5%碳酸氢钠溶液洗净伤口,涂上碘酊或甲紫液,用消毒纱布包扎,防止感染。若再出血,可往伤口上撒一些云南白药或止血粉。

4. 蚂蟥掉落后,若伤口没出血,可用力将伤口内的污血挤出,用小苏打水或清水冲洗干净,再涂以碘酊或酒精、红汞进行消毒。

5. 若蚂蟥钻入鼻腔,可用蜂蜜滴鼻使之脱落。若不脱落,可取一盆清水,伤员屏气,将鼻孔侵入水中,不断搅动盆中的水,蚂蟥可被诱出。

6. 若蚂蟥侵入肛门、阴道、尿道等处,要仔细检查蚂蟥附着的部位,然后向虫体上滴食醋、蜂蜜、麻醉药(如 1%丁卡因、2%利多卡因)。待虫体回缩后,再用镊子取出。

(五)蚂蟥的防治

1. 旱蚂蟥的防治方法

(1)在有蚂蟥地区活动时:①穿着鞋袜,将袜套于裤脚外扎紧,休息时互相检查有无蚂蟥附着,并驱除之。②用肥皂水在鞋、袜面涂布 10 厘米宽的防护带,每半小时至 1 小时 1 次;或涂搽驱避剂(如避蚊胺、驱蚊灵),每 3～4 小时 1 次。③在阴雨天或夜间通过蚂蟥多的高草地带时,应作好全身防护。可用肥皂水或驱避剂在鞋、袜面、腕部、颈部和裤前开口处各涂 10 厘米宽的防护带。

(2)在旱蚂蟥地区露宿、休息时:①尽可能选择较干燥、草少、腐叶少的地方。②必须在有旱蚂蟥地区露宿、休息时,应清除住地周围及道路两旁 1～2 米范围的草丛。在室内及附近撒上一层草木灰,保持干燥。有条件时,可在周围地面用 0.2%敌敌畏溶液。

2. 水蚂蟥的防治方法

(1)人工捕杀:发现水蚂蟥,捕捉后杀灭。

(2)药剂毒杀:①结合除虫兼杀;②结合施肥兼杀;③用药剂毒杀。

(3)机械防护:可打绑腿,或穿着用布或塑料制成的防护套袜。

(4)化学驱避:在接触水的皮肤暴露部位涂搽驱避剂,但时效短。

3. 寄生蚂蟥的防治方法　用的水应选水量较大、水流较急的河流,避免在山间隐蔽、缓流的小溪中洗漱、洗澡或喝生水。

第二节 高原有害动物的防治

一、鼠 类

(一)习性

高原有鼠类40余种。鼠食性杂,多在夜间活动,白天偶尔出来。鼠多循一定的路线,如墙角、夹道等。鼠的听觉较敏锐,对噪声厌烦,嗅觉发达,触觉灵敏。繁殖力强,一年多胎,每胎个数很多。

(二)危害

鼠至少能传播35种疾病。主要有鼠疫、地方性斑疹伤寒、森林脑炎、蜱传回归热、野兔热、Q热、恙虫病、流行性出血热、钩端螺旋体、鼠咬热、破伤风、狂犬病、肠道传染病、布氏杆菌病、布氏杆菌病等疾病。

(三)高原地域分布

全西藏均有分布。危害较严重有褐家鼠、黄胸鼠、小家鼠、长爪沙鼠、黑线姬鼠、黄毛鼠、布氏田鼠、东方田鼠、普通田鼠、大仓鼠、黑线仓鼠等。

(四)防治

1. 防鼠 搞好室内外卫生,保持整洁。保证住宿周围无鼠洞,无杂草、垃圾,及时清理鼠的隐藏场所;加强粮食、食物、饲料、垃圾的管理,断绝鼠粮。

2. 捕杀 常采用器等,简便方法如鼠夹、鼠笼、捕鼠弓、堵洞、水灌洞等,还可用木屑烟炮、洋金花烟炮、敌敌畏烟炮进行熏杀。

3. 生物灭鼠 主要是保护鼠类的天敌,如猫头鹰、黄鼠狼、獾、猫、狗、刺猬、鹰等灭鼠,以控制害鼠数量。

4. **药物灭鼠**　常见有磷化辛、敌鼠钠盐、毒鼠磷、灭鼠宁等药物,按一定比例投放,对人畜毒性低,较为安全。

二、獭　类

(一)习性

獭的种类很多,在我国可成为鼠疫宿主的主要有喜马拉雅旱獭、红旱獭、灰旱獭。广泛栖息于在藏北草原向阳的山坡或小丘的高寒灌丛与草甸草原,以草食为主。5~8 月活动力最强,9 月下旬开始冬眠。

(二)危害

旱獭是鼠疫的主要传播媒介,人间鼠疫绝大多数是通过接触旱獭,如捕捉、剥皮及食肉所致。

(三)分布

旱獭在青海、甘肃、西藏、新疆、四川的 70 多个县有分布。是鼠疫活动性疫源地。

(四)防治

1. 不要随意捕捉、剥食旱獭,应有计划地组织灭獭活动。

2. 发现自毙或有病旱獭及鼠类要立即报告,并在卫生部门的指导下,将其烧毁或深埋,严禁用手指接触。

3. 不要在旱獭洞穴多的地区搭设帐篷、坐卧、休息等。

4. 春夏季进入高原草原及高山森林草原地带执行任务时,要做好流行病侦察。

三、毒　蛇

(一)习性

高原的毒蛇主要有眼镜蛇、金环蛇、银环蛇、竹叶青、五步蛇等。喜栖息于溪边、村宅附近或灌木林、杂草丛、坟堆、洞穴等处，多夜间活动。

(二)高原地域分布

毒蛇在高原均有分布。

(三)防护

1. 搞好驻地环境卫生，清除周围杂草、杂物、垃圾；做好防鼠、灭鼠工作，防止将蛇诱入营区；在住地填堵洞穴，消灭蛇的栖息场所。

2. 徒步进入毒蛇多的地区，特别是山岳丛林，应做好相关知识学习，消除恐惧情绪，使人人懂得对毒蛇咬伤的预防和紧急处理方法。

3. 在山林、草丛活动时，特别是夜晚，应穿好鞋袜和长腿裤，戴好帽子；在杂草、乱石堆等处休息时，应先检查，不要把手伸进树洞或其他洞穴内；可用棍棒打草惊蛇，或重步踏地，使蛇惊走。遇有毒蛇盘曲，昂首或呼呼作响时，切勿接近，应远距离把它赶跑，或在有防备的情况下，把它打死。如遇毒蛇追来，不要惊慌，可用左右拐弯躲开，或向上坡和光滑地面跑，切勿直跑或向下坡跑。在山林地带宿营时，应铲除野营周围杂草，睡前检查床铺，并压好蚊帐周边。

4. 毒蛇咬伤后的紧急处理。

(1)紧急处理：被毒蛇咬伤后，应立即就地静卧进行紧急处理，固定伤肢，初步处理完毕后，尽快送医院治疗。

(2)减慢蛇毒吸收：四肢咬伤后，立即用绳子、布条、草藤等在伤口近心端做环形结扎，每隔半小时放松 1～2 分钟，并将伤肢放低，局部冷敷，直至治疗后 30～60 分钟解除。

(3)排毒：用清水、盐水、皂水或 1∶5000 高锰酸钾溶液冲洗伤口表面的毒液,随即用小刀以毒牙齿痕为中心做十字切口,如有断齿要取出,同时将毒液挤出。之后,可用拔火罐反复吸取,或直接用口吸吮伤口内毒液(无龋齿或口腔黏膜无破溃),要边吸边吐,每次用清水漱口。

(4)解毒:内服蛇伤解毒药,局部注射高锰酸钾或胰蛋白酶,注射液加普鲁卡因。草药可选用半边莲全草 1～2 两或鲜乌桕嫩芽 1 两,捣烂取汁内服,并以药渣外敷;或取烟油 1～2 钱,冲水一碗内服。

四、野　兔

(一)危害
传播恙虫病、Q 热、野兔热。

(二)高原地域分布
野兔在全高原均有分布。

(三)防治
接触野兔时要做好防护,食用野兔肉必须煮熟以防受染。发现死兔应深埋,禁止食用。

五、犬　类

(一)危害
犬是野兔热、Q 热、立克次体、狂犬病、包虫病的传播媒介,犬咬伤后可引起局部感染或传染狂犬病。狂犬病是一种严重威胁人类生命的传染病,病死率几乎达百分之百。

(二)咬伤处理
凡是被犬咬的伤口,应马上用肥皂水反复清洗,然后再用碘酒消毒 3 次;最好在咬伤后 48 小时内注射狂犬病抗毒血清,之后注射人用狂犬病疫苗。

第三节　高原有害植物的防治

一、毒蕈类

(一)地域分布

蕈又称蘑菇,属于真菌植物。毒蕈是指食用后可引起中毒的蕈类,毒蕈在我国高原自然界分布很广,各地山区、丘陵、草地、尤其是阴湿的林区均有生长。

(二)种类

高原常见的毒蕈有捕蝇毒蕈、斑毒蕈类、丝帽蕈、粟茸蕈等。多生长在阴暗潮湿草树丛中、腐烂木头或树叶堆上。

(三)中毒症状

一般在进食后即发病,早期出现恶心、呕吐、腹痛等,进而有头痛、头晕、眼球震颤、瞳孔散大或缩小、情绪反常、语无伦次、谵妄、幻觉等。有时还有发热、心动过速、黄疸、消化道出血等症状。

(四)预防与治疗

1. 防误食。有毒野生菇(菌)类多有以下特征:①色泽鲜艳度高;②伞形等菇(菌)表面呈鱼鳞状;③菇柄上有环状突起物;④菇柄底部有不规则突起物;⑤野生菇(菌)采下或受损,其受损部流出乳汁。毫无识别毒蘑菇经验者,千万不要自采、食形状特殊或不熟悉的蕈类。

2. 对中毒者应及时采用催吐、洗胃、导泻、灌肠等方法,以迅速排除尚未吸收的毒物。

3. 及早送医院治疗。

二、野 菜 类

(一)毒芹

毒芹又称野芹菜、毒人参等,为多年生草本植物,形态似芹菜,常因误食中毒。

1. **地域分布**　我国内蒙古及西北各地均有。

2. **种类**　分为高原有毒芹和水毒芹。毒芹为 2 年草本植物,生于道旁、荒地,水毒芹形态与毒芹相似,生长池沼、水边等潮湿地方。

3. **中毒症状**　误服 30～60 分钟后会出现口咽部烧灼感,流涎、恶心、呕吐、腹痛、腹泻、四肢无力、站立不稳、吞咽及说话困难、瞳孔散大、呼吸困难等症状。严重者可因呼吸麻痹死亡。呕吐物有特殊臭味。

4. **预防与治疗**

(1)不要采摘、食用不明成分的野生植物,发生中毒应立即手法或药物催吐,催吐后给口服药用炭 50 克,多饮水。

(2)进食量较大,或虽进食量小但出现中毒表现者,应尽快送院治疗。

(二)菜豆

1. **地域分布**　菜豆又称梅豆角、芸扁豆、四季豆,是高原地区家庭中经常食用的蔬菜。

2. **中毒原因**　菜豆角等内含有两种有毒物质:一种是豆素,属植物性毒蛋白,主要作用于人的血液系统,具有凝血作用。另一种毒物叫皂素,含于豆皮中,主要对黏膜有强烈刺激性,须加热至 100℃以上才能被破坏。此外,熟的菜豆角若放置 24 小时以上,亚硝酸盐含量会明显增加,也是引起中毒的因素之一。高原地区气压低,蔬菜放置时间长,更容易发生中毒。

3. 中毒症状 多在食后半小时至3小时内出现症状,长者可达15小时。食后出现恶心、呕吐、腹痛、腹泻、头晕、头痛,少数人有胸闷、心悸、出冷汗、手脚发冷、四肢麻木、畏寒等,体温一般正常,个别病人可出现心跳缓慢、心音微弱及发绀等现象。

4. 预防与治疗

(1)食用时用高压锅煮熟。

(2)症状轻者一般不须特殊治疗,恢复快,预后良好。严重时应及早送院治疗。

(三)其他野菜中毒

1. 地域分布 我国高原各地均有。

2. 种类 野菜有灰菜、野苋菜、洋槐叶、野苜蓿、刺儿菜、马齿苋等。

3. 中毒症状 部分人食用后可引起皮炎,多数人在吃后1天内发病,裸露部位出现红、痒、肿、痛。有人在鼻尖、颧弓、眉弓及手背部等部位出现鲜红色或紫红色血斑。少数严重病人可出现血疱。

4. 预防与治疗过敏体质者尽量不食野菜 食用野菜时要先洗后煮,用清水浸泡,直到不带苦味后,再烹调食用。过敏后局部用炉甘石洗剂,口服维生素C加氯苯那敏(扑尔敏)或异丙嗪。必要时应及早送院治疗。

三、漆 树

1. 地域分布 我国高原4000米以下地区各地均有,藏东南一带分布较多。

2. 种类　漆树属落叶乔木,高可达20米。树皮幼时灰白色,成年树皮粗糙,呈不规则纵裂。小枝粗壮、具圆形或心形的大叶痕和突起的皮孔,顶芽大而显著,被棕黄色绒毛。树皮和叶中具有白色乳液,含有漆酚等物质。

3. 中毒症状　漆树毒性在树的汁液,对生漆过敏者皮肤接触即引起皮肤红肿、痒痛、起水泡,多见于面、颈、上肢和会阴部。误食引起强烈刺激,如口腔炎、溃疡、呕吐、腹泻等,严重者可发生中毒性肾病。

4. 预防与治疗　学会识别漆树。切勿用手接触漆树,对漆树有过敏史者应避免接触。必要穿过丛林时,用手巾或衣物包裹头面,或外露的皮肤。发生过敏现象时要尽快脱离过敏原。过敏后可口服氯苯那敏、氯雷他定等抗过敏药物。中毒较重时立即送医院治疗。避免走入生长茂密的丛林中。

四、曼陀罗

1. 地域分布　曼陀罗俗称洋金花、大喇叭花、鬼茄子花、醉心花等。生长遍布我国各地的山野、路边荒地、村庄附近。其根、茎、叶、花、果实、种子都有毒,其中种子毒性最强。

2. 中毒原因　最常见的中毒原因是误食了曼陀罗的果实或种子,亦有过服曼陀罗药酒而中毒。

3. 中毒症状　误食后迅速出现中毒症状,表现为头晕、口干、皮肤干燥、潮红、体温升高、吞咽困难、烦躁不安、呼吸加深、心动过速、声音嘶哑、视物模糊等。重者有多语、哭笑无常、幻视、幻听、意识模糊等,甚至发生抽搐、痉挛、血压下降、呼吸衰竭。

4. 预防　加强宣传介绍,防止误食。

5. 治疗　首选送医院,对中毒者立即采用催吐(机械刺激或使用催吐药)、服用解毒剂洗胃、导泻等处理。紧急时可尝试大量口服甘草绿豆汤(甘草 1 份、绿豆 2 份,水煎服)。

五、天 南 星

1. 种类与地域分布　天南星又名南星、白南星、虎掌、半夏精、一把伞、蛇芋、蛇六谷、山棒子、山苞米等。多野生于海拔 200~1000 米的山谷或林内阴湿环境中,怕强光、喜水喜肥、怕旱怕涝,忌严寒。藏东南一带分布较多。

2. 中毒原因　天南星中毒多发生于 7~8 月份,最常见的中毒原因是误食。

3. 中毒症状　接触皮肤时发生瘙痒、起疱。如误食生药或超量内服,一般在 15 分钟至数小时内发病,服用量过大时,可立即发生中毒反应,表现为口、舌麻辣,黏膜轻度糜烂或部分坏死脱落,咽喉干燥有烧灼感,继而口舌肿大,流涎、味觉丧失、声音嘶哑、不能张口、头晕心慌、面色苍白、四肢麻木;严重者痉挛、惊厥、窒息、昏迷、呼吸停止。

4. 预防　做好宣传工作,防止误食,切忌生用或嚼食生品。

5. 治疗　皮肤中毒可用水或稀醋清洗。中毒者服稀醋或鞣酸、浓茶、蛋清。呼吸困难予以吸氧。中毒较重时立即送医院治疗。

(刘运胜　袁　超)

第7章　高原心理卫生

高原自然环境的特点是低压、低氧、气候干燥寒冷、风速大、太阳辐射和紫外线照射增多等。这不仅对人的生理状况产生很大影响，而且会影响感知觉、记忆、思维判断、注意力、情绪和人格等，影响人员的心理健康、工作绩效和生活质量。随着交通的日益便利，进入高原地区工作、旅行的人员越来越多。为了降低这些不良影响，进入高原地区的人员需要正确认识高原环境对人员心理功能的影响，学会心理防护方法。本章主要介绍高原环境下心理功能变化的特点，高原常见的心理问题及心理障碍，心理防护方法等。

第一节　高原环境对心理功能的影响

人体对高原环境有一个适应过程，一般需要 1～3 个月，而且与海拔有关。3000 米以下能较快适应；3000～500 米，部分人需要较长时间的适应；5330 米就达到了一般人的适应临界高度，此时人体已无法通过机体的代偿功能补偿缺氧环境对机体的影响，体力和脑力活动均受到严重影响，即使静坐也会出现明显的功能障碍。比如当人员快速到达 3350 米时，人的最大活动能力可能会降至平原的 50%，在 3300～4300 米高原行军相同距离所用时间是平原的 2 倍。除此之外，缺氧程度虽不严重，但由于身体的

— 285 —

代偿能力较差,或者需要付出较高的脑力或体力负荷,机体也会表现出各种神经心理功能障碍。

一、高原环境的心理功能分区

不同海拔对心理功能的影响不同,根据症状表现不同,分区如下。

1. 无症状区　0～3000米,由于缺氧程度较轻,静止时身体保持着足够的代偿适应能力,除夜间视力大约在1200米时开始下降外,没有其他明显的症状,叫作无症状区。但实际上从1500米开始,人员完成复杂脑力工作的能力已经开始受影响。

2. 代偿区　3000～5000米,机体通过增加心率及肺通气量尚能对抗缺氧对机体的影响,因而短时间内在此高度停留且静止情况下,机体缺氧症状并不严重。但客观检查发现,进行精细、复杂工作的脑功能却已明显下降,如果高温等因素同时合并作用,则影响更为严重。

3. 障碍区(不完全代偿区)　5000～7000米,代偿反应虽已充分发挥作用,但仍不足以补偿缺氧对机体的影响,故静坐时即有明显的功能障碍,脑力和体力活动均已受到明显影响;除有头痛、眩晕、视物模糊、情绪反应异常、肌肉运动协调障碍等症状外,智力障碍表现尤为突出,如思考迟钝,判断、理解、记忆力减退以至丧失等。

4. 危险区　7000米以上,机体代偿反应已不足以保证心、脑等重要器官的最低氧需要量。暴露在此高度很快出现智力及肌肉运动协调严重障碍,并根据高度的不同,经过一定时间的心理紊乱后出现意识丧失。

二、高原环境对认知功能的影响

认知是指信息输入受到转换、简约、加工、储存、提取和使用的信息加工过程。个体的认知涉及范围很广，从心理活动的类型来说，认知过程包括感觉、知觉、注意、记忆、思维等。认知与我们的生活密切相关，我们通过认知系统来认识和改造客观事物。

高原环境对认知功能的影响显著而持久。脑功能（尤其是学习、记忆、思维和情绪情感等高级脑功能）损害发生最早，损害程度也比较严重，在高原活动的时间越长，损害越严重。中等海拔对人的认知影响较小，而长期在较高海拔的高原上，认知功能就有明显损害，如感知觉迟钝，反应时间延长、记忆力下降、注意力分散、语言能力下降、技能操作速度减慢、动作协调性和准确性下降等。持续处在高海拔环境（>5000 米）对认知功能影响更加明显，而且这种损害在回到平面后仍会持续一段时间。

（一）高原环境对感知觉的影响

感知觉是认知过程的早期阶段。感觉是人脑对直接作用于感觉器官的客观事物的个别属性的反映。例如，我们看到颜色，听到声音，闻到气味，用手触摸物体时，感觉到冷、热、硬、软等，这些都是感觉现象。感觉主要有视觉、听觉、味觉、嗅觉、肤觉、运动觉、平衡觉和机体觉等。知觉是人脑对直接作用于感觉器官的客观事物的整体反映。知觉是继感觉后的更高级的认知过程，多个感觉信息在人脑中综合在一起形成事物的整体印象，就形成了知觉。通过知觉，我们达到对事物的整体认识。知觉可分为空间知觉、运动知觉、时间知觉等。举个简单的例子，比如我们看到一个苹果，感觉到它的大小、形状、颜色、香味等，咬一口很甜很脆，最后将其认定为苹果，前者的个别属性就属于感觉，而后面的整体属性就是知觉,这就是感觉与知觉的差别。高原环境对感知觉的影响主要涉及视觉和听觉功能。

1. **高原环境对视觉的影响**　高原环境对机体感觉功能的影响出现较早,其中视觉对缺氧最为敏感。高原环境对夜间视力影响较为明显,一般自 1200 米起即开始出现障碍,此后海拔平均每上升 600 米夜间视力下降约 5%。到 4300 米以上的高度时,夜间视力明显受损。并且这种损害并不因机体代偿反应或降低高度而有所改善,当躯体症状、情绪及操作能力有所恢复时,视觉损害仍持续存在。昼间视力的耐受力较强,一般到 5500 米才开始受损,在视野背景照明度较低的情况下,对几何形象分辨能力明显下降;当照明度较强时,昼间视力几乎不受影响。快速抵达 6000 米时个体视野明显缩小,周边视力丧失,盲点扩大,如海拔进一步升高可引起全盲。大约在 5000 米,多数人眼肌协调能力已开始出现障碍,近点远移,看不清近物,阅读一行字的时间延长,同时眼球固定对准目标的动作也不准确。缺氧对视敏度和颜色辨别力在 3000 米以上的高度时开始降低,视觉反应时延长,视敏度下降,暗适应时间延长。高海拔会引起颜色辨别力的下降,主要是对红色和蓝色的辨别发生障碍。

2. **高原环境对其他感知觉的影响**　听觉功能随着海拔的增加而下降。大约在 5000 米附近,高频范围的听力下降,中频及低频范围的听力(包括语言感受范围),则在 5000～6000 米或以上才显著减退。需要指出的是,高原环境下个体产生明显主观症状以前,听觉定向力已受到明显影响,这可能是高原发生事故的重要原因之一。触觉在严重缺氧时会逐渐变得迟钝,痛觉阈值在 5600 米以上的高度时明显降低,疼痛感增强。在极端高度时,机体可出现错觉和幻觉。表现形式主要是躯体幻觉、听幻觉和视幻觉等,大约在 6000 米的高度时,多数人均出现幻觉。

(二)高原环境对记忆的影响

人们曾经感知过的事物、想过的问题、体验过的情感,常常留在脑海里并不全部消失。在一定情境下,它们又会重新得到恢复,这一心理活动就是我们平常所说的记忆。记忆包括识记、保持、回忆(再认或再现)三个环节,记忆可分为形象记忆、语词记忆、情绪记忆和动作记忆。记忆使人的心理活动在时间上得以连续,是个体经验积累和心理发展的前提。没有记忆,人类的心理活动只可能永远停留在直接的感知水平上,如同新生的婴儿,谈不上思维,也就没有个体心理的发展。

记忆对缺氧很敏感,1800～2400 米进行检查,可看出记忆力开始受影响。随着海拔的升高,缺氧程度的加重,表现出不同程度的记忆损害。大约 5400 米,记忆薄弱,已不能同时记住两件事。在此过程中,虽然意识存在,但下降到平原后本人对自己在高原停留期间的许多异常表现却完全遗忘。缺氧主要影响短时记忆,且随高度增加而加重,对长时记忆影响不明显。

(三)高原环境对注意的影响

注意是心理活动对某种事物的指向和集中,注意本身并不是独立的心理活动过程,而是伴随心理过程并在其中起指向作用的心理活动。注意对人类具有十分重要的意义,它保证人能够集中自己的心理活动,正确地反映客观事物,使人更好地适应环境及改造世界。

急性高原缺氧时注意能力明显减退。注意力在 3600 米时有不同程度的下降,4000 米以上时注意力反应时明显延长,综合绩效进一步降低。大约 5000 米,注意的转移和分配能力明显减弱,也就是说注意力很难从一项活动很快转向另一项活动,而且往往不能同时做好几件事情。随着海拔的上升,缺氧程度加重,注意力集中困难,不能像平时那样集中专心做好一项工作。6500 米时,注意已明显受损,注意的范围变得越来越狭窄,往往只能看到前方的事物,对左右两侧的东西却看不到,注意不到方向。注意的损害程度与任务难度以及人员在高原停留的时间都有关系,停留时间越长,注意损害越重,而且这种损害在人员回到平原后仍持续存在一段时间。

(四)高原环境对思维的影响

思维是人类认识过程的高级阶段,是对客观事物间接的、概括的反映。在现实生活中,无论是语言的理解、事物的判断、问题的求解,还是文艺创作、科学发明、临床诊断等,都离不开思维。思维是心理学中最复杂、最重要的问题,人类与动物的差别在于人类拥有更为复杂的思维能力。

急性高原缺氧严重影响人的思维能力。大约 1500 米,思维能力即受轻微影响,表现为新近学会的复杂智力活动受到影响;3000 米,各方面的思维能力全面下降,以判断力下降尤为明显,但对已熟练掌握的任务仍能完成;4000 米,书写字迹拙劣、造句生硬、语法错误,然而却认定自己没有错,错的是别人;5000 米,思维受损程度已很明显,判断力尤为突出,做错了事,也不会察觉,反而觉得好,意识不到危险;6000 米,意识虽然存在,但机体实际上已处于失能状态,判断常常出现明显错误,可自己却毫不在意;7000 米,由于肺泡气氧分压在数分钟内降至临界水平,相当一部分人可在无明显症状的情况下突然丧失意识,但少数人仍可坚持一段时间。严重缺氧常产生不合理的固定观念,表现主观性增强、说话重复、书写字间距扩大、笔画不整齐、重复混乱等现象。正常理解、判断力也遭到破坏,丧失对现实的认识和判断能力。

高原环境对思维能力影响的危险性在于,主观感觉和客观损害相矛盾。缺氧导致个体的思维能力显著损坏,但自己却意识不到,做错了事,也不会察觉,还自以为思维和工作能力"正常"。低压氧仓实验发现,在 7000 米附近停留期间,有的被试已出现下肢瘫痪、记忆力丧失、不能书写、体力和智力已接近完全衰竭的症状,自己却完全不能觉察,不顾仓外实验者的提示,仍要坚持在此高度继续停留下去;并且被试还自信自己的思考是"清晰的",判断是"可靠的"。

三、高原环境对情绪的影响

在社会生活中的个体,由于受各种因素的影响,随时都会发生喜、忧、悲、恐、惊、怒、爱、恨等情绪的变化,个体的活动无不打上情绪的印记。情绪是人对客观世界的一种特殊的反映形式,即人对客观事物是否符合自己需要的态度的体验,如顺利完成工作使人轻松、愉快,失去亲人带来痛苦、悲伤,面对敌人挑衅引起激动或愤怒,遭遇事故引起震惊、恐惧,美好事物引起爱慕之情,丑恶现象令人憎恶。所有这些喜、怒、悲、惧等的体验,都是人对事物的态度的一种带有独特色彩的反映形式,这就是情绪。

高原环境对情绪产生明显影响,大约自 4000 米起,就可看到情绪方面的某些变化。如感到紧张、担心和焦虑,变得缺乏"友爱",很少"清醒思考",也更易睡觉"头晕",随着停留时间的延长,烦躁、抑郁情绪日益明显,少数人情绪不稳定,有人悲喜无常,抑郁、冷漠、易激动、注意力不集中等。奇怪的是心情也变得"更愉快"。随着停留高原时间的延长,烦躁、抑郁情绪日益明显。情绪表现特点、严重程度除与缺氧程度、暴露时间有关外,还与个体的情绪反应类型有关系。有的表现为活动过多、喜悦愉快、好说俏皮话、好作手势、爱开玩笑等;有的则表现为嗜睡、反应迟钝、对周围事物不关心、头晕、疲乏、精神不振和情感淡漠等;还有的表现为敏感、易激惹、敌意、争吵等,严重者有欣快感的表现,如饮酒初醉状态。若海拔升高,则这种情绪失控现象将会更加严重。有研究报道,在 6000 米以上高度停留时,有些被试会出现突然的、不可控制的情绪爆发现象,如忽而大笑、忽而大怒、争吵,有时又突然悲伤流泪,情感的两极性表现非常明显。

从低海拔地区进入高海拔地区的人群,焦虑、抑郁水平明显高于一般人群。男性比女性更容易产生焦虑。初进高海拔环境 1 周之内,焦虑水平有所上升,此后焦虑水平一直变化不大,到第 6 周明显下降;初进入高海拔环境,抑郁水平显著上升,第 2 周有所下降,之后又逐渐上升,一直维持在较高的水平。在进入高海拔环境 1～6 周,抑郁水平一直明显高于焦虑。随着海拔的增加,焦虑水平未发现明显变化,但抑郁水平明显升高,提示高原环境对情绪的影响主要表现在抑郁上,对焦虑影响不大,出现了明显的"分离现象",抑郁水平升高,而焦虑水平变化不明显。

四、高原环境对动作技能的影响

高原环境对动作技能的影响随海拔的升高而加深。3000～3500 米,精细运动的协调功能已受影响。平时已熟练掌握的精细技术动作开始变得有些笨拙,甚至出现手指颤抖及前后摆动,常常须加倍小心才能做好平日已熟练的技术操作。随着高度的增加,缺氧程度逐渐加重,运动协调功能障碍也进一步加剧,可出现运动迟缓、震颤、抽搐和痉挛等症状。严重缺氧时,还可能出现全身瘫痪,这种瘫痪是上行性的,即腿部先丧失功能,之后上肢和躯干肌肉相继瘫痪,颈部以上肌肉最后瘫痪。

高原低温直接使皮肤变冷,影响关节腔内液体的黏滞性,从而降低动作的敏捷性。低温环境主要影响手足的动作技能,以对手足操作灵活性影响最大。寒冷首先改变作业的动作敏捷,当手部的温度≤12.7℃时,手部由于肌肉紧张,关节腔滑液变得黏稠,关节僵硬,致使手部运动的机械性"绞锁",手的灵活性和协调性下降,触觉灵敏度下降,从而减少了对手部动作的触觉反馈,使手的技巧操作能力降低。

高原环境下,心理功能的损害与急性高原病的症状发生并不同步,存在一定分离。一般在急性高原病的症状出现之前,心理功能已受到损害,而且认知功能、情绪和动作技能的变化是在不知不觉中发生的,不易被觉察。因此,具有一定危险性,需要引起注意。

五、高原环境对个性的影响

个性是构成一个人的思想、情感及行为的特有模式,是个体区别于他人的稳定而统一的心理品质,是个人带有倾向性的心理特征之一。人的个性不是在一瞬间形成的,而是在遗传的基础上,在个体与周围环境的相互作用过程中逐渐形成和发展起来的。个性虽然具有相对稳定性,但在环境因素、生活方式等发生变化时也可以改变。外界环境的变化是人格变化的客观因素,能动的自我调节是人格变化的主观因素。

高原环境缺氧、严寒、空气干燥、气候多变、植被奇缺、人烟稀少,交通条件差等,加上个体对高原生活方式和文化的不适应。这些恶劣的自然环境对人员心理上的不良影响逐渐改变着他们的个性特征。登山的探险活动中,登山者在 3000～5000 米海拔经常出现易疲乏、缺乏动机、身心失调等症状;人员抵达 5000～

6000 米，个性就发生了明显的改变，表现出更多的偏执、强迫行为、意志消沉和无端的敌意；6000～7000 米会出现循环性人格改变、意志消沉等；7000 米以上会发生个性的极端化改变，出现一些奇怪情绪和高度危险的行为。有资料表明，移居高原的人员对待学习、工作、劳动和训练的态度有所改变，不太热心，工作能力有所下降。少数人恒心和毅力差，虎头蛇尾，对别人吹毛求疵。对待朋友缺乏热情，独立性普遍增强，组织纪律减弱，易出现冲动性、盲目性和散漫性。自制力差或任性，好争吵、易激动、脾气暴躁。有人经常郁闷，充满惆怅，也有人十分固执。到了后期少数人甚至会出现人格衰退，表现为感知下降、注意力不集中、思维能力低下、情绪不稳定、意志缺乏、孤僻内向、动力不足、情感淡漠、社会适应不良等，严重影响人员的身心健康和生活质量。

第二节　高原环境下常见心理障碍及防治

　　高原环境具有缺氧、寒冷、紫外线强和大风等特点，以及存在宗教文化、风俗习惯和生活方式的差异等，都会造成个体长期的应激，产生恐惧、焦虑、抑郁等心理应激反应。若长期得不到解决，加上个体原有的遗传、身心素质特征，部分人可能患上心理障碍，需要及时识别与防治。高原常见的心理障碍主要有焦虑性障碍、抑郁性障碍、躯体形式障碍、癔症、疑病症、恐惧症和神经衰弱等。

一、焦虑性障碍

　　焦虑性障碍，是一种以焦虑情绪为主要表现的心理障碍。焦虑性障碍患者往往体验到一种莫名其妙的恐惧和烦躁不安，对未来有不祥的预感,同时伴有一些躯体不适感。患者的焦虑情绪并非由具体的、实际的威胁引起,而是一种没有明确危险目标和具体内容的恐惧不安的心理。

焦虑是一种很普遍的现象,几乎人人都有过焦虑的体验。人们在考试前、即将登台演讲或表演、会见重要人物等,都常有焦虑的体验。焦虑使人不快,常驱使人避开引起焦虑的事物。因此,从心理学上看,焦虑具有保护性意义;但过度的、无端的焦虑则被视为是一个异常行为。引起焦虑的常见诱因是导致冲突的情境或事件。个体感到自己的应对能力不能适应客观情势的要求时,焦虑就会产生。焦虑型人格特征是产生焦虑的基础,有些焦虑性人格者从童年起就比别人容易紧张焦虑,发生焦虑性障碍的倾向较大。焦虑性障碍的发生与胆怯、易紧张、自信不足等个性特点、重大生活事件、恶劣的自然和社会环境、不良社会习得和过去所产生的内心冲突等有关。

(一)临床表现

焦虑性障碍以焦虑为主要症状,表现为发作性或持续性地出现焦虑、紧张、恐惧,伴有头晕、心悸、胸闷、呼吸急促、出汗、口干等自主神经系统紊乱症状、肌肉紧张和运动性不安。焦虑性障碍主要有两种表现形式:急性焦虑障碍和慢性焦虑障碍。

1. 急性焦虑障碍　急性焦虑障碍又称惊恐发作,其典型表现是病人在日常活动中,突然出现一种无原因的极度恐惧状态,伴有呼吸困难、心悸、喉部梗塞、震颤、头晕、无力、恶心、胸闷、四肢发麻等症状,有"大祸临头"之感,好像即将要死去(濒死感)或即将失去理智(失控感),使病人难以忍受。患者因此惊叫、呼救或跑出室外。多数患者伴有过度换气、头晕、多汗、面部潮红或苍白、震颤、手脚麻木、运动性不安和胃肠道不适等自主神经症状,有的甚至会做出一些不可理喻的冲动性行为。惊恐发作多起病突然，但并非由重大事件刺激而引起发病，病程呈间歇发作，发作间歇期精神状态正常。

案例：

某男，33岁，已婚，大学毕业，某单位行政干部。

2年前从内地调入高原工作。进入高原前，听别人说高原对身体影响很大，心里感到很紧张。到高原后，除睡眠不怎么好外，其他还比较适应。一年前一次乘长途车下乡途中时，强烈颠簸而摔倒，出现胸闷、心悸、呼吸困难、头晕眼花，腹部难受，去急救中心就诊，做各种检查均未发现异常，予静脉补液后好转。1个月后患者在工作加班时突然出现心悸、呼吸困难，感到他自己"不行了""快要死了"，非常恐惧，再次去急救中心就诊，各种检查均未发现异常，予静脉补液约15分钟后好转。此后又有几次类似发作，均无明显诱因，每次持续5~20分钟后好转，不发作时患者害怕独处，总担心自己会死去。近1个月来发作频繁，大约每周1次，患者无法正常生活、工作，至心理门诊就医，诊断"惊恐发作"。

急性焦虑发作突然，10分钟内达到高峰，一般不超过1小时。发作时意识清晰，事后能回忆发作的经过。此种发作虽历时较短暂，一般5~10分钟，很少超过1小时即可自行缓解，仍如常人，但不久又可突然再发。发作频繁者，1个月内可有数次发作。发作并不局限于任何特定的情况或某一类环境（不可预测性）。病情较轻者可能只有短暂的心悸、气闷。患者往往试图离开自己所处的环境以寻求帮助。在发作间歇期，大多数病人在间歇期因担心再次发病而紧张不安，并可出现一些自主神经活动亢进症状，如心悸、胸闷、气短、恶心、腹痛等，称为预期性焦虑。多数病人因担心发作时得不到帮助,因此主动回避一些活动,如不愿单独出门、不愿到人多的场所、不愿乘车旅行等,或出门时要他人陪同。惊恐发作患者也可合并有抑郁症状,有的有自杀倾向,需注意防范。

2. **慢性焦虑障碍**　慢性焦虑障碍又称广泛性焦虑。该障碍以缺乏明确对象和具体内容的提心吊胆和紧张不安,或对现实生活中的某些问题过分担心或烦恼为特征。起病缓慢,常无明显诱因。心理生理症状主要是烦躁不安、心悸、胸闷、疲乏无力、气急、易激惹和神经过敏等,病人常处于心烦意乱,怕有祸事降临的恐慌之中。有的患者则反复呈现不祥预感,总担心有什么不测的事情发生。常伴有自主神经症状,如心悸、心跳加速、胸闷、气急、头晕、多汗、面部潮红或苍白、口干、吞咽梗阻感、胃部不适、恶心、腹痛、腹胀、腹泻、尿频等植物性焦虑。同时有程度不等的运动性不安,包括小动作增加、不能静坐等。因肌肉紧张而出现紧张性头痛、腰背痛、双手轻微震颤等。有的病人表现为易惊吓,对外界刺激易出现惊跳反应,注意集中困难、难以入睡、容易惊醒、易激惹等过分警觉表现。有的可出现阳萎、早泄、月经紊乱和性欲缺乏等性功能障碍。慢性焦虑起病缓慢,常无明显的诱因,病程可迁延数年。

案例:

某男,45 岁,已婚,大学毕业,公司职员。

求助者在一家内地民营企业驻高原某市办事处负责已 5 年。老板常住内地,有时来本市。经营业务的内容是在本市组织货源,运到内地销售。前几年生意好做,自己的薪金较高,家有房有车。妻子是中学教师,尽管两地分居,但夫妻感情好,女儿正在上高中,学习成绩优异。近1年来生意有些难做,老板似有不满之意,但是市场变化很复杂,自己虽然很努力,但有时仍不能达到老板的要求,有压力。每次向老板汇报工作时,都担心会被老板否决,忧心忡忡。近半年来,好像对许多事都担心,有时担心货运汽车会不会中途翻车,又担心家人会突发某种疾病不治身亡。有时想到虽然现在夫妻恩爱,等到将来退休白发苍苍,妻子仍然貌美年轻,可能会离婚再嫁,又想到女儿考上大学后要面临工作择业和谈婚论嫁等诸多困难,自己如何能应付得了,头痛、失眠、心悸、胸闷、烦躁,因为吸烟多、常咳嗽、吐痰,每次都要检查痰中有无血丝,担心自己生病,工作怎么办。半夜醒来经常是一身大汗,坐立不安。睡不着觉时在房间里走来走去,既影响同事的睡眠,楼下的邻居也有意见,但自己也没有什么更好办法。服用地西泮有些效果,但又怕长期服用会成瘾依赖。坐飞机怕掉下来,坐火车怕出轨,坐汽车怕事故,在家里怕地震,即使步行也害怕交通事故,总之,成天提心吊胆,工作无法完成。至心理门诊,诊断"广泛性焦虑"。

(二)防治

对于焦虑性神经症的治疗主要是以心理治疗为主,当然也可以适当配合药物进行综合治疗。常用的心理治疗方法有支持性心理治疗、系统脱敏疗法、认知行为疗法、放松方法等。

1. 支持性心理治疗 焦虑障碍常常给患者带来强烈的紧张、恐惧体验,且家属不能给予足够的理解,因此给患者足够的情感支持是非常重要的,耐心地向患者解释疾病的性质,有助于减轻患者的心理负担,主动配合医生执行治疗计划。可利用心理学理论进行解释。不论什么样的解释,只要为病人所接受,就会有疗效。

2. 认知疗法　焦虑情绪是一种外在表现,其背后的支配因素是不合理的想法和紧张性个性特征,要想根本消除病人的焦虑情绪,改变病人不恰当的想法和紧张性个性特征是治疗焦虑性障碍的关键。包括减少这些症状的出现、持续或恶化。主要目标在于减少与惊恐发作有关的内外恐惧和回避,通过认知疗法逐步消除病人的焦虑障碍,但需要较长时间和病人的积极配合。

3. 系统脱敏疗法　利用系统脱敏疗法交互抑制的原理诱导求治者缓慢地暴露,导致神经症焦虑的情境,并通过心理的放松状态来对抗这种焦虑情绪,从而达到消除神经症焦虑习惯的目的。

4. 运动疗法　运动治疗既可帮助病人养成更为乐观的对待躯体健康的观点,也可使病人的注意力从抑郁或焦虑的思绪中分散出来。这在治疗惊恐障碍方面,可能对不愿服药的病人有特别的价值。

5. 药物治疗　对惊恐发作和慢性焦虑的患者,使用一定的抗焦虑药物对缓解患者的情绪症状有一定作用。主要用两类药物:苯二氮䓬类(BZ)和丁螺环酮(BUP)。治疗惊恐障碍的药物主要有帕罗西汀(SSRI)、阿普唑仑和氯硝西泮等。

二、抑郁性障碍

抑郁性障碍是一种持久的心境低落状态,多伴有焦虑、躯体不适感和睡眠障碍等。久居高原后抑郁性障碍比较常见。抑郁性障碍具有较强的隐蔽性,如有的患者面露笑容,其实却有严重的抑郁。抑郁性障碍病前多有抑郁人格:缺乏自信,追求完美,对人过分依赖,对逆境易产生心境低落的倾向,回忆过去谴责自己、展望未来缺乏信心,面对现实感到困难重重。抑郁性障碍是自杀率最高的心理障碍,需要引起足够重视。

(一)临床表现

典型抑郁性障碍的核心症状是情绪低落,愉快感丧失,从而导致活动效能受损。除持久性情绪低落外,还表现为心境不佳、思维迟缓、行为减少、睡眠障碍、身体不适感、焦虑、紧张、悲伤,悲观厌世等。

案例:

某男,48岁,已婚,机关干部。

高中毕业后到高原参军,与妻子是中学同学,服役时二人恋爱结婚。婚后两人感情一直好,为了一家团聚,妻子婚后不久就随军到了高原。婚后育一男孩,现已20岁,去年考入内地一所大学。5年前患者就地转业,被分配到高原机关工作,工作表现不错,但是职务就是上不去,觉得自己前途渺茫,心情逐渐变得低落,感到领导不关心自己,家人不理解自己。经常唉声叹气,感到活着没有意思,说自己当初留在高原工作是错误选择。原来喜欢热闹经常有应酬,现在基本不参加,经常借故推脱。饭量减少、消瘦,对性生活毫无兴趣,其实他并非没有能力,而就是不想。经常早晨四五点钟就醒来,醒后无法再入睡。近1个月感到自己一无是处,对不起家人,对不起部队领导多年的培养,把自己关在家里不出门、不与人交流,经常出现自杀的想法,但又担心自杀后给家人带来影响和痛苦,故未实施。平时性格内向,沉默少语,缺乏知心朋友。至心理门诊,诊断"抑郁性障碍"。

抑郁性障碍者常常感到心情低落、压抑和无法排遣的郁闷难受,对前途悲观失望,对自己失去信心,对生活缺乏兴趣。兴趣减少甚至丧失,自我评价降低,放大自己的缺点,自卑感明显。不愿与人接触，尽量避免热闹场面，常常感到疲乏无力、头脑反应慢、思维困难，认为自己毫无用处，无可救药。特别悲观者厌世现象明显，自杀率比较高。

(二)治疗

心理干预应依抑郁反应的程度而定，切忌不分症状轻重，不做具体分析一概而论。抑郁状况严重，尤其是有自杀意念或企图时，应当积极采取预防措施，立即住院进行药物治疗。对中等程度抑郁的情况，可进行心理治疗，一般是首先采用支持性心理治疗，增强其安全感，最大限度地弥补经受过创伤的自尊心，培养自信心，激发生活的动机，帮助其恢复自我能力，以便有充沛的精力去面对困难。

1. 心理治疗，包括社会支持陪伴、关心、劝导、支持、鼓励等。认知疗法是抑郁性障碍的有效方法。对有自杀意念者，应先弄清产生绝望的症结，改变他们的负性思维模式，转变自卑心理，矫正认知曲解，增强其自信心。

2. 对重性抑郁性障碍，除了开展对自杀行为的心理干预外，应及时采取有效的药物治疗措施，如选用三环或四环类抗抑郁药，目前较安全有效的药物有氟西汀、帕罗西汀、舍曲林、西酞普兰、米氮平等。

3. 运动疗法：每天进行规律性运动有明显的抗抑郁效果，运动可促进脑内 5-HT、NE 的合成。

三、躯体形式障碍

躯体形式障碍是一种以持久地担心或相信各种躯体症状的优势观念为特征的心理障碍。患者因为这种症状反复就医，各种医学检查阴性和医生的解释，均不能打消其疑虑。即使患者有时存在某种躯体障碍,也不能解释所诉症状的性质、程度,或病人的痛苦与优势观念,常伴有焦虑或抑郁。本障碍男女均有,多在成年早期发病,起病大多缓慢,病程持续,常为慢性波动性病程,症状时轻时重,常导致社会功能缺损。

(一)临床表现

症状可涉及身体的任何系统或器官,最重要的特点是应激引起的不快心情,以转化成躯体症状的方式出现。患者对自己的健康非常关心,总认为自己得了难以治愈的疾病,感到十分苦恼。其烦恼的程度与实际健康状况很不相符。他们对身体的变化非常敏感,身体的任何微小变动如心跳、腹胀等都会引起患者的注意,并成为严重疾病的证据。因此到处找医生,医生告之无病,就认为医生检查不细致,或疾病很严重以致医生无法检查出来,于是到各大医院反复要求检查或治疗。由于患者的注意力大部分或全部集中于健康上面,严重影响了生活、工作、学习和人际交往。具体表现如下。

1. 常在躯体疾病或精神刺激诱因作用下发病。表现对身体健康或疾病过分担心,如有人特别注意心跳,有人特别注意消化道,有人特别注意肝脏,常常将躯体出现的各种生理现象或一过性异常感觉视为自己患上某种疾病的依据,并将其夸大化、严重化。其严重程度与实际健康状况很不相称。患者为自己认为罹患的某种疾病而感到苦恼,而非对疾病的后果或继发性社会效应感到苦恼。

2. 常有敏感多疑、自我中心、固执、主观、谨小慎微、依赖、对自身健康过多关注以及要求十全十美等个性特点,对身体外部感觉和内脏感觉的过分注意和关注,对日常出现的某些生理现象(如心跳、腹胀等)作出疑病性解释。作为诱发因素,医护人员不慎的言行,不科学的卫生宣传,对知识的片面理解及他人或自身不良暗示,都可引发躯体形式障碍。

3. 最常见的是胃肠道不适(如腹痛、恶心、腹胀或胀气,呕吐或反胃等)、呼吸道不适(如胸闷、气短、喉部梗塞感、呼吸困难、胸痛)、疼痛症状(如肢体或关节疼痛、麻木,或刺痛感等)、性功能及月经方面的主诉也很常见,常存在明显的抑郁和焦虑。即使有时存在某种躯体障碍,也不能解释所诉症状的性质、程度,经常伴有焦虑或抑郁情绪。尽管症状的发生和持续与不愉快的生活事件、困难或冲突密切有关,但患者常否认心理因素的存在。

(二)治疗

躯体形式障碍以心理治疗为主,药物治疗为辅。

1. 心理治疗　心理治疗的目的在于使患者了解所患疾病的性质,解除或减轻精神因素的影响。帮助患者以较为成熟的方式面对困难和挫折,而放弃以疑病方式应付问题。可以采用认知疗法、行为疗法或森田疗法等。在治疗中,医生应耐心倾听病人诉述,认真细致地进行各种检查,争取患者的充分信任,使之逐渐认识疾病性质及发病原因,减轻其心理压力。生物反馈及其他全身放松治疗技术,均可帮助患者全身放松,控制焦虑、疼痛等。此外,心理医生要帮助患者认识自己,引导患者从对自身的关注转移到外界,如参加各种社会活动,把注意力放在学习工作上,使患者逐渐摆脱疾病观念。

2. 药物治疗

案例:

某女,36岁,已婚,家庭妇女。

患者在内地一大型国企上班,为中层干部,2年前因丈夫工作调动到高原,遂放弃工作带着孩子随丈夫来高原生活,平日主要负责接送孩子,做家务。刚来时感到晚上睡不好觉,头晕、耳鸣,有时无缘无故地发脾气,以为是高原反应,过一段时间就会好。一年前开始感到心烦、胃口差、打嗝、胃胀、上腹部隐痛,认为自己得了胃病,反复到当地、内地多家医院进行各种检查,均未发现异常,服用多种胃药、中药不见好转,仍反复打嗝、胃胀、上腹部隐痛不适,没有食欲。近3个月出现肩背部疼痛、四肢发麻发紧,感觉体内有一股气在窜动,夜间入睡困难,常常躺在床上辗转反侧2～3小时才能睡着,体重减轻约10斤。述平时心情一般,看到孩子丈夫开心的时候就很开心,自己一个人的时候稍差,但未感到持续的情绪低落。对自己的身体有点担心,希望快点好起来,但未怀疑是癌症或其他重型病症。患者自幼丧母,主要由父亲抚养长大。患者病前性格要强,能干会说,热心助人,同事邻居、亲朋好友有事,皆见她里里外外张罗。在心理门诊诊断"躯体形式障碍"。

对伴有明显焦虑、抑郁症状者,可给予适当的抗焦虑抑郁药(如丁螺环酮、帕罗西汀、阿普唑仑、氯硝西泮等)以缓解其症状。但病人对健康要求高,对躯体反应敏感,宜选用不良反应小的药物,且以小剂量、短程治疗为宜。

四、神经衰弱

神经衰弱是指一种以脑和躯体功能衰弱为主的心理障碍,以精神易兴奋、脑力易疲劳为特征,表现为紧张、烦恼、易激惹等情绪症状,及肌肉紧张性疼痛和睡眠障碍等生理功能紊乱症状。这些症状不是继发于躯体或脑的疾病,也不是其他任何精神障碍的一部分。多缓慢起病,就诊时往往已有数月病程,并可追溯导致长期精神紧张、疲劳的应激因素,偶有突然失眠或头痛起病,却无明显原因,病程持续或时轻时重。该症常由持久的精神紧张或内心冲突引起的,青壮年期发病较多,脑力工作者较常见。起病多缓慢,病程可迁延数年,症状呈波动性,时轻时重。对生活、学习或工作有一定影响。患者性格的怯懦、心胸狭窄、意志薄弱或情绪不稳、多愁善感、自信不足、犹豫不决、敏感多疑、依赖性强等特点构成发病的素质基础。一般预后良好,适当治疗能够恢复。

（一）临床表现

以脑和躯体功能衰弱症状为主,具体表现症状如下。

1. **脑功能衰竭症状**　主要表现在两方面,一方面是精神容易兴奋、易激惹,如不由自主地联想和回忆增多、难以自制、注意力涣散、感觉过敏、怕吵、畏强光等,常出现急躁、发怒、伤感、烦恼、焦虑等情绪体验。在入睡前尤为明显,令患者深感苦恼。同时对声光刺激也极为敏感。另一方面则是脑力易疲劳,精力不足,用脑稍久便感到十分疲惫,反应迟钝、记忆力差,注意力不集中或不能持久,整天昏头昏脑,严重的甚至一用脑和翻书就觉得头痛脑胀,学习与工作效率显著下降。疲惫感的突出特点为具有情绪弥漫性,情绪越不好,疲惫感越重,即使充分休息也难以恢复。

2. **情绪症状**　主要表现为易烦恼、易激惹和心情紧张。在面对各种生活事件时,总感到困难重重,无法解决;遇事易激动或烦躁易怒,不能自制。由于控制力低,易造成人际关系不和。伴有因症状而发生的继发性焦虑。经常有紧迫感、负担感、精神过敏和效率下降感等心情紧张的典型表现。一旦精神兴奋与情绪症状结合,则回忆和联想的内容几乎都是不愉快的事,连绵不绝。

3. **心理生理症状**　主要表现为睡眠障碍和自主神经功能紊乱。睡眠障碍包括入睡困难、多梦、易惊醒,醒后觉得不解乏。其中入睡困难最为常见,患者辗转难眠,心情烦躁。患者对失眠的担心苦恼往往胜于睡眠障碍本身所带来的痛苦。由于睡眠醒觉节律紊乱,白天无精打采,昏昏沉沉,全身酸痛或头痛等,夜间则兴奋不眠。自主神经功能紊乱表现为紧张性头痛和肌肉痛、心悸、多汗、胸闷、气短、食欲缺乏、消化不良、便秘或腹泻、尿频、遗精、月经紊乱等。

案例:

某男,35岁,已婚,硕士学历,援藏干部。

自述2年前主动报名从内地到高原援藏,想在新的工作岗位有所作为。刚进高原,主动向领导请领任务,但是由于对环境、工作和文化的不熟悉,经常加班加点,结果领导仍然不满意,尽管自己工作很努力,但同事反而不愿与其来往,其下属对患者经常加班也不理解,同事关系紧张,感到压力很大。半年后开始失眠,表现为入睡困难,辗转反侧,每每要二、三个小时才能入睡。睡后极易惊醒,轻微响声都不能忍受,梦多,内容多与白天工作有关。白天感昏昏欲睡,精力极差。易感疲劳,连上二层楼也吃力。工作能力受到严重影响,有时甚至不能坚持上一个小时班,躺在床上略感舒服。曾到当地医院内科、神经科就诊,多项临床检查未发现任何躯体疾病,多次诊断为"神经官能症""阴虚"等疾病。服过许多中药及西药,疗效不显著,近半年来对工作更感难以胜任,工作时注意力不能集中,有时半天下来,竟不知道自己做了什么。记忆力和工作效率下降。有时连非常熟识的同事的名字也叫不出。近3个月来开始头晕、头痛,伴眼花,但不伴恶心、呕吐。情绪急躁,常因小事发火。遇高兴的事情绪有所改善,但持续时间短。患病后食欲尚可,无明显体重变化,大小便正常。至心理门诊,诊断"神经衰弱"。

(二)治疗

原则上以心理治疗为主,以必要的药物治疗为辅,加强身体锻炼、调整生活规律也有重要意义。

1. 心理治疗　可用支持疗法、认知行为疗法、放松疗法和生物反馈等进行治疗。通过解释、疏导,使患者提高对本病的认识,引导其不要将注意力全部集中在对自身疾病的观察上,增加自信心。自我放松训练,对于紧张症状明显伴疼痛不适等症的患者有效,必要时配合生物反馈治疗。

2. 药物治疗　根据症状表现可选用抗焦虑剂、脑代谢药等,宜小剂量用药。也可尝试中药治疗,如中药健脑丸可提高注意力、记忆力、安神,六味地黄丸可安神、催眠,吡拉西坦(脑复康)可改善注意力、记忆力,解除疲劳。

3. 其他治疗　如按摩治疗、水疗等,有一定辅助疗效。调整自己的生活规律、注意劳逸结合、坚持身体锻炼,增强体质和中枢神经系统功能活动和稳定性。

第三节　高原环境下心理防护

高原的特殊环境特点对人员的认知、情绪和意志行为等心理功能和活动效率都产生明显影响。高原寒冷缺氧,生理、心理负荷明显加重,出现紧张、激烈和危险的生理心理体验也属正常现象。这些生理心理体验可能会产生应激反应,如果能及时进行生理心理防护,适应这种反应,就会产生积极的作用,发挥出个体的最大潜力,使心理活动处于最佳状态。若疏于防护或者调控不当,高原环境导致的应激因素造成的心理生理功能障碍一旦超过心理负荷,就有可能造成严重的心理疾病。进入高原前、在高原停留期间和返回平原后均需要进行心理防护,以维护人员的身心健康,预防事故的发生,提高人员的生活质量。一般而言,心理防护的方法主要有心理健康教育、心理训练和心理问题的自我调节等。

一、心理健康教育

高原心理健康教育主要是针对高原环境的特点、高原常见的心理反应、心理问题和心理障碍,向广大高原人员开展普及心理知识和方法的教育,以提高人员对高原环境的认识,了解高原环境对心理功能的影响,了解常见的心理问题及心理障碍,使其学会识别高原心理反应、心理问题及心理障碍,学会心理防护的方法和措施,从而维护人员的心理健康、提高活动效率、预防和治疗心理障碍,最终提高其环境适应能力。科学研究和工作实践都证明,良好的心理健康教育不但可以让人员树立良好的心态,促进个体对高原环境的适应,而且还可以减轻人员的高原反应,减少高原疾病的发生。高原环境下,人员常常产生紧张、焦虑、恐惧和抑郁等心理反应。

(一)恐惧

面对危险时产生不同程度的恐惧情绪是人正常心理反应。有恐惧心理者对上高原所面临的恶劣气候、险峻道路、高山反应等已有所闻,但不完全了解,因而没有充分的安全感,所以容易恐惧。对高原环境过分恐惧可导致耗氧量增加,反而会加重高原反应的发生,影响其对高原环境的适应。对每一位初入高原者来说,急性高原反应是很常见的,有些人听到他人讲述高原病是什么症状时,可能会因为过分恐惧马上产生相同的感觉,好像自己也患了这种病。曾经就有个例子,在海拔 4500 米的某部队,2 名刚进藏的战士在海拔 4500 米的驻地听战友讲他刚进高原时患高原肺水肿是多么难受,2 名战士感到非常恐惧,约 1 小时后,这 2 名战士头痛加重,相继出现呼吸困难、胸闷、咳嗽等症状,加重了高原反应。更有甚者,一位女性旅游者对高原环境很恐惧,当导游说马上要翻过一座 5300 米高的大山时,她便昏了过去并发生抽搐。恐惧本身是人类自我保护的一种机制,然而如果因为过度惧怕正常的高原反应,则会抑制自身机体对自然环境的适应。

(二)焦虑

高原低氧环境下,易产生焦虑情绪。焦虑是对预期的不良的处境(尤其是危险情境)所产生的一种自觉不愉快的情绪反应。一般认为焦虑包含三方面特征:一是紧张、害怕;二是烦躁不安、心神不宁;三是担心、忧虑。由这些特征构成了一种朦胧的预感、不幸或危险即将来临。由此所产生的复杂的消极情绪状态即为焦虑。焦虑不同于恐惧。恐惧是由危险导致的,当事人清楚知道恐惧的对象和情境;而焦虑是由当事人面临的潜在威胁所引起,造成焦虑的因素可能发生,也可能不发生。焦虑的程度取决于当事人对情境的主观评价、人格特征、既往经验以及对未来结果的估计等。焦虑产生后,常出现交感神经活动功能亢进现象,也就是我们常说的心跳加快、血压升高、呼吸加深、出汗、四肢震颤、烦躁、坐卧不宁等生理表现。除上述特征外,还常出现失眠、头痛、注意力不集中、内心忐忑不安、犹豫不决、易受激惹、无效多余动作增多等。适度的焦虑可以提高人的警觉水平,引起人的紧迫感,促使人采取合适的方式及行为对付应激,以实现预期目的,有益于适应环境。在进入高原之前,适度的焦虑可促使我们对环境重视,激励我们做好一切必要的准备。但过度、持久的焦虑则影响人的认知能力,妨碍人们准确地认识和考察自己所面临的挑战,难以作出理性的判断和决定。高原环境下过度焦虑会让人心烦意乱、日夜不宁。尤其对进入高原执行短期任务者来说,完成工作心切、急于返回平原,忽视了缺氧对人的影响,情绪紧张、焦虑、交感神经兴奋、耗氧量增加等,最终诱发或加重急性高原性疾病。因而我们应当尽量避免异常焦虑的情绪。

(三)抑郁

随着在高原停留时间的延长,抑郁情绪比较普遍。抑郁是一种过度忧愁伤感的情绪体验。在引起忧伤或悲痛的情境事件中,我们大都有过抑郁的情绪体验,常表现为情绪低落、心境悲观、对各种事情缺乏兴趣、回避与他人交往。但在严重发展的情况下,抑郁又能转化为病态情绪,使人饱受困扰。一般来说,处于抑郁状态的人,如能对其所遭遇的现实和自身的处境做出恰当的分析,对自身行为的控制与调节符合社会常规,并有足够的自信与自尊,虽然体验到抑郁,但无行为异常,即属于正常的情绪反应。但是,如果抑郁状态导致对情境不能做出如实的判断,并产生偏离社会常规的行为,或行为适应不良(如,由于过度的压力感,情绪低落与绝望,失去兴趣,不能胜任正常工作,甚至产生自杀企图等极端意念和行为),就属于心理障碍的范畴了,需要专业干预。性格内向、不爱交际、孤僻、多疑的人或遭受亲人去世、意外灾害和身患重病时,容易出现病理性抑郁情绪。有些人对上高原后能否适应缺乏正确的估计,对克服困难缺乏勇气,意志薄弱,身体的潜能得不到发挥,影响对高原低氧环境的适应,产生忧虑、抑郁情绪。当心情低落达到使心理功能下降或社会功能受损害,并持续一定时间(至少2周以上),可作为一种病态情绪对待,应考虑向心理咨询师或精神科医生求助。

除以上三种心理反应比较常见外,还有悲观心理和无所谓心理等。进入高原后,特别是出现慢性高原性疾病如脱发、失眠等,易产生悲观心理,对未来失去信心,对工作、前途、健康、恋爱、婚姻忧虑较多。这种心理会使机体的抵抗力降低。还有的会产生无所谓心理,部分人平时身体比较好,很少生病,到高原后,对高原的恶劣环境满不在乎,不采取科学的防护措施,也容易发生高原病,需要加以注意。

二、自我调节

高原环境下,人员会产生许多心理问题,尤其是情绪问题,如恐惧、焦虑、抑郁等,我们称之为消极情绪,这些消极情绪持续过久,可能会给我们身心带来危害。因此,进入高原的人员应学会情绪的自我调节,既可以更好地发挥良好情绪的功效,促进情绪对自身健康全面发展的积极影响,还可以避免情绪的消极影响,也可以在情绪平衡发展的基础上,保持愉快的心境,促进对高原环境的适应。一般来讲,情绪的自我调节可以从合理认知、情绪宣泄和行为放松三方面进行。

(一)心理问题的认知调节

认知理论认为,决定情绪发生的是人的认知,人之所以受困扰,不是由于发生的事实,而是个体对事实的观念和评价。人的大部分情绪困扰来自于不合理认知,如凡事以自己意愿为出发点的绝对化观念,以一概十、以偏概全的过分概括化观念,把事情想象得非常可怕的观念等。有的人认为"高原环境很可怕,我肯定会很紧张,我会反应很大,我肯定适应不了"等,在这样的非理性观念的支配下,人员会产生恐惧、焦虑等情绪问题,有的甚至会诱发或加重高原反应。因此,改变这些不合理观念,是克服不良情绪的关键。

生活中，每一个人都不可避免地存在一些不合理的信念，我们就是要通过认知调节，用合理信念代替不合理信念，避免做不合理信念的牺牲品。首先要找出存在的不合理信念，然后与不合理信念进行辩论，认识到这些信念的不合理之处，然后用合理的信念代替不合理信念。如对有恐惧情绪的人员，具体实施如下：①自我拷问，寻找不合理认知："恐惧情绪的产生难道仅仅是高原环境所致吗？与我自身有无关系？为什么同样环境下，别人没那么恐惧？是不是我把高原环境想得太可怕了？我能克服吗？我平时遇事时是不是也很紧张？看来恐惧情绪主要与我对问题的认识有关系"。②树立合理认知："高原环境没那么可怕，只要适当注意就可以了。到了陌生环境产生一些恐惧情绪很正常，顺其自然吧！有了恐惧情绪，我也有办法调节"。③积极行动，克服恐惧：不妨把自己的感受写出来，然后分析、认识它，哪些是消极的，然后想办法摆脱它。正确认识自己，正视自己的情绪，不给自己定很难达到的目标。可以将一件繁杂的工作分成若干小部分，根据事情轻重缓急，做些力所能及的事，切莫逞能，以免完不成工作而紧张恐惧。尝试着多与朋友同事接触和交往，不要自己独来独往。尽量多参加一些活动，尝试着做一些轻微的体育锻炼，看看电影、电视或听听音乐等。也可以适当参加不同形式和内容的集体活动，如讲演、参观、访问等。

(二)心理问题的情绪调节

心理问题可以通过合理的情绪宣泄进行自我调节。那么如何有效调控自己的情绪呢？要做到"一吸二离三宣泄"。一"吸"，就是"深呼吸"，在心情不好，想生气的第一时间里，通过自我觉察，立刻做"深呼吸"。通过深呼吸调匀气息，减缓脉搏，避免不必要的生气。二"离"就是"暂离现场",将注意力暂时远离现场情景的刺激和一些不必要的麻烦。比如,你需要克制愤怒就在想生气的时候,暗暗告诉自己要冷静,默默地"从 1 数到 30",再想发火,火已发不起来了。因为生气是一种称之为"激情"的情绪状态,特点是来得急去得快。只要你忍住 30 秒不生气,脾气也就发不起来了。三"宣泄"就是要找到合理的方式进行不良情绪的宣泄。如果将人比作一个气球的话,情绪就是里面的气,如果不以适当的方式释放气体的话,气球终归要爆炸,一旦爆炸,后果不堪设想,因此,情绪调控的最佳方法就是学会宣泄。

怎样宣泄不良情绪呢?可以采用以下方式进行情绪宣泄。"说一说",当有烦恼的时候要找个可靠的人诉说、交流,如朋友、亲人、心理咨询师等。把烦心事说出来,心情就放松了。"写一写",遇到不顺心的事,如果找不到人倾诉,或者不愿意倾诉,可以采取"写一写"的方式,如记日记、写信、发短信等,只要符合你的需要,都能起到宣泄不良情绪的作用。"动一动",就是要多运动,在身体运动中宣泄情绪。心情郁闷时,可以到训练场参加集体和个人运动,如跑步、打球、爬山、跳舞等。运动是个一举两得的方式,运动后不但不良情绪宣泄了,身体也得到了锻炼,何乐而不为呢?"喊一喊"。找个僻静无人的地方,大声喊叫,或是与朋友一块唱唱歌,让郁闷情绪随着你的喊叫,随着你的歌声宣泄出来。"哭一哭"。当你不开心的时候,你可以找个安全的地方,痛痛快快地哭上一场,让不良情绪随着眼泪的流出而消散。"笑一笑"。笑是人们表达情感的一种方式,当你心情不好的时候,可以看看笑话,听听相声,看看幽默故事,或者与朋友逗乐一番,心情会好一些。"笑一笑十年少,笑十笑百病消,一天笑三笑,十年都不老"就是这个道理。需要注意的是,情绪不能随意宣泄,随意发泄会带来不良后果。情绪合理宣泄需要注意以下原则:第一是无伤害性原则,宣泄既不能伤害自己,也不能伤害他人。第二是合理性原则,宣泄要选择适当的时间、场合、方式和地点。

另外,保持愉快的情绪,使自己的主导心境处于乐观、开朗的状况。保持愉快情绪的方法很多,不同的人可能偏爱不同的方法。如①知足常乐:对一切不抱过高的期望,不苛求,对人、对事、对己都应如此。应把自己的抱负定得切合实际,这样就会有成功的体验,会为自己的成绩和进步而快乐,容易心情舒畅。②自得其乐:对各种事物保持兴趣,对环境中的色彩、声、光、美景等保持一种欣赏和赞美的态度,倾注热情,享受生活的乐趣,发展业余爱好,从中获得快乐。③创造快乐:树立乐观的人生态度,学会幽默地面对生活,微笑着迎接困难,这样就能保持和创造愉快的心境。成功的幽默能使人心情舒畅、解除烦恼、振奋精神、增加信心,但成功的幽默需要以积极的处事态度为基础。④合理的情绪想象:情绪可以通过改变想象而改变。这种方法帮助患者在想象中进入他曾经产生过不适当情绪反应的环境中,去体验情绪反应,从而逐渐克服消极的情绪反应,纠正不合理的观念。具体做法如下:首先让当事人想象其引发情绪困扰的场景;其次让当事人保持想象,但要求改变自己的情绪,使之适度,并加以体验;最后停止想象,反思整个过程。通过这样反复练习,对情绪进行调节。

(三)心理问题的行为调节

当个体全身松弛时,心率、呼吸、脉搏、血压、肌电、皮电等生理指标出现与焦虑状态逆向的变化,生理警醒水平全面降低。许多研究证实,松弛不仅有如此生理效果,亦有相应的心理效果,进行自我放松训练,能极大程度地减轻个体的焦虑、恐惧水平。

放松技巧是通过逐渐松弛全身各部位的肌肉组织,使周身上下消除紧张的一种控制应激、促进健康的技术。在国外,放松技术有很多种,如逐步肌肉放松、自发性训练、冥想和催眠,在实践中它们的结果是类似的,因此无论采用哪一种放松的技术,只要达到消除紧张、焦虑,增进健康的目的即可。常用的放松方法有调息放松和渐进式肌肉放松法等。

三、心理训练

要对抗高原环境对心理的影响,进行心理训练不失为一种有效的方法。一定的危险情况会引起人体的防御反射和定向反射,从而使人们充分调动机体的全部潜力去适应新的环境。处于这种状态的人思想活跃,能够正确地判断所发生的情况。如果认知状态良好,情绪表达合理,能使自己同所处的特定环境协调起来,就可以发挥出最大的潜力。但这种能力并非是每个人生来就有的,而是需要经过良好的心理训练获得的。心理训练能够使人们产生较高的适应性心理活动水平,从而克服高原环境带来的心理问题。心理训练通常包括基础心理训练、针对性心理训练和团体心理训练。

(一)基础心理训练

基础心理训练是指利用心理学原理,用系统的心理学方法训练人员适应、人际关系、自信心、情绪调节、压力管理、创造性和社会性等能力,是有意识、有目的地培养人员优良心理素质的一系列活动。基础心理素质训练包括环境适应、生活适应、认识自我、人际适应、情绪调节、压力管理和挫折耐受等训练。一般进入高原前或进入高原后都可以进行,从而达到心理上有所准备,有利于对高原艰苦环境的适应。

(二)针对性心理训练

针对性心理训练可对高原缺氧造成的心理功能下降有一定

预防作用,如可针对高原环境对动作技能的影响,可加强对重要动作技能的训练,使之不断强化,在脑中形成动力定型,达到自动化的状态,降低对智力活动的要求。这样,作业人员在缺氧条件下也能熟练操作,不致严重影响作业效率。另外,对初次进入高原环境前,可以结合低压氧舱对人员进行情境性模拟训练,让人员体会缺氧条件下的心理变化,识别认知偏差,进而学会正确应付处理。另外,可进行放松训练、生物反馈和心理意象训练,使人们能够学会有意识的控制自身的心理生理活动,以达到降低机体唤醒水平,减轻焦虑、紧张和恐惧情绪,保持愉快心境的目的。

(三)团体心理训练

团体心理训练指运用团体动力学、团体咨询等专业知识,有系统地将一连串的团体活动加以设计、组织、规划,以便组织者带领成员在团体内活动,解决个体存在的自我意识、心理潜能、情绪调控、沟通交往、环境适应、生存意志、团队精神、心灵成长等方面的困惑,有效地帮助解决团体建设中面对的难题,如环境适应、成功激励、团体协作、人际关系、创新拓展等。进驻高原3个月后,身体已逐渐适应,基本解除了恐惧心理,但仍有部分人员会产生忧郁、孤独、寂寞的心理,对自己的前途和身体健康考虑较多。此时可开展团体心理训练,利用团体动力促进人员心理的健康成长。

1. 调息放松法　调息放松法,又叫深呼吸放松法,它简单易行,却非常有效,因此被称为放松第一法。

(1)自然、舒服地坐好,身体后靠并伸直,不要驼背,解开束腰的皮带及衣物,将右掌轻轻置于肚脐上,掌心向下,五指并拢。

现在开始长长地、慢慢地吸气,你可以将你的肺想象成一个气球,你想尽量将这个气球充满。当你感到气球已全部胀起,已经气沉丹田,保留 2 秒钟。然后轻轻地、慢慢地将气体呼出。

在吸与呼时,你可以采用"手栓法"来证实你是否在进行腹部呼吸。在吸气时,你的手掌将离开身体,向外运动,表明你已将空气一直送到了肺的底部。你也可以采用鼻吸口呼的方式,并且结合使用后面将介绍的想象法,随着鼓腹收腹,细长的吐纳,你会有全身的舒畅感。

你也可边呼气,边数秒。我们在默数"一秒、两秒"时,要比实际的时间快,为了放慢速度,你数秒的方法也可以做一些改变,将"一秒"改成"一个千分之一",这样数可以将速度基本上降到大约一秒钟一个数字。开始吸气时,你的脑子里便开始数:"一个千分之一、两个千分之一、三个千分之一、四个千分之一",你一定要将吸气坚持到数完"四个千分之一",然后,才开始轻轻的呼气并像刚才一样慢慢的数。呼气也一定要慢,否则,你不可能坚持到 4 秒钟。

按照这样的程序每天坚持练习 2 次,每次 4~10 分钟。若能做到像洗脸梳头一样成为习惯,则不仅可以在最需要的时候不假思索地使用,以缓解焦虑,而且它能够有效地降低你对焦虑的易感度。

(2)找舒服的姿势;将注意力放在腹部;感受自己的呼吸。

①腹式呼吸:吸气时闭上嘴,用鼻子吸气,并让腹部很自然地慢慢鼓起,胸部只在腹部鼓起时跟着微微鼓起;呼气时略张开嘴成 O 形,将气由口中吐出发出"吁"声,此时胸部与腹部会很自然地松下来;如此循环呼吸数次。

②放慢呼吸速度:边呼吸边告诉自己:我的呼吸越来越均匀、越来越自然、越来越慢、越来越慢……,我的身体越来越放松……,随着我的呼吸觉得越来越放松。

2. 渐进式肌肉放松法

(1)放松的准备。穿宽松保暖的衣服,选择一个安静、整洁,空气清新没有干扰的房间,坐在带有靠背的椅子上,头和背靠在上面,双臂自然下垂,双手搭置膝上,双足平放,与肩同宽,小腿与大腿,大腿与臀部成直角,双目微闭,注意力集中于身体动作。

(2)上肢放松

①双手用力紧握,两臂缓缓举起,当与身体成直角时稍停1~2秒,双手似紧握一横杆在胸前,双臂用力,体会上肢的紧张感觉。

②待双臂感到疲劳,缓缓放在双膝上,此时尽量使臂部和手的肌肉放松,体会到上肢肌肉、关节韧带的放松感觉。

③重复练习上述动作1~3次。

(3)腰部放松

①用力挺胸直腰,使胸部肌肉和脊柱关节处于紧张状态,坚持1~2秒,体会紧张的感觉。

②缓慢放松肌肉和脊椎关节,体会肌肉、关节松弛的感觉。

③重复练习上述动作1~3次。

(4)下肢放松

①双足用力,蹬踏地板,臀部似有离开座椅抬起的感觉并停留1~2秒,使下肢肌肉及髋、膝、踝关节处于紧张状态,体会紧张的感觉。

②缓缓放松下肢,使肌肉、关节放松,体会松弛的感觉。

③重复练习上述动作1~3次。

(5)颈部放松

①用力收颌挺颈,使颈部肌肉和关节紧张坚持1~2秒,体会紧张感觉。

②缓缓放松,下颌上抑,体会颈部松弛感觉。

③重复练习上述动作 1～3 次。

以上步骤可以根据个人的喜好修改,既可以从头到脚,也可以从脚到头。放松练习全过程中要注意体会紧张与松弛的感觉,以及它们的差异。当通过一段时间的练习,熟悉掌握这种感觉,你会发现当处于紧张焦虑之中时,即使回想放松的感觉也可达到完全放松的状态。这样我们就可以心平气和地去迎接挑战。当然开始的时候,可能发现不管做了多大努力,某些肌肉仍不能放松,这时千万别灰心,要有耐心,更别太用劲,否则更增添紧张与焦虑。只要持之以恒,你一定会成功的。

（杨国愉）

第8章 往返高原的卫生保健

高原人群在已经习服高原环境的情况下返回平原,机体也会出现一系列功能和代谢等生理改变,人们习惯把这种改变称为高原脱适应反应。

第一节 返回平原主要生理变化

高原脱适应发病的主要病因是机体在习服平原富氧环境时出现了一定障碍。高原脱适应主要的生理改变有以下几方面。

一、神经系统

高原缺氧可以引起感知能力、注意力、记忆力等认知功能,以及动作的协调性和准确性等方面的改变。然而高原脱适应是一种"再适应",从高原返回平原后,大脑从缺氧到"富氧",而且脑组织的适应还没完全恢复,所以,高原脱适应会影响人的记忆能力,并且被证明主要影响到短时瞬间记忆。当然,其他方面的影响也不同程度的存在,比如出现反应能力降低、精力不集中、嗜睡等神经系统症状。

二、循环系统

研究表明,高原移居人群返回平原后的脱适应症状与平原人进驻高原后高原反应程度有直接关系。高原反应越重者返回平原后脱适应症状出现的越重,症状也越多,恢复越慢。与此同时,高原反应越重,肺动脉压越高,左右心功能降低越明显,返回平原后脱适应反应的恢复越慢。研究表明,平原人快速进入高原低氧环境并从事重体力劳动时,右心室明显扩大,左心室功能明显降低,随着急性高原反应程度的加重而加重,返回低海拔后有显著改善,左心功能在返回后 15 天基本恢复正常,右心室的恢复更慢,需要更长的时间。长期高原暴露人群几乎都有心脏扩大,因此导致心胸比值明显大于平原人群。这些人返回平原时间后不会在短时间内恢复到平原对照人群水平,观察发现返回平原 40 个月后仍有 1/3 的人群心胸比值仍高于平原对照组。以居住海拔 3000 米以上的人群心胸比值增高更明显,与平原对照人群比较,差异更加明显。

三、血液系统

高原移居者返回平原后,动脉血氧饱和度、动脉血氧含量和动脉二氧化碳分压增加,每搏量和心指数增加,心率减慢,血红蛋白含量、红细胞计数下降。血液的稀释、血黏度的降低、血容量的增加和动脉血压的降低都有利于心功能的改善。当移居者返回平原后,心血管系统慢慢适应常氧环境,血液的"浓""黏""聚"会逐渐改善,心率降低,血压逐渐趋于正常,并可能伴有某些如心悸、胸闷等症状。

高原暴露 5 年以上人群返回平原后的血液学变化,与平原对照组比较,观察组人群红细胞计数无组间差异,高原移居者返平原后血红蛋白、血细胞比容、平均血红蛋白含量均值高于平原对照组,差异非常显著,而且与返回内地的时间呈负相关。

久居高原者返回平原 1 年后血红蛋白和血细胞比容水平高于平原对照人群,但随着返回平原时间的增加,这种差异消失。在返回平原后 30 年的移居者,红细胞及血红蛋白水平较对照者明显降低。考虑到红细胞及血红蛋白本身易受到性别和年龄的影响,校正性别和年龄后,仅小于 1 年的移居者血红蛋白水平仍高于正常,其余组别与正常对照均无差异。高原移居者返平原后血小板计数显著低于平原对照组,至返回平原 20 年后血小板数目仍显著低于平原对照组,且与返回内地的时间呈正相关。高原移居者中有高原病史者较无高原病史者返回平原后的血液学恢复更慢。

四、呼吸系统

高原移居者由于缺氧,呼吸频率会加快,肺通气量增大。返回平原后大气压升高,吸入氧气分压增加,机体的这种代偿性改变很快消失,研究表明 1 年后这种呼吸代偿减弱,最大通气量显著下降继而逐渐恢复正常。

有研究表明在 3870 米适应 45 天后返回 760 米的 1～5 天的脱适应期,通气反应降低,二氧化碳分压增高,呼吸曲线接近于基线。由于移居的时间和海拔不同,出现的症状程度不同,一般认为移居高原的海拔越高,移居时间越长则可能产生更多的症状,并且症状程度越严重。高原脱适应对机体的影响基本上都基于机体对氧供应变化的平衡失调,呼吸系统的障碍导致循环功能障碍进而导致全身各器官形态和功能的变化。

五、消化系统

高原移居者返回平原后常有消化腺分泌减少和胃肠道蠕动

功能紊乱,出现食欲缺乏、腹胀、腹泻或便秘等症状。杨海军等研究移居高原 1 年返回平原后的肝、脾、肾等器官的超声改变,表明移居 1 年后肝静脉明显增宽,肾脏形态饱满,肾实质回声增强,增厚,集合管系统变窄、脾脏厚度增加,脾门静脉增宽,返回平原后 5个月可恢复正常。

六、内分泌系统

高原移居者返回平原后常有内分泌功能紊乱,尤其是性激素分泌调节失控,从而影响性生活,但是不必惊慌,只要思想上放松很快既能恢复正常生活。

第二节　返回平原的系列调整

从高原返回平原后,我们的机体和生活都需进行系列的调整,才能适应平原生活。

一、生活调整

从高原返回平原后往往感到精神压力解除,精神轻松,生活愉快,有些人喜欢与朋友彻夜饮酒交谈,有些人喜欢彻夜加班工作,有些夫妻久别,性生活过频,这样生活不规律,结果导致高原脱适应症发生。因此从高原返回平原后要注意生活的规律性,工作要注意劳逸结合,饮食不要暴饮暴食。尤其是返回平原后的初期要有充足的休息和睡眠,生活要规律,饮食要适量,房事要适度,运动采用逐渐增量。对于团体人群返回平原后要给予充分的时间休整,减少各种训练和强体力劳动,待基本适应后再行安排或增加劳动强度。

二、身体调整

高原移居人群返回平原后由于机体在功能和结构上发生了一系列改变以适应平原环境,这时身体会有各种不适出现,但这不必惊慌,一般无需药物治疗这些不适就会逐步减轻或消失。同时要注意在身体上调整自己,以尽快适应平原生活。因此在返回平原初期要尽量做到不做剧烈运动和连续昼夜加班工作,保证有充足的睡眠和休息,睡前多用温热水泡脚,可以采用适度的锻炼和逐步增加运动量来加快适应,也可服用某些药物来加快机体对平原适应能力,目前认为效果比较好的药物有红景天胶囊、复方党参片、参芪花粉片等。

三、心理调整

从高原返回平原后由于机体在功能和结构上发生了一系列改变以适应平原环境,许多人会出现高原脱适应反应,常有头晕、心悸、嗜睡、乏力、胸闷、心前区隐痛、心律失常、记忆力减退等症状,个别人还会出现低蛋白血症、心动徐缓、心功能下降、肺动脉高压等症状,这种现象可维持较长时间,部分人可持续数年,严重者甚至影响工作和生活。因此,从高原返回平原必须要对自己有一个心理调整过程,任何事不能操之过急,需循序渐进,要正确认识脱适应过程,消除对脱适应症的恐惧心理。同时要注意生活的规律,防止房事过度。在保证充足的休息和睡眠的情况下,适度的放松自己,即使有某些高原脱适应症状出现也要正确对待,不急不躁,即可平稳度过脱适应期。但也不能对高原脱适应症的出现不管不理,要有正确的态度去面对,积极地方法去处置,才能不使病情发展,保证平稳度过脱适应期。

第三节 高原脱适应症的防治

高原脱适应症又称"醉氧症"或低原反应,是指高原世居者与已习服高原环境的移居者下到平原后,出现一系列功能和代谢甚至结构改变的一种特发病。

平原人进入高原生活一段时间后,在习服高原低氧环境的过程中,机体从整体、系统、器官、细胞和分子水平会发生一系列改变以适应其环境,这些改变是可逆的。当他们再返回平原后,由于缺氧刺激消失,逐渐失去了对高原低氧环境所获得的适应能力而重新适应平原环境的变化过程,被称为高原脱适应症。长期以来,由于缺乏对高原脱适应综合征的认识,一般认为从高原低氧环境返回到平原常氧环境后,机体的缺氧状态就很快得到改善,但事实并非如此。

近年来研究发现,有 50%～80% 的高原移居者和世居者返回平原后会出现一系列的临床症状,主要包括头晕、嗜睡、反应力和记忆力减低、脉搏减慢、食欲增加、乏力、头晕,其他还有心悸、胸闷、心前区隐痛、脉搏不齐、双小腿及面部水肿等,有些人心、肺、血液等生理参数异常,恢复到平原值后还会继续下降,甚至低于平原值,出现"矫枉过正"的现象。个别人在平原连续居住 2 年后,还会出现低蛋白血症、心动徐缓、心功能下降、肺动脉高压等症状,这种现象可维持较长时间,部分人可持续数年,严重者不得不重返高原,凡此种种病理表现我们统称为"高原脱适应综合征"。宋瑞芬等报道,习服高原的移居者从高原(3500～3700 米)返回平原(10 米)30 天时,氧分压、血氧饱和度和动脉血氧含量显著升高,接近平原世居者水平,红细胞、血红蛋白、血细胞比容和全血比年度逐渐降低；心率减慢、心指数增加，平均肺动脉压降低，右下肺动脉宽度减小。崔树珍等报道，626 名从平原移居西藏高原 8～31 年者返回平原后，443 人（占 70.76%）有脱适应症状。脱适应症状持续的时间长短不一，脉搏减慢、面部及下肢水肿等持续时间较短，一般在 1 个月之内消失。食欲增加、嗜睡、乏力、头晕、失眠等症状持续半年左右逐渐消失，间断性出现脉搏不齐、心悸、胸闷、心前区隐痛、咳嗽、哮喘等绝大部分症状可在 3 年内逐渐消失，有极少数症状持续时间较长或反复出现，如反应力、记忆力减低、脉搏不齐等。研究发现，高原世居者下到平原也会发生脱适应反应，有学者曾对居住在 4333 米的高原世居者下到平原前后的血液和心、肺功能进行了比较研究，证实高原世居者也确有"脱适应"，表现为血红蛋白含量和血细胞比容降低，过度通气消失，尤其是运动后通气量降低更为明显，心率减慢，心排血量增高等。

脱适应反应症状出现频率与移居高原时间的长短无明显关系，与返回平原住地的海拔有关，返回住地的海拔较高，脱适应症状发生率较低，反之亦然。有学者报道，长期停留在一定高度上的人，当回到平原后，在一个时期内会有智力减退。这种改变的程度与持续的时间，与到达的高原和停留的时间有关。如同时患者夹杂其他疾病，则返回平原后产生的病理生理演变愈激烈，易表现出严重"脱适应"症状。

目前对其发生机制尚不十分清楚，尚缺乏对高原脱适应的明确诊断标准和防范措施。高原脱适应不仅影响到由高原返回平原部队的整体健康水平，也影响到部队的连续作战能力。

随着进出高原人员的剧增，据不完全统计，我国有 6000～8000 多万高原移居者及每年 1000 多万的高原流动人口，仅 2007

年进入西藏高原的人数就超过 400 万人次,如按照流动人群 50％的发病计算,发病者达到数百万至上千万,因此高原脱适应症已成为影响高原移居人群健康的主要疾病,也是严重影响高原部队指战员健康的重要因素。因此研究制定高原脱适应症的诊断标准和治疗方法已经刻不容缓。

一、病因与发病机制

1. 病因　长期高原缺氧环境暴露是高原脱适应症发病的主要病因。高原脱适应症主要是已经很好适应高原缺氧环境后,再重新返回平原高氧环境中,机体对高原缺氧环境的适应使之出现不适应平原富氧环境而发病。

2. 发病机制　发病机制目前仍然不十分清楚,可能与以下方面有关。①神经、内分泌功能失调;②微循环障碍及免疫功能低下。

二、临床表现

临床表现主要有头晕、疲倦、乏力、嗜睡、失眠、贫血、眩晕、注意力不集中、记忆力减退、咳嗽、失眠、多梦、胸闷、心率缓慢、肺动脉压逆转等。对 3000 余人的调查分析表明,发生频率较高的几种症状依次是头晕、乏力、嗜睡、或失眠多梦、胸闷、眩晕、注意力不集中、记忆力减退等。高原脱适应症的人群绝大多数不采取任何措施治疗可以自愈,但也有少部分人群必须采取相应治疗后才能恢复,严重者甚至影响工作和生活。

研究表明,在高原参加重体力劳动的人群返回平原后高原脱适应症的发生率显著高于非重体力劳动人群,这部分人群返回平原后的恢复时间也较慢。除头晕、疲倦、乏力、嗜睡受海拔高度影响外,其他症状的出现明显受劳动强度影响,即强作业人群高于轻作业人群,均有显著性差异。

三、诊断与鉴别诊断

(一)临床诊断

1. 高原脱适应症的诊断标准

(1)近期从高原返回平原者;

(2)出现下列三种以上症状者:头晕、疲倦、乏力、嗜睡、失眠、心悸、胸闷、食欲缺乏、全身不适、记忆力减退等;或同时伴有头昏、乏力、嗜睡、全身不适症状者;

(3)排除心、肺、脑、肾等原发性疾病引起的症状;

(4)经短期休整或对症治疗上述症状无明显好转。

2. 高原脱适应症诊断标的辅助条件

(1)血常规检查:红细胞、血红蛋白及血细胞比容明显高于同海拔对照人群平均水平,或红细胞、血红蛋白及血细胞比容明显低于同海拔对照人群平均水平,呈贫血状态;而血小板计数始终明显低于同海拔对照人群平均水平。

(2)血清酶检查:肌酸激酶同工酶和乳酸脱氢酶活性高于同海拔的对照人群平均水平。

(3)尿微量蛋白检查:尿微量蛋白高于同海拔的对照人群平均水平。

(4)心功能检查:肺动脉压高于同海拔的对照人群平均水平,左、右心室收缩与舒张功能降低,心电图检查有右心室高电压和右心室肥厚。

(5)脑功能检查:脑短期瞬间记忆;功能降低。

(6)肝功能检查:总胆红素、肝谷草转氨酶、谷丙转氨酶活性高于对照人群平均水平。

以上任何三个器官具备一条阳性者,加上必备条件即可满足诊断。

(二)排除诊断

1. 继往有心、肾、脑的原发性器质性疾病者。

2. 有恶性肿瘤的患者,如白血病、再生障碍性贫血等。

3. 在高原已经发生高原心脏病、高原红细胞增多症者。

4. 返回平原后有明确病史的流行性感冒、上呼吸道感染、感染性腹泻及原发性心脏病等患者。

(三)鉴别诊断

1. **神经官能症** 神经官能症是神经衰弱、强迫症、焦虑症、恐惧症、躯体形式障碍等的总称,患者深感痛苦且妨碍心理功能或社会功能,但没有任何可证实的器质性病理基础。神经官能症主要表现为持久的心理冲突,病人觉察到或体验到这种冲突并因之而深感痛苦、妨碍心理或社会功能,但没有任何可证实的器质性病理基础。患者常感到心悸、胸闷、心前区疼痛、多汗、手足发冷、两手震颤、腹胀、腹痛、尿频、大便次数增多或便秘等。

2. **肺源性心脏病** 肺源性心脏病(简称肺心病)主要是由于支气管、肺组织或肺动脉血管病变所致肺动脉高压引起的心脏病。根据起病缓急和病程长短,可分为急性和慢性两类。临床上以后者多见。慢性肺源性心脏病是由于慢性支气管、肺、胸廓或肺动脉血管慢性病变所致的肺循环阻力增加、肺动脉高压,进而使右心肥厚、扩大,伴或不伴右心功能衰竭的心脏病。本病有慢性支气管和肺的疾病,随后才出现肺动脉高压、右心肥大等体征。

3. **溃疡性结肠炎** 溃疡性结肠炎是一个局限在结肠黏膜和黏膜下层的疾病,为一种非特异性的肠壁内炎症性改变,患者多为血性腹泻或脓血便,严重者血水样便,每日排便数十次,有左下腹或下腹部阵发性、痉挛性绞痛,伴有便意或里急后重。偶有恶心、呕吐、上腹不适、发热等症状。轻型患者常有左下腹或全腹压痛伴肠鸣亢进。重型和暴发型患者可有腹肌紧张、反跳痛,或可触及痉挛或肠壁增厚的乙状结肠和降结肠,直肠指检常有压痛。

4. 缺血性心脏病　缺血性心脏病包括粥样硬化病变引致的冠状动脉梗阻或狭窄、心肌缺血引致的左心室室壁瘤、心肌栓塞后心室间隔缺损和乳头肌缺血引起的二尖瓣关闭不全,是中老年人常见多发的后天性心脏病。患者常有心前区疼痛,可放射到左臂内侧、肩胛间区。痛的性质可为剧烈的绞痛、挤压痛、紧束痛,或疼痛很轻,仅感到胀闷不适。疼痛一般历时 1~10 分钟,休息或含用硝酸甘油片后消失。

5. 红细胞增多症　真性红细胞增多症是一种原因未明的造血干细胞克隆性疾病,属骨髓增殖性疾病范畴。临床以红细胞数及容量显著增多为特点,出现多血质及高黏滞血症所致的表现,常伴脾大。真性红细胞增多症起病隐袭,进展缓慢,晚期可发生各种转化。

6. 恶性肿瘤早期　恶性肿瘤早期病人常有全身疲乏无力,尤其是白血病、恶性淋巴瘤早期很难鉴别,但很快患者出现全身恶病质体质,高热不退,临床以浅表淋巴结无痛性进行性肿大或伴发热、消瘦及肝脾大为特征,比较好鉴别。

四、预防与治疗

(一)预防

1. 阶梯下降　即按阶梯式下降返回平原。阶梯适应能使机体缓解血氧含量的急骤变化,有利于机体恢复,如先从 5000 米下到 3700 米休整一段时间后再往低处走,再从 3700 米下到 1500 米休整一段时间后再下到平原。

2. 低氧环境适应　如果不能采用循序下降的办法返回,有条件的可以进入低压舱每天减压 2 小时,最好连续减压 1 周,或在低压舱内习服 2～3 天。

3. 吸氧与高压氧　返回平原后采用适当的吸氧或采用高压氧预适应 1～2 次,可以降低高原脱适应发生率,减轻高原脱适应症状。

4. 补益类中药　返回前提前服用一些补益类中药,可降低高原脱适应发生率,减轻高原脱适应症状。

（二）治疗

1. 中医药　研究发现,高原脱适应的主要症候是气虚和血瘀,中药应以补益类药物为主,同时兼有活血化瘀、滋阴、扶正、固本功能。改善脑功能和睡眠,增加食欲,提高身体素质和生命活动能力,改善高原脱适应对机体的不良影响。

2. 西医　请遵医嘱。

3. 高压氧　研究证实,高压氧对高原脱适应症有明显的治疗作用,高压氧治疗可迅速提高机体血氧张力和血氧含量,增加组织内氧的弥散距离,降低血液的黏稠度,维持有效脑灌注,使脑功能趋于正常。同时高压氧对改善机体各器官功能,促进细胞代谢都起到积极的推动作用。

4. 低氧适应　即在低压舱每天减压 1 小时,连续减压 1 周,或在低压舱内连续习服 2～3 天,或返回中度高原居住一段时间再返回平原的办法,逐步适应平原生活。

5. 心理治疗

①正确认识脱适应过程,消除恐惧心理。

②注意生活的规律性,适当参加体育锻炼。

③节制饮食,防止暴饮暴食加重脱适应症状。

④做好自我心理调节,正确处理脱适应反应。

(周其全　罗勇军)

参 考 文 献

[1] 高钰琪主编.高原军事医学.重庆:重庆出版社,2004;333-337.

[2] 高钰琪主编.高原卫生防护手册.北京:人民军医出版社,2009.

[3] 李维民,贾万年主编.进藏卫生指南.北京:军事医学科学院出版社,1997.

[4] 李维民主编.高原卫生常识.成都:四川科技出版社,2002.

[5] 李维民主编.《高原军事医学地理学》.北京:人民卫生出版社,2006.

[6] 李维民,王泽主编.高原战时实用卫生技术.北京:解放军出版社,2008.

[7] 李维民,王泽主编.高原卫生战备训练教材(内部).北京:总后卫生部,2009.

[8] 李维民,王泽,贾万年主编.高原作战卫勤组织与指挥.北京:解放军出版社,2011.

[9] 李素芝,高钰琪主编.高原疾病学.1版.北京:人民卫生出版社,2006.

[10] 李素芝.平原个体急进高原现场胃肠道缺氧性应激反应结果调查.高原医学杂志,2009,19(3):37.

[11] 李素芝,等.急进高原个体胃肠型高原反应发生情况及其原因.职业与健康 2011,27(4):427-429.

[12] 李学义,吴兴裕,韩厉萍,等.急性中度缺氧对注意广度及注意转移能力的影响.第四军医大学学报,1999,20(1):71-73.

[13] 李学义,吴兴裕,付川,等.急性轻中度缺氧暴露对心理运动及反应时的影响.航天医学与医学工程,2000,13(4):235-239.

[14] 李晓明,等.急进驻高原官兵胃肠应激反应患病率及饮食因素调查.第四军医大学学报,2008,29(8):702-704.

[15] 李凤鸣主编.中华眼科学.北京:人民卫生出版社,2005:3342-3343.

[16] 李军琪,曲超,钟守国,等.长波紫外线与核性白内障相关性研究.眼外伤职业眼病杂志,2010,32(5).

[17] 卞金有,胡德渝.口腔预防医学.北京:人民卫生出版社,2012.

[18] 崔建华,王引虎主编.高原卫生防病知识手册.北京:军事医学科学出版社,2010.

[19] 褚以德,郗爱旗,陆天顺,等.高原健康人群尿微量蛋白及肾功能的观察.中国应用生理学杂志,1998,14(1):24-25.

[20] 蔡志中,沈定芝,晏明义,等.高原部队野外驻训间官兵心理健康状况调查.人民军医,2008,51(4):192-193.

[21] 曹采方主编.牙周病学,北京:人民卫生出版社,2001.

[22] 杜建英,李学义,庄勇,等.急性轻中度缺氧对人的短时记忆能力的影响.航天医学与医学工程,1999,12(4):270-273.

[23] 邓亚玲.小窝蛋白-1 mRNA 在紫外线诱导的大鼠白内障的晶状体中的表达及意义.眼外伤职业眼病杂志,2009,31(7).

[24] 冯正直主编.医学心理学,北京:人民卫生出版社,2011.

[25] 胡大一.国人健康手机号,北京:人民军医出版社,2010.

[26] 胡学军,赵玉华,杨丽辉,等.拉萨市区部分藏族老年人群健康状况调查.中华老年医学杂志,2003,22:434-435.

[27] 韩国玲.高原低氧对人体认知功能影响的研究.高原医学杂志,2009,19(4):62-64.

[28] 洪昭光.洪昭光谈心血管病防治.福建:福建科学技术出版社,2002.

[29] 黄贵文,蒋磊,杨丽辉,等.高原地区毛细血管血糖与血浆血糖值间比较.高原医学杂志,2002,12:52-53.

[30] 蒋春华,刘福玉,崔建华,等.快速进入极高海拔高原早期视听觉认知功能的变化.高原医学杂志,2009,19(13):36.

[31] 蒋磊,胡学军,杨丽辉,等.拉萨市区中老年人饮食结构及日常运动量的调查分析.西藏医药杂志,2006,27(4-6):31.

[32] 吕永达,李开兴,尹昭云主编.高原医学与生理学.天津:天津科技翻译出版公司,1995.

[33] 刘新民主编.变态心理学.北京:人民卫生出版社,2007.

[34] 刘晓莉.西藏地区老年性白内障与紫外线照射.中华眼科杂志,1992,

28:131.

[35] 刘正中.白内障患者前房水中维生素 C 的测定.眼科新进展,1985,
5:30.

[36] 陆再英,钟南山.内科学.7 版.北京:人民卫生出版社,2007.

[37] 马淑然.西藏高原疾病防治.拉萨:西藏人民出版社,2007:117-159.

[38] 马小庆,李玲娜,冯国军,等.高原缺氧对神经系统的若干影响.中华内
科杂志,1994(9):34-35.

[39] 潘国宗,许国铭等.北京上海胃食管反流症状的流行病学调查.中华消
化杂志,1999,19(4):223-226.

[40] 任颖,刘伟,陆广华,等.2 型糖尿病病人的内脏脂肪性肥胖和胰岛素抵
抗.中华糖尿病杂志,2003,11:84-87.

[41] 时念民,罗凤基.大学生与务工人员服用口服重组 B 亚单位霍乱疫苗的
安全性及效果分析.中华医学杂志,2010,90(3):192-195.

[42] 宋其良.高原地区机关工作人员脂肪肝患病状况调查研究.解放军预防
医学杂志.2001,19(4):269-271.

[43] 宋嘉,杨丽辉,胡学军,等.拉萨市区藏族中老年人群肥胖率的调查.西
藏医药杂志,2004,25:121-124.

[44] 首届耳鸣诊断治疗新进展论文汇编.2006:1-10.

[45] 田永泉等主编.耳鼻咽喉—头颈外科学.7 版.北京:人民卫生出版社,
2008.6:57-426.

[46] 王天铎主编.实用耳鼻咽喉科学.济南:山东科技出版社,1998:202-346.

[47] 突发性耳聋专题论坛.中国医学文摘.耳鼻咽喉科学,2008,23:1-20.

[48] 王秀英.西藏高原地区急性腹泻病原菌的分布与耐药性研究.西南国防
医药杂志,1996,6(1):30-32.

[49] 肖和平.结核病防治新进展,1 版.上海:复旦大学出版社,2004.

[50] 许少洪,李映霞.广州海珠地区非 O1/非 O139 群霍乱弧菌流行状况调
查及生物学特征研究.中华预防医学杂志,2010,44(12):1087-1090.

[51] 许国铭,等.中华胃肠病学.北京:人民卫生出版社.

[52] 徐克成,江石湖.消化病现代治疗.上海:上海科技教育出版社,2001.

[53] 萧树东,刘文忠.消化性溃疡治疗上的重大变革.中华内科杂志,1996, 35:3.

[54] 校娟,李宏亮,李光伟,等.国际糖尿病联盟餐后血糖管理指南.药品评价,2008,5:39-42.

[55] 西藏自治区人民医院.实用高原医学.1版.拉萨:西藏人民出版社, 1984:165-316.

[56] 杨国愉,冯正直,汪涛,等.高原缺氧对心理功能的影响及防护.中国行为医学科学,2003,12(4):471-473.

[57] 杨国愉,冯正直,秦爱粉,等.高原训练期间军人认知功能的追踪研究.第四军医大学学报,2005,26(3):272-275.

[58] 杨国愉,冯正直,刘云波,等.高海拔环境下驻训军人情绪特点的动态研究.第三军医大学学报,2005,27(15):1531-1533.

[59] 杨国愉,刘云波,李维民,等.某进藏工作团体状态-特质焦虑、抑郁状况调查.中国健康心理学杂志,2011,19(4):408-411.

[60] 杨丽辉,胡学军,赵玉华,等.拉萨市区藏族中老年人群糖尿病患病率粗筛.中华内分泌代谢杂志,2003,19:358-360.

[61] 杨丽辉,刘晓琴,蒋磊,等.高原糖尿病患者心理特点分析及教育心得.西藏医药杂志,2001,22:34-35.

[62] 杨丽辉,宋嘉,赵敏主编.高原地区糖尿病教育手册.拉萨:西藏人民出版社,2005:4-54.

[63] 杨夕霞,且增.高原地区消化性溃疡的病例分析.西藏医药杂志,2008, (3):20-23.

[64] 杨玺主编.健康体检指南.上海:上海科学技术文献出版社,2006:3-45.

[65] 杨风林.等离子鼻内窥镜下治疗高原鼻出血的效果研究.西藏医药杂志,2007,28.11-20.

[66] 杨勤业,郑度著.西藏地理.北京:五洲传播出版社,2004.

[67] 闫敏.西藏高原脂肪肝患病情况及防治策略浅析.中国预防医学杂志. 2007,8(2):116-119.

[68] 叶如陵主编.高原保健指南.1版.拉萨:西藏人民出版社.1990:252-264.

[69] 叶如陵主编.高原保健指南.拉萨:西藏人民出版社,2000:1-93.

[70] 姚泰.生理学.5 版,北京:人民卫生出版社,2002.

[71] 姚雯颖.紫外线致白内障大鼠血清生化指标改变的临床意义.现代检验医学杂志,2009,24(6).

[72] 原爱中,陈玉梅,吕春燕,等.格尔木地区老年人健康状况调查报告.高原医学杂志,2000(10)1:55-57.

[73] 张得希,宣诗孝,王德增,等.高原老年人胃病.青海医药杂志,1984,(5):33-34.

[74] 张俐,刘波.环境因素对高原驻防军人焦虑情绪的影响.中国行为医学科学.2008,17(10):924-925.

[75] 张军民,等.青海高原鼠疫传播特征及其预防对策.中华卫生杀虫药械.2008.14(5):415-416.

[76] 张西洲等主编.人到高原.北京:军事医学科学出版社,1996:40.

[77] 张彦博,汪源,刘学良,等.人与高原——青海高原医学研究.西宁:青海人民出版社,1996.

[78] 张晓光,湖品金,林金坤,等.功能性消化不良患者胃感觉运动功能研究.胃肠病学,2003,8(4):151-153.

[79] 张小伟主编.中老年保健手册.北京:中医古籍出版社,2005:11-35.

[90] 钟友彬编著.心理咨询与心理治疗.北京:人民卫生出版社,2011.

[81] 赵堪兴,杨培增主编.眼科学.北京:人民卫生出版社,2008.

[82] 郑麟潘,张震康,俞光岩主编.实用口腔科学.北京:人民卫生出版社,2000.

[83] 中华人民共和国卫生部心血管病防治研究中心《中国高血压防治指南》2010 版高血压联盟.

[84] 中华医学会消化病学分会,全国慢性胃炎共识意见.中华消化杂志,2000,20:199-201.

[85] 中华医学会消化病学会胃肠动力组.我国消化不良诊断流程和指南.中华消化杂志,200,20(4):264-265.

[86] 中华医学会糖尿病学分会代谢综合征研究协作组.中华医学会糖尿病

学分会关于代谢综合征的建议.中华糖尿病杂志,2004,12:156-161.

[87] 中国肥胖问题工作组数据汇总分析协作组.我国成人体重指数和腰围对相关疾病危险因子异常的预测价值:适宜体重指数和腰围切点的研究.中华流行病学杂志,2002,23:5-10,15.

[88] 中华医学会神经病学分会脑血管病学组缺血性脑卒中二级预防指南撰写组.中国缺血性脑卒中和短暂性脑缺血发作二级预防指南 2010.中华神经科杂志,2010,43(2):154-160.

[89] Bahrke-MS, Shukitt-Hale-B. Effects of altitude on mood, behaviour and cognitive functioning. A review.Sports-Med,1993,16(2): 97-125.

[90] Bartsch P, Swenson ER, Paul A, et al.Hypoxic ventilatory response, ventilation, gas exchange, and fluid balance in acute mountain sickness,High Alt Med Biol,2002,3(4):361-376.

[91] Bonnon,-M, Noel-Jorand,-M-C, et al. Effects of different stay durations on attentional performance during two mountain expeditions. Aviat-Space-Environ-Med,2000, 71(7): 678-684.

[92] Bouquet-C, Gardette-B, Gortan-C, et al. Color discrimination under chronic hypoxic conditions (simulated climb "Everest-Comex 97").Per-cept-Mot-Skills,2000,90(1): 169-179.

[93] Brugger-P, Regard-M, Landis-T, et al. Hallucinatory experiences in extreme-altitude climbers. Neuropsychiatry-Neuropsychol-Behav-Neurol,1999,12(1): 67-71.

[94] Cavaletti-G, Garavaglia-P, Arrigoni-G, et al. Persistent memory impairment after high altitude climbing. Int-J-Sports-Med,1990,11(3): 176-178.

[95] Dekker. PA.Epilepsy: A manual for Medical and Clinical Officers in Africa, WHO, Geneva, 2002.

[96] Dykiert D, Hall D, van-Gemeren N,et al.The effects of high altitude on choice reaction time mean and intra-individual variability: Results of the Edinburgh Altitude Research Expedition of 2008.Neuropsychology,

2010,24(3): 391-401.

[97] Fagenholz,-P-J; Murray,-A-F; Gutman,-J-A; et al. New-onset anxiety disorders at high altitude. Wilderness-Environ-Med, 2007, 18 (4): 312-316.

[98] Furie KL, Kasner SE, Adams RJ, et al. guidelines for the prevention of stroke in patients with stroke or transient ischemic attack: a guideline for healthcare professionals from the american heart association/american stroke association.Stroke,2011, 42(1):227-276.

[99] Fitzgerald RJ. Cariogenicity of lactate dehydrogenase deficient muntant of streptococcus mutants serotype C in gontobiotic rats.Infect Immun, 1989,57:823-826.

[100] G van Hall, J A L Calbet, H.Søndergaard.The re-establishment of the normal blood lactate response to exercise in humans after prolonged acclimatization to altitude. Journal Physiology, 2001, 536 (3):963-975.

[101] Goldstein LB, Bushnell CD, Adams RJ,et al.Guidelines for the primary prevention of stroke: a guideline for healthcare professionals from the American Heart Association/American Stroke Association. Stroke,2011, 42(2):517-584.

[102] Harris NO.Primary Primary Preventive Dentistry.Fifth edition.Amerrica:Stamford Connecticut,1999.

[103] Kourtidou Papadeli C, Papadelis C, Koutsonikolas D,et al.High altitude cognitive performance and COPD interac-tion.Hippokratia,2008, 12(1): 84-90.

[104] Kramer AF, Coyne JT, Strayer DL. Cognitive function at high altitude.Human Factors, 1993, 35(2):329-344.

[105] Lawley JS.Identifying the possible risk factors for high-altitude headache in mountaineers.Cephalalgia,2011,31(16):1677-1678.

[106] Lieberman P, Protopapas A, Kanki BG. Speech production and

cognitive deficits on Mt. Everest. Aviat-Space-Environ-Med, 1995, 66 (9):857-864.

[107] Lieberman P, Protopapas A, Reed E, et al. Cognitive defects at altitude[letter].Nature,1994, 372(6504):325.

[108] Lowe M, Harris W, Kane RL,et al.Neuropsychological assessment in extreme environments.Arch Clin Neuro-psychol,2007, 22(1):89-99.

[109] Moore LG.Comparative human ventilatory adaptation to high altitude. Respiration Physiology, 2000,121(2-3): 257-276.

[110] Nalin DR. Oral rehydration for cholera. Clinical infectious diseases, 2009,48(6):839-840.

[111] Parry CM, Hien TT, Dougan G,et al.Typhoid fever.N Engl J Med, 2002, 347(22):177082.

[112] PW Hochachka, CL Beatty, Y Burelle,et al.The Lactate Paradox in Human High-Altitude Physiological Performance. News Physiol Sci, 2002,17: 122-126.

[113] Pagani M, Ravagnan G, Salmaso D. Effects of acclimatisation to altitude on learning.Cortex, 1998 ,34(2):243-251.

[114] Rosenberg-ME, Pollard-AJ, Altitude-dependent changes of directional hearing in mountaineers. Br-J-Sports-Med, 1992, 26(3): 161-165.

[115] Regard-M, Landis-T, Casey-J. Cognitive changes at high altitude in healthy climbers and in climbers developing acute mountain sickness. Aviat-Space-Environ-Med,1991, 62(4): 291-295.

[116] Richalet-JP, Robach-P, Jarrot-S, et al. Operation Everest III (COMEX ′97). Effects of prolonged and progressive hypoxia on humans during a simulated ascent to8,848 M in a hypobaric chamber. Adv-Exp-Med-Biol,1999, 474: 297-317.

[117] Sakamoto Y, Lockey RF, Krzanowski JJ Jr.Shellfish and fish poisoning related to the toxic dinoflagellates.South Med J, 1987, 80(7):

866-872.

[118] Schlaepfer TE, Bartsch P, Fisch HU. Paradoxical effects of mild hypoxia and moderate altitude on human visual perception. Clin-Sci-Colch, 1992, 83(5): 633-636.

[119] Serrano-Dueñas M. High-altitude headache. Expert Rev Neurother. 2007, 7(3): 245-248.

[120] Shukitt-Hale B, Stillman MJ, Welch DJ, et al. Hypobaric hypoxia impairs spatial memory in an elevation dependent fashion. Behav-Neural-Biol, 1994, 62(3): 244-252.

[121] Singh SB, Thakur L, Anand JP, et al. Cognitive and emotional processing at high altitude. Aviat Space Environ Med, 2005, 76(1): 28-33.

[122] Tangerman A. Halitosis in medicine: a review. International Dental Journal, 2000, 25: 201-206.

[123] Virues Ortega J, Garrido E, Javierre C, et al. Human behaviour and development under high-altitude conditions. Dev Sci, 2006, 9(4): 400.

[124] Wagner, Peter D, Mauricio Araoz, et al. Pulmonary gas exchange and acid-base state at 5260 m in high-altitude Bolivians and acclimatized lowlanders. J Appl Physiol, 2002, 92: 1393-1400.

[125] Yuhua Zhao, Zhiping Yao, Wendyl D´Souza. An Epidemiological Survey of Stroke in Lhasa, Tibet, China. Stroke, 2010, 41 (12): 2739-2743.

[126] Zhao YH, Zhang Q, Long N, et al. Prevalence of epilepsy and alcohol-related risk in Zayul County, Tibet Autonomous Region in China: an initial survey. Epilepsy Behav, 2010, 19(4): 635-638.

[127] Zhao Y, Zhang Q, Tsering T, et al. Prevalence of convulsiveepilepsy and health-related quality of life of the population with convulsive epilepsy in rural areas of Tibet Autonomous Region in China: an initial survey. Epilepsy Behav, 2008, 12(3): 373-381.

[128] Goldstein LB, Bushnell CD, Adams RJ, et al. Guidelines for the pri-

mary prevention of stroke: a guideline for healthcare professionals from the American Heart Association/American Stroke Association. Stroke,2011, 42(2):517-584.

[129] Furie KL, Kasner SE, Adams RJ, et al.Guidelines for the prevention of stroke in patients with stroke or transient ischemic attack: a guideline for healthcare professionals from the american heart association/american stroke association.Stroke,2011, 42(1):227-276.

[130] Lawley JS.Identifying the possible risk factors for high-altitude headache in mountaineers.Cephalalgia,2011,31(16):1677-1678.

[131] Serrano-Dueñas M. High-altitude headache. Expert Rev Neurother. 2007 ,7(3):245-248.

[132] Dekker PA.Epilepsy: A manual for Medical and Clinical Officers in Africa, WHO, Geneva, 2002.

[133] Yuhua Zhao, Zhiping Yao, Wendyl D'Souza. An Epidemiological Survey of Stroke in Lhasa, Tibet, China. Stroke, 2010, 41 (12): 2739-2743.

[134] Zhao YH, Zhang Q, Long N, et al. Prevalence of epilepsy and alcohol-related risk in Zayul County, Tibet Autonomous Region in China: an initial survey.Epilepsy Behav,2010,19(4):635-638.

[135] Zhao Y, Zhang Q, Tsering T,et al. Prevalence of convulsive epilepsy and health-related quality of life of the population with convulsive epilepsy in rural areas of Tibet Autonomous Region in China: an initial survey.Epilepsy Behav,2008,12(3):373-381.